改訂
情熱外傷診療
命をつなぐAdvanced Skills

編集 今 明秀

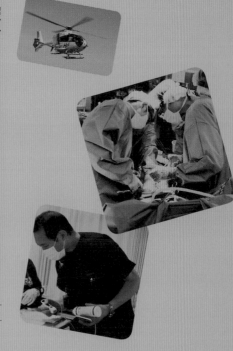
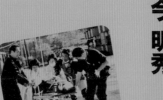
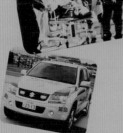
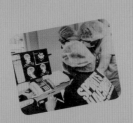

ER BOOKS ③

序文

「熱い外傷診療を感じてください．
JATEC™ の奥を見せます．」

「外傷は面白い」

　残念ながらわが国では，外傷外科医の養成は既成の大学や教育病院ではきわめて限られた施設でしか行われていません．これがこの国の不幸であり，最近は少なくなりましたが，受け入れ施設が近くになく対応の遅れや医療スタッフの技量不足からいわゆるプリベンタブルデスを生んできています．

　私も研修医を終えると，僻地で内科，それから一般外科医の道を歩んでいました．おそらくあのまま進んでいれば，今頃は地域の病院で腹部外科医として，癌患者の診療をして一生を終えていたものと思われます．しかし，私は気づきました．目の前に胸を刺された患者が運ばれて来たら助けられるのか，重症交通事故患者が運ばれて来たら助けられるのか，自問した時に答えはノーでした．

　外科医の修練を終えて，私は外傷外科医の道を目指しました．

「外傷医療はヤル気さえあれば，尽きない可能性のある分野」

　幸いしたのは，まず地域医療を通じて，あらゆる外科疾患を診療してきたことが挙げられます．これは沖縄県立中部病院をロールモデルとする，あらゆる外科疾患に対応する外傷医の資質を，気づかないうちに習得することに似ていました．そしてもうひとつが，わが国最先端の救命救急を行っている日本医科大学のグループ，なかでも最も外傷患者の多い系列病院で，その時代最も世界水準にあったオーベンのもとで，科学的な外傷診療の考え方と，それこそ365日絶えることのない豊富な手術を経験できたことでした．すなわち，外傷医に必要な要素は，総合外科医のスキルと科学的外傷学の2つの側面であり，それを修練できる実践の場です．まさに外傷医療はヤル気さえあれば，臨床でも研究でも尽きない可能性のある分野です．

「標準診療」

　都市部の三次救急施設では，豊富な外傷症例に恵まれたので，先輩や，教科書から診療手順を教わることができました．しかし地方病院では，重症外傷症例は少なく，指導してくれる医師もいません．その結果，症例の少ない施設にプリベンタブルデスが多いことがわかりました．米国では1976年にネブラスカ州の郊外で起こった飛行機事故で受傷した整形外科医が，自分たちが受けた外傷治療を反省したことに端を発し，外傷診療の標準化

を始めています．それを米国外科学会が全国レベルのプログラムへと発展させました．私は，箕輪良行，林寛之の両医師とともに，1997年わが国の地方病院に，外傷診療の標準診療（Primary-care Trauma Life Support；PTLS）を教える講習会を開始しました．その活動は日本救急医学会，日本外傷学会に影響を与え，JATEC™（2002年～）に引き継がれています．外傷診療の標準化により，メスを持つ外科医でなくても，ほとんどの重症外傷患者を救命できることもわかりました．いわゆる外傷内科（初療医師）の登場です．

「八戸での試み」

外傷診療は都市部だけでなく，地方にも必要です．医師数が少ない地方病院で，どこまでやれるか．私は10年前に青森県八戸市の市民病院でその挑戦を開始しました．すると，思いもよらない好成績が出ました．救命不能と思われる重症外傷も助かるようになりました．

本書では，こうした外傷のまさにJATEC™やPTLSでは触れていないその奥をご覧に入れます．

2016年11月

八戸市立市民病院 救命救急センター所長

今　明秀

本書は『ERマガジン2014年 Vol.11 No.1 特集 外傷診療 ALL IN ONE』をもとに，新たに項目を追加し，内容をアップデートしたものです．

編者・執筆者一覧

○ 編者

今　明秀	Akihide Kon	八戸市立市民病院 救命救急センター所長

○ 執筆者 (50音順)

有嶋　拓郎	Takuro Arishima	鹿児島大学大学院 救急・集中治療医学分野
井口　浩一	Koichi Inokuchi	埼玉医科大学総合医療センター 高度救命救急センター
大庭　正敏	Masatoshi Oba	大崎市民病院 鹿島台分院長
沖山　翔	Sho Okiyama	株式会社 メドレー
紙尾　均	Hitoshi Kamio	沖縄県立八重山病院 救急科
軽米　寿之	Toshiyuki Karumai	八戸市立市民病院 救命救急センター
岸本　正文	Masafumi Kishimoto	大阪府立中河内救命救急センター
北川　喜己	Yoshimi Kitagawa	名古屋掖済会病院 救命救急センター
木村　健介	Kensuke Kimura	八戸市立市民病院 救命救急センター
栗本　義彦	Yoshihiko Kurimoto	手稲渓仁会病院 大動脈血管内治療センター
光銭　大裕	Daiyu Kohsen	東京都立多摩総合医療センター 救命救急センター
河野　慶一	Keiichi Kohno	横須賀市立うわまち病院 救命救急センター
小林　誠人	Makoto Kobayashi	公立豊岡病院 但馬救命救急センター
今　明秀	Akihide Kon	八戸市立市民病院 救命救急センター
昆　祐理	Yuri Kon	八戸市立市民病院 救命救急センター
今野　慎吾	Shingo Konno	八戸市立市民病院 救命救急センター
土田　芳彦	Yoshihiko Tsuchida	湘南厚木病院 外傷センター
冨岡　譲二	Joji Tomioka	社会医療法人緑泉会 米盛病院 救急科
野田頭達也	Tatsuya Nodagashira	八戸市立市民病院 救命救急センター
濱舘　香葉	Kayo Hamadate	八戸市立市民病院 救命救急センター
林　靖之	Yasuyuki Hayashi	大阪府済生会千里病院 千里救命救急センター
平尾　明美	Akemi Hirao	前 神戸市看護大学 療養生活領域 急性看護学分野
松本　純一	Junichi Matsumoto	聖マリアンナ医科大学 救急医学
丸橋　孝昭	Takaaki Maruhashi	北里大学医学部 救命救急医学
山田　康雄	Yasuo Yamada	国立病院機構 仙台医療センター 救命救急センター
吉岡　隆文	Takafumi Yoshioka	船橋市立医療センター 外科
吉岡　勇気	Yuki Yoshioka	徳島赤十字病院 高度救命救急センター
吉村　有矢	Yuya Yoshimura	八戸市立市民病院 救命救急センター

情熱外傷診療

目次 Contents

- 序文 ……………………………………………………………………………… iii
- 編者・執筆者一覧 ……………………………………………………………… v

1 ERからORにつなげ
ーABCDEアプローチ＋F & ダブルI

A	気道 ………………………………………………	吉岡 勇気	2
B	胸部 ………………………………………………	北川 喜己	10
C	ショック …………………………………………	山田 康雄	18
C	腹部 ………………………………………………	今 明秀	28
C	骨盤 ………………………………………………	岸本 正文	38
D	脊椎 ………………………………………………	井口 浩一	46
D	頭部 ………………………………………………	大庭 正敏ほか	54
E	体温管理と緊急輸血 ……………………………	木村 健介	62
F	看護師調整と家族対応 …………………………	平尾 明美	70
Ischemia 虚血（救肢手術） …………………………		土田 芳彦	74
Infection 感染（敗血症, 抗菌薬） …………………		濱舘 香葉	82

2 ERで画像を読影

FAST ………………………………………………………	河野 慶一	90
胸部X線 …………………………………………………	沖山 翔ほか	96
骨盤X線 …………………………………………………	吉岡 隆文	106
頸椎X線 …………………………………………………	有嶋 拓郎	116
頭部CT ……………………………………………………	大庭 正敏	122
外傷パンスキャン ………………………………………	昆 祐理ほか	130

3 ER手技を確実に

輪状甲状靭帯切開	吉岡　勇気	144
胸腔ドレナージ	野田頭達也	150
骨髄内輸液	光銭　大裕	154
心囊開窓術	今　　明秀	164
穿頭術	今野　慎吾	170
大動脈遮断バルーン（REBOA）	丸橋　孝昭	184

4 止血術を急げ

Damage Control Surgery	今　　明秀	194
外傷IVR	昆　　祐理ほか	204
骨盤創外固定	岸本　正文	216
大動脈ステントグラフト	栗本　義彦	222

5 予測救命率を知っているか

外傷スコア（TRISS法）	吉村　有矢	230
Preventable Trauma Death	吉村　有矢	238
劇的救命	吉村　有矢	244

6 現場にERを持ち込め

ドクターヘリ	小林　誠人	254
ドクターカー	林　　靖之	264
サンダーバード作戦	軽米　寿之	274
災害現場出動	小林　誠人	280
国際災害出動	冨岡　譲二	290

● 索引　Index ························· 298

外傷診療 mnemonics　　紹介文：有嶋拓郎

① MAP	17
② まずCは7個	44
③ 気胸縦横骨軟チュー	87
④ 入れて、入れて、止めろ！	94
⑤ FAST（脳卒中対応）	104
⑥ すきっ歯から血	115
⑦ 切迫するD	128
⑧ TAF3X	215
⑨ FIXES	227
⑩ クールタキ	236
⑪ ハリー・ポッターは素早い	252

情熱外傷診療

1 ERからORにつなげ
ABCDEアプローチ＋F&ダブルI

A 気道
「先ず A より始めよ」

吉岡　勇気　徳島赤十字病院 高度救命救急センター
Yuki Yoshioka

> **Key Note**
> - 挿管の遅れは PTD につながる．
> - LEMON で挿管困難を評価せよ．
> - RSI の "5P"．
> - ビデオ喉頭鏡に慣れておこう．
> - GEB は役に立つ．

外傷における気道

　外傷診療において，解剖学的ではなく生理学的に患者にアプローチする Primary Survey の重要性は PTLS，JATEC™ のガイドラインを見れば明らかである．そのうち，気道の評価は筆頭に位置している（ABCDE アプローチ）．これは，気道確保（気道を開通させておくこと）が呼吸（B），循環（C），神経（D）の安定に先んじて重要であることを表している．

　気道の簡易的な評価方法としては，呼びかけて発語があるかどうかで判断する．発語があるということは声帯の動きがよく，声帯間を適切な流量の空気が呼出されているということを意味する．発語がない場合，シーソー呼吸（奇異性呼吸）がないか，口腔内に貯留液や異物がないかなどに注目し評価する．気道の評価の詳細については，PTLS や JATEC™ のガイドラインを参照していただきたい．他にも，EAST（Eastern Association for the Surgery of Trauma）のガイドラインも参考になる[1]．

気道確保

　気道確保の方法には，簡便なもの（非侵襲的）として，用手気道確保とエアウェイなどがあり，確実な気道確保として，経口もしくは経鼻気管挿管，外科的気道確保などがある．用手気道確保のポイントは，頸椎保護のため，後屈をさせずに，下顎引き出し法などで行う．エアウェイは，経鼻と経口とがあるが，頭部外傷があり前頭蓋底骨折が疑われる場合

表1　確実な気道確保の適応

- 気道閉塞
- 呼吸不全（低酸素血症・換気不全）
- 遷延するショック
- 切迫するD（GCS≦8）
- 心停止

表2　LEMON

- L：Look externally　挿管困難を予想できる外観か．顔面外傷，舌の大きさ，切歯の大きさ
- E：Evaluate the 3-3-2 rules　開口3横指以下，頤-舌骨間距離3横指以下，口腔底-甲状切痕間距離2横指以下
- M：Mallampatiスコア（図4上，p.7）
- O：Obstruction　気道閉塞の兆候はないか
- N：Neck mobility　鈍的外傷患者では頸椎固定されており，喉頭展開は一般的に難しい

は経鼻エアウェイ挿入は禁忌である．

　気道評価の際，モニタリングも参考にする．経皮的酸素飽和度（SpO_2）や呼気終末二酸化炭素濃度（$EtCO_2$）などである．$EtCO_2$は気道確保の確認（気管挿管が成功したかどうか）の参考に必須であり，ERにも$EtCO_2$モニタリングができるように準備をしておく．

　確実な気道確保を行う適応は表1に示すとおりである．気道閉塞や呼吸不全（フレイルチェスト，肺挫傷など）の場合だけでなく，重症ショックや重症頭部外傷（GCS≦8）の場合も確実な気道確保の適応となる．これらCやDの異常に対して，確実な気道確保を行う理由の一つは，末梢組織への酸素供給（DO_2＝delivery O_2）を増やすためである．PTD（preventable trauma death：防ぎ得た外傷死）では，挿管の遅れ，が原因の一つとなる．

　確実な気道確保としては，まず経口気管挿管を選択する．LEMON（表2）に則って，挿管困難が予想されるかどうか判断する．気道緊急ではなく挿管困難も予想されない場合，RSI（Rapid sequence intubation，迅速気管挿管）を選択する．挿管困難が予想される場合は，RSIではなく，意識下挿管や自発呼吸を残した状態での気管挿管を選択する（筋弛緩薬を用いずに鎮痛・鎮静のみ行う）．RSIの詳細については後述する．

　気管挿管の致死的合併症は食道挿管に気づかないことである．胸郭挙上の視診，5点聴診，チューブの曇り，$EtCO_2$モニターなどを用いて総合的に気管挿管の成否を判断する．

RSIについて

　ここで一般的なRSI（Rapid sequence intubation，迅速気管挿管）の手順について確認しておきたい．RSIの手順は「5P」で表される．つまり，①Preparation（準備），②Preoxygenation（事前酸素化），③Premedication（前投薬），④Paralysis（筋弛緩），⑤Placement（留置）の5Pである．

①**Preparation**：救急カートにある気道管理に関する器材を手元に置いておく．通常の気管チューブ（Endotracheal tube：ETT）のほか，外科的気道確保の準備（No. 11のメス・ペアン鉗子・気管切開チューブ（無ければ内径6 mm程度のETT＋スタイレット）），GEB（p. 7），エアウェイスコープ（AWS）やビデオ喉頭鏡，ラリンジアルマスクエアウェイ（LMA）や気管支鏡などのあらゆるバックアップ器材をすぐに使えるようにしておく．患者の体位は，頸椎保護に努めるためスニッフィングポジションをとることができない．当然，手術室での挿管よりも難易度は高くなる．頸椎保護に努めるため，ネックカラーは外すが，足側より用手的頸椎固定を行う（In-line stabilization）．Aの異常（に限らずPrimary surveyで異常を認める場合）への対処は人手が要るため，できるかぎり人員を集める．可能であれば各々の役割分担を決めておく（薬剤投与する人，頸椎保護する人，タイムキーパーなど）．

②**Preoxygenation**：高濃度酸素を投与継続し，機能的残気量の窒素を酸素に置換しておく．こうすれば，体格や年齢にもよるが，挿管操作間のde-saturationに至るまでの時間を稼ぐことができる．できれば3～5分間は酸素投与をしておきたい．一般に，SpO_2が100％から90％まで低下する時間よりも，90％から0％まで低下する時間のほうが短いと言われている．また，外傷患者はフルストマックであると考えるため，RSIでは換気補助は原則行わない．

③**Premedication**：前投薬は，**LOAD**の頭文字で紹介される，**L**idocaine，**O**piates，**A**tropine，**D**efasciculating agents，である．リドカインには，脳圧亢進を抑える作用やETTや喉頭鏡の刺激を抑える作用があると言われている．麻薬としては，通常フェンタニルを使用することが多い．ETTや喉頭操作などによる刺激を抑える．アトロピンは気道分泌物を減少させる作用があり，とくに気道分泌物の多い小児では有効である．Defasciculating agentsとは，筋弛緩剤のサクシニルコリンを投与した際に生じる筋攣縮を抑える目的で少量投与する非脱分極性筋弛緩薬のことである．しかし後述するように，筋弛緩剤としてサクシニルコリンを用いない場合は必要ない．

　Induction agents（鎮静剤）としては，プロポフォール，チオペンタール，ミダゾラム，ケタミンなどが挙げられる．ケタミンはその交感神経刺激作用により，血圧上昇をきたすため，ショック状態の外傷患者の導入の際に有効かもしれない．しかし同時に脳血管拡張作用を有するため，頭蓋内圧を上昇させる．そのため頭部外傷患者では使用できないとされている．しかし，2010年のFilanovskyらによるReview articleによると，最近の小規模の報告では，ケタラールが必ずしも頭部外傷患者に害を与えるとは言えない，と結論づけられている[2]．頭部外傷患者に対してケタラールが安全に用いうるかどうか，今後の知見に注目していきたい．

　現状では頭部外傷も疑われる場合は，上記3剤のうちいずれかを用いる．いずれも過量投与により血圧低下をきたすため，注意が必要である．

④**Paralysis**：RSI の際に用いる筋弛緩剤としては，サクシニルコリンがまず挙げられる．EAST のガイドラインでも，禁忌事項がない限り，サクシニルコリンが推奨されている（LevelⅠ）．サクシニルコリンは分極型の筋弛緩剤であり，その最大の特徴はすばやい効果発現と短い作用時間である．約 30〜60 秒で効果を示し，作用持続時間は 5〜15 分と短い．しかし，現在スガマデックス（ブリディオン®）という筋弛緩剤のリバースが手に入るようになったため，RSI で用いる筋弛緩剤は，ロクロニウム（エスラックス®）も選択できる．1.0 mg/kg のロクロニウムを投与すれば，作用発現まで 45〜60 秒とサクシニルコリンとほとんど変わらない．ただ，作用持続時間は 30〜60 分と長いため，どうしても即座に筋弛緩効果をリバースしたい場合は，スガマデックスを 16 mg/kg 投与する．2012 年の Sorensen らの研究[3]では，サクシニルコリン，もしくはロクロニウムにて RSI を行った場合，どちらが早く自発呼吸が出現するのか検討した（ロクロニウムはスガマデックスを 16 mg/kg 投与しリバース）．その結果は，サクシニルコリン群では自発呼吸出現まで 406 秒，ロクロニウム＋スガマデックス群では 216 秒であった（$p<0.002$）．挿管時の状態や挿管までの時間などは両群で有意差は認めなかった．当院では RSI の際，ロクロニウムを用いている．

⑤**Placement**：型どおり喉頭展開を行い，声帯を直視しつつ ETT を愛護的に気管へ進める．

○セリック手技について

鎮静剤を投与したのち，患者の意識レベルが落ちてくれば，輪状軟骨を背側に圧迫する．食道を圧排することで誤嚥を予防する．しかし，セリック手技を行えば誤嚥を有意に予防できる，というエビデンスは乏しい．EAST のガイドラインでも LevelⅠからは除外されている．

妊婦の気道確保について，セリック法が強調されている．これまでわれわれが行ってきた手技と違い，頸部の後ろにも手を回し，頸部背側に回した手と輪状軟骨圧迫を併用するものである．これなら圧迫の強さを指で感じられ，過大な圧迫で気道閉塞することなく，圧力の不足で誤嚥することも少ないと思われる[4]．

○当院で行っている RSI の実際

患者：30 歳，男性．体重 70 kg．経口気管挿管を行う場合．高濃度酸素はすでに投与．SpO_2 のモニタリングを行っている．挿管 3 分前，フェンタニル 200 μg 静注．挿管 1 分 30 秒前，プロポフォール 140 mg 静注．挿管 1 分前，エスラックス 70 mg 静注．セリック手技は行っていない．

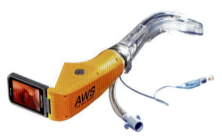

図1　Airway scope®（PENTAX社）

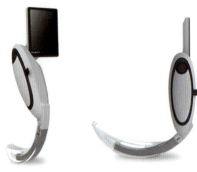

図2　McGRATH®（Aircraft Medical社）

1 気道確保デバイス

　気道管理を安全に行うためには，いくつかの気道確保デバイスに精通しておく必要がある．近年のビデオ喉頭鏡の発達と普及は目覚ましいものがあり，これらはERでの外傷患者の気道管理にも役立つ．マッキントッシュ型喉頭鏡のことを，すでに「骨董鏡（こっとうきょう）」であると揶揄する麻酔科医もおり，今後はこれらのビデオ喉頭鏡をERで用いることが当たり前となる時代がやってくるのかもしれない．われわれ，救急医もこれらのデバイスに慣れ親しんでいきたい．

　外傷患者に限らないが，緊急気道管理の際に，従来型喉頭鏡とビデオ喉頭鏡とで，挿管成功率や喉頭展開視野などを比較した研究が多数報告されている．多くの研究では，ビデオ喉頭鏡で良好な視野が得られ，挿管成功率も高い．外傷患者の場合，おびただしい口腔内出血などにどう対処していくのか，という問題はあるが，ドライな状況であれば，頸椎保護の観点からもビデオ喉頭鏡は有用であると考えられる．ただし，EASTの気道管理ガイドラインではまだLevel Ⅲの推奨度である．

○Airway scope®（図1）

　日本製の第3世代ビデオ喉頭鏡である．第2世代と異なる特徴は，イントロックとよばれるブレードのガイド溝にETTをあらかじめ挿入しておくことで，画面に現れるポインターを声帯間に照準を合わせれば，そこに簡単にETT先端を導くことができる．吸引管を挿入するポートもあり，貯留物の吸引も行える．筆者はおびただしい口腔内出血をきたしている患者に対してAirway scopeを用いた経験はないが，その際は視野が得られないかもしれない．頸椎への負担はマッキントッシュ型喉頭鏡よりも少ない．喉頭への刺激も少ないと考えられる．

○McGRATH®（図2）

　第2世代ビデオ喉頭鏡として，McGRATHを紹介しておく．Airway scopeとは異なり，

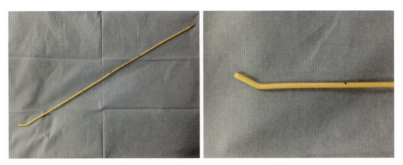

図3　GEB（gum elastic bougie）

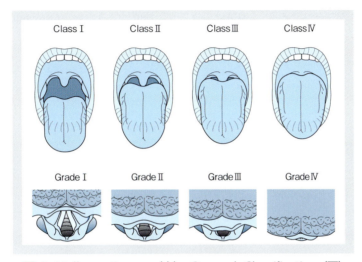

図4　Mallampati score（上），Cormack Classification（下）

ETTをガイドしておく装置や仕組みはない．形状は従来のマッキントッシュ型喉頭鏡と似ており，救急医になじみやすいデバイスかもしれない．口腔内の出血など貯留液も従来型喉頭鏡とほぼ同様に吸引できる．またETTだけではなく分離肺換気のためのダブルルーメンチューブも挿管可能である．ただし，声門方向へETTを誘導する際，盲目的操作になるため軟部組織損傷をきたす可能性があり，操作自体に慣れが必要である．やはり，口腔内のおびただしい出血などの状況ではAirway scopeと同様視野確保は困難かもしれない．

○GEB（gum elastic bougie）（図3）

　ガムエラスティックブジー（通称，ガムエラまたはゲブ）を紹介する．上記のビデオ喉頭鏡と違い，安価である（数千円）．図3のように先端が軽度屈曲したゴム製のやわらかいブジーである．

　これまで，Cormack gradeⅢ以上の場合に（図4），喉頭蓋の下をさぐりながら盲目的にETTを進めた経験はないだろうか？　その際に，ETTではなくGEBを挿入する．GEB

先端の屈曲を用いて喉頭蓋の下を探るようにして声門部方向に挿入する．うまく気管に入った場合，気管軟骨をGEBがコツコツと叩く感触が得られる．そのクリック感がない場合でも，GEBを進めていくと気管分岐部で抵抗を受けGEBをそれ以上進められなくなる．もし食道に入っていれば，気管分岐部に当たらないので，食道挿管と認識できる．

　GEBが気管に入ったと確認したら，喉頭展開を継続しつつ，介助者によりGEBをガイドにしてETTを挿管していく．この際，介助者との連携が必要であり，練習しておく必要がある．喉頭蓋を巻き込まないようにETTを挿入するためには，細かいコツやテクニックもあるが，専門書を確認してほしい．

　GEBの位置づけは，酸素化は保たれているが，挿管が不能であるときに用いる代替的気道管理デバイスの一つである．「換気はできるが，挿管はできない（Can ventilate, Cannot intubate）」という状況では，時間的余裕もあるため，GEBをはじめ，ファイバー挿管，ビデオ喉頭鏡，挿管用LMA，トラキライト（光源付スタイレット）などさまざまな手段のうち，自分が慣れているデバイスを用いればよい．

○LMA（SGD）

　声門上デバイス（SGD＝Supra Glotti Device）としてLMAを紹介する．気道確保をしていて「換気もできない，挿管もできない（CVCI＝Cannnot Ventilate, Cannot Intubate）」という状況に遭遇した場合にどうするか．ガイドライン上，外科的気道確保の準備をしながら，LMAを挿入することも推奨されている．筆者は数回しかCVCIの状況に遭遇したことがないが，そのうち何回かはLMAを挿入し危機を脱した．気道管理のバックアップデバイスとして，非常に重要であるため，救急医も慣れ親しんでおく必要がある．

症例提示

患者：40歳代，男性．

　軽トラック運転中に，交差点にて普通自動車の側面に衝突し受傷．シートベルト着用あり．エアバッグはなく，顔面・胸部をハンドルでぶつけた．救急隊により当院救命救急センターへ搬送された．

　Primary Survey（A）では，発語なし，うなり声をあげるのみ．口腔内には血性液体貯留を認めた．吸引を行ったが，血液がどんどん湧いてくる．確実な気道確保を行うことにした．LEMONに照らし合わせ，挿管困難は予想されなかったため，RSIにて経口気管挿管を行うことにした．頸椎保護のため，足側より頸椎固定（頭部正中中間位保持 In-line stabilization）を行った．マッキントッシュ型喉頭鏡にて型のごとく喉頭展開を試みた．しかし，Cormack grade Ⅲであり，GEBによる挿管へ変更した．喉頭蓋の下をGEB先端の屈曲を用いて喉頭蓋下を沿わせつつ，声帯方向を探りながら挿入．その間も血性貯留液は視野を妨げていた．GEBを進めるとすぐに気管軟骨のクリック音が感じられ，さらに進め

ると気管分岐部にて止まった．喉頭展開を継続しながら，介助者により，GEBをガイドにしてETTを気管へ留置した．

まとめ

　外傷患者の気道管理について概説した．気道緊急は生命の危機へ直結する．気道管理に際して，いくつかのバックアップ手段を用意しておくことが必要である．

参考文献

1) Mayglothling J, Duane TM, Gibbs M et al：Emergency tracheal intubation immediately following traumatic injury：an Eastern Association for the Surgery of Trauma practice management guideline. *J Trauma Acute Care Surg* 2012；**73**（5 Suppl 4）：S333-340
2) Filanovsky Y, Miller P, Kao J：Myth：Ketamine should not be used as an induction agent for intubation in patients with head injury. *CJEM* 2010；**12**：154-157
3) Sørensen MK, Bretlau C, Gätke MR et al：Rapid sequence induction and intubation with rocuronium-sugammadex compared with succinylcholine：a randomized trial. *Br J Anaesth* 2012；**108**：682-689
4) 新井隆成 監訳：病院前救護のための産科救急トレーニング．中外医学社，東京，2014

吉岡　勇気　よしおか　ゆうき

2003年大阪大学卒業．大阪府立成人病センター麻酔科，帯広厚生病院ローテート研修を経て，八戸市立市民病院救命救急センターにて救急医修練．淡路島での外科修練ののち，2015年春より現職．救急科専門医，外科専門医，麻酔科標榜医．JATECインストラクター．

B 胸部
「胸部外傷はすしあんじょうでORにつなげ！」

北川　喜己　名古屋掖済会病院 救命救急センター
Yoshimi Kitagawa

> **Key Note**
> - 胸部外傷が疑われる患者の対応は「すしあんじょうほうようばしょとり」の語呂合わせでまとめられ、「寿司安城抱擁場所とり」と覚える。
> - その内容は，対応のスイッチを入れ，役割を決め，安全を確保し，情報を収集し，評価報告し，応援要請を行い，戦う場所をとるという意味で，これは，実は胸部外傷だけではなく，高エネルギー外傷を迎え撃つときの心構えにも通じる。

はじめに

　胸部外傷は，外傷初期診療において，ABCDEアプローチの根幹に直結する外傷です．治療の優先順位を決めるうえでは中心的な存在で，外傷死の原因の20～30％を胸部外傷が占めています．ただ，実は胸部外傷の85％は手術が不要でOR（手術室）に行くことは少なく，胸腔ドレナージや胸腔穿刺，心嚢穿刺などの救命処置で治療が可能です．しかし，逆にいざORに行くとなると最も時間的余裕がないのが正直胸部外傷です．ということで，さぁ，胸部外傷と言えばTAF3XとかPATBED2Xとか，もう耳にタコができて聞き飽きたという諸君！　ここで胸部外傷プラス1，胸部外傷が疑われる患者が来るもしくは来たときに最も大切な胸部外傷を迎え撃つ心構え，「すしあんじょう」をしっかり勉強しましょう！

1. すしあんじょうほうようばしょとり

　「すしあんじょうほうようばしょとり」とは，本来日本集団災害医学会が行っているMCLSコースで使われている語呂合わせの合言葉です[1]．MCLSコースとは，災害現場で実施するべき医療について理解を深め，防ぎ得た災害死を回避することを目的に始められた「多数傷病者への医療対応標準化トレーニングコース：Mass Casualty Life Support

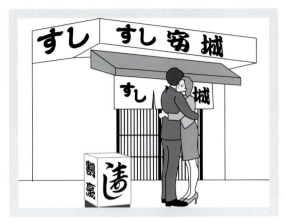

図1 寿司安城 抱擁場所とり

(MCLS)」のことです．このコースの中では，多数傷病者発生現場に最先着した消防隊のなすべき役割を次のようにまとめています．

①スイッチを入れる：災害（多数傷病者）対応の可能性をまず一報
②指揮：自分が指揮をとることを宣言，後着隊への下命
③安全：安全確保
④情報伝達：情報収集と通信手段の確保
⑤報告：評価と報告
⑥要請：応援要請
⑦場所とり：指揮所，救護所，駐車場など

　つまり，多数傷病者発生現場に最先着しても，すぐに患者に取り付いてトリアージや処置をするのではなくて，まずはこの項目をこの順番でやりなさい．そして，この項目を現場ですぐに思い出せるようにそれぞれの項目の最初の文字を並べ，かつ災害の聖地愛知県安城市にひっかけて，「すしあんじょうほうようばしょとり」→「寿司安城抱擁場所とり」，つまり安城の寿司屋の前で抱擁の場所とりと覚えるのです．図1のようなイメージで，誰が安城の寿司屋の前で抱擁しているかは別にして，この語呂合わせはとても覚えやすく使いやすい！　筆者も幾度となくこの合言葉を唱えるうちに，実はこれ，多数傷病者の現場だけではなく，いろいろな場面，とりわけ胸部外傷疑いの高エネルギー外傷を初療で迎え撃つときには格好の合言葉であることに気がつきました．以下「すしあんじょう」に沿って順に，外傷での意味合いを詳しく述べます．

1 「す」：スイッチを入れる

　救急隊からの第一報が入り，高エネルギー外傷で，かつ皮下気腫や呼吸音の左右差，呼吸苦など胸部外傷を疑わせるキーワードが伝わった瞬間，まずはスイッチを入れることが大切です．もちろんエコーやCTなど機械のスイッチを入れるのも必要ですが，ここで言うスイッチとは，まず「自分の頭」のスイッチのことです．「よし，来るか！」という気合いです．そして，次に「自分の周りの部下や同僚，スタッフ」のスイッチを入れ準備を始

め，さらに「OR（手術室）」に一報を入れて部屋の空き状況を確認し，手術室のスイッチも入れておくと，いざ手術というとき役に立つのです．

2 「し」：指揮

　自分とスタッフのスイッチが入ったところで，次にやるべきことは，スタッフの役割分担です．指揮をとるリーダー医師の決定は最優先ですが，胸部外傷であれば，他にバッグバルブマスク換気ののち気管挿管をする呼吸管理の役や，胸腔ドレーンを挿入するドレナージの役，輸液のための静脈路確保の役などが必要となります．胸部外傷では準備する物品も多いので，ナースや外回りの役割も重要であり，胸腔ドレナージのためのチューブや持続吸引器，縫合セットなどの準備，展開，場合によってはレベル1システムや開胸セットも近くに持って来なくてはなりません．これらの役割分担と受け入れ準備を患者が着く前までに完了するには，普段からの物品準備や整理，職種内，職種間での話し合いが必須であることは言うまでもありません．

3 「あん」：安全

　胸部外傷では，たとえERで開胸しなくとも，血気胸で胸腔ドレーンを挿入するなど間違いなくERで血を見る頻度が高いです．呼吸とともに開放創から血しぶきが飛んだり，ドレナージで胸腔を開けた途端に血が周りにあふれることもしばしばです．当然感染の危険や鋭利な道具での怪我の危険は高いです．安全の基本は災害時と同じ3S．まず①自分の安全（Self），次に②現場の安全（Scene），そして③傷病者の安全（Survivor）です．そして安全管理には，適切な個人装備，現場のゾーニングとともに，的確な危険の認知，予知が大切であり，これも災害現場に通じるものがあります．

4 「じょう」：情報収集，伝達

　情報収集の失敗は，そこで収集すべき情報を理解していないこと，大切な情報が欠如していることに起因することが多いです．胸部外傷でまず最初に収集すべき情報は，もちろん超致死的胸部外傷TAF3X（覚え方は，「ケガ来た，ドキドキ」でもよい）の症状，所見です（表1）．

　つまりは，この6つの超致死的胸部外傷のそれぞれの身体所見を頭に入れておいて，その情報を積極的にとりにいく．具体的には発語（発語があれば気道開通），頸静脈怒張，胸郭奇異運動，吸い込み創，皮下気腫，呼吸音の減弱・消失などが重要な情報となってきます．もちろん患者が到着した後は，Primary surveyのABCの段階で，FASTや胸部X線も交えて視診，聴診，触診，打診でこれらの所見がないかを確実にチェックします．

5 「ほう」：報告

　救急隊からの第一報を受けたとき，もしくは患者が来院して，自分が最初の診察者として診察をしたとき，胸部外傷を疑うような所見があれば，即リーダー医師や周りのスタッフに報告しなければいけません．「救急隊の報告では，右胸部に皮下気腫があるそうで

表1 超致死的胸部外傷 「TAF3X」「ケガ来た，ドキドキ」

心タンポナーデ	cardiac Tamponade	血胸（大量）	ケ
気道閉塞	Airway obstruction	開放性気胸	ガ（カ）
フレイルチェスト	Flail chest	緊張性気胸	キ
緊張性気胸	tension PTX（pneumothorax）	（心）タンポナーデ	タ
開放性気胸	open PTX	動揺胸郭（フレイルチェスト）	ド
大量血胸	massive HTX（hemothorax）	気道閉塞	キド

す！」「右呼吸音聞こえません！」など，胸部外傷では切羽詰まった状況も多く，大きな声で皆が情報共有できることが大切です．この，皆が一度に情報を共有して事の対処にあたることの有効性は，Network Centric Operation（NCO）といって，軍事の世界で作戦成功のため，情報・偵察・監視データを共有し，いくつかの部門で状況認識を分かち合い，敏捷性を向上させて早期の相手への射撃に結び付ける方法が大変参考になります．つまり，混沌とした初療の段階で，いかに得た情報を伝達，報告，共有するか，そしていち早く治療に結び付けるかはまさにNCOの世界と同じで，初療ではそれが患者の生死に直接関わってくるのです．

6 「よう」：要請

頸静脈の怒張があり，FASTで心嚢液の貯留があり，臨床的には心タンポナーデが疑われるなどというときに，「自分はまだ心嚢穿刺に自信がない」「周りの医師も心嚢開窓術をやったことがない」という場面に遭遇することがあるかもしれません．胸部外傷の処置の中でも，胸腔ドレーンの挿入はまぁまぁ数があるかもしれませんが，心嚢穿刺や心嚢開窓術などは年間を通してもそうそうあるものではありません．そのような場合，院内に心臓血管外科などそれらの手技に精通している医師がいれば応援を要請する必要があります．ましてや胸腔ドレーンを挿入したら，大量の血液が出てきて，開胸手術の適応だなどという場合，院内で手術ができなければ転院搬送の要請をしなくてはいけないかもしれません．大量血胸の場合の，開胸手術を考慮するドレーン排液量の目安は，

・ドレーン挿入時，一気に1,000 mL以上
・挿入後1時間で1,500 mL以上
・200 mL/hr以上で2～4時間持続

などです．もちろん続けて輸血しないとバイタルが保てない場合などは手術の適応です．また，PATBED2X，つまり胸部X線所見で気管・気管支損傷や大動脈損傷，横隔膜損傷などが疑われるときも，やはり手術を考慮して，呼吸器外科や消化器外科の応援要請をしなくてはいけません．これらの応援要請は，特に大量血胸などでは時間との勝負であることを考えれば，できるだけ早期に判断しなくてはいけません．場合によっては，躊躇せず患者到着前に要請の可能性がある患者が来ることを一報しておくのも良いかもしれません．

7 「ばしょとり」：場所とり

胸部外傷では，その戦う場所を確保することは非常に重要です．前述したように，観血的（血を見る）な処置をすることも多く，状況によっては，心嚢開窓術や左開胸などERで手術まで至ることも考えなくてはいけません．もちろん最悪手術室に向けて駆け込むこともあるでしょう．そういう意味で，患者が来院する時点での初療室の状況を見渡して，初療室でのしっかりとした場所とりを行い，かつ手術室の場所を確保することが必要なのです．

以上の，「寿司安城抱擁場所とり」の心構えで対応すれば，重症胸部外傷といえども怖くはありません．これを救急隊の情報などでひと通り患者到着前に済ませておくのが理想ですが，当然患者来院後に患者を直接診察して再度行うことになるのです．なお，前述の内容は何人かの医療スタッフがERにいる病院での状況を前提として書いていますが，医師1人，看護師1人という場合でも，原則は同じです．人数が1人か複数か，物事が同時並行で進むか，直列で進むかの違いと理解してもらえば良いと思います．

2. 症例提示

患者：50歳，男性．
既往歴：くも膜下出血（18年前），慢性C型肝炎，アルコール性肝炎
ADL：左上肢完全麻痺，左下肢短下肢装具にて杖歩行可能，自動車の運転をしていた．
現病歴：息子が門限を守らなかったことに腹を立てて，前日深夜から飲酒していた．15時過ぎ，患者の声で「刺した」との大きな声が聞こえたため別室の妻が患者を見に行くと，患者の左前胸部に出血を認め，刺さったであろうナイフは床に落ちていた．妻が救急要請し，当院救命救急センター（ER）に搬送された．ナイフは刃渡り10 cm程度の果物ナイフで，状況より自分で刺して自分で抜いた状態であった．
救急隊接触時：意識Ⅱ-10，収縮期血圧54 mmHg，脈拍110回/分

<Primary survey>

A：開通

B：呼吸音左右差なし，皮下気腫なし，頸静脈怒張あり
　左前胸部第3肋間の乳頭線より内側に3 cm程度の刺創（図2a）

C：血圧測定不可能，脈拍120回/分，橈骨動脈触知微弱
　FASTで心嚢液貯留あり，
　胸部X線：左全肺野の透過性低下，心陰影拡大あり，気胸なし（図3）

D：E4V4M5，不穏

<静脈血ガス>

pH 7.087, PCO_2 61.0 Torr, HCO_3^- 18.0 mmol/L, BE −12.6 mmol/L, AGAP 25.5 mmol/L, Glu 180 mg/dL

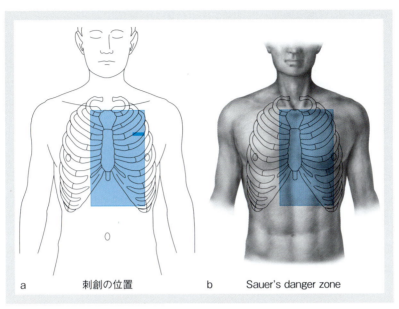

図2 刺創
a 刺創の位置　b Sauer's danger zone

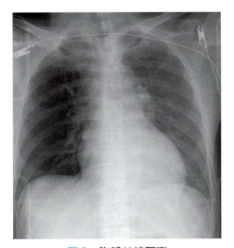

図3 胸部X線写真

<経過>
　心刺創による心タンポナーデ，閉塞性ショックと判断し，救急医にて心窩部より心嚢穿刺を施行し，血液10 mLが排液されるもショックは改善せず．心臓外科医が到着し剣状突起下より心膜切開術施行，150 mL血液が排液された．同時進行で挿管，RCC8Uを急速輸血．血圧は一時的に70 mmHgまで上昇したが，数十分で再度低下した．心臓外科医と救急医（ATOMインストラクター）にて左側方開胸にてERT（Emergency Room Thoracotomy）施行となった．心膜切開直前にPEA→Vfを生じたが，速やかにアドレナリン1 mg静注し心臓マッサージ施行したところ2サイクル行わず洞調律に復帰した．さらに心膜を切開すると血腫と左室壁に持続的な出血を認めたが，創を直視できず用手的に出血点

を圧迫，左室壁の創を指で押さえたまま手術室に搬入し緊急手術となった．

＜手術＞

　胸骨正中切開すると，心囊内には多量の血腫を認めた．LAD-D2 分岐直後の左室壁に創を確認し，3-0 prolene（SH）フェルト付き，2-0 prolene（MH）フェルト付きにて 2 針縫合，創部をタココンブ，ボルヒールスプレーにて被覆した．心囊，胸骨下，左胸腔にドレーン留置．胸壁，刺創からの止血を確認し手術を終了した．術中 RCC10U，FFP8U，PC20U 使用した．

＜術後＞

　ICU 帰室直後に VT を認めたがアンカロン持続投与にて消失した．その後は MRSA 敗血症などを合併するも治療が奏功し，術後 33 日目に ICU 退室，術後 43 日目にもとの ADL まで復帰し独歩退院した．

3. 症例の考察

　症例は左室心刺創Ⅲa 型（LV）Tp の一救命例です．穿通性外傷における心臓外傷危険域である Sauer's danger zone 内の心刺創でした（図 2b）[2]．心停止まで至った重症胸部外傷の症例が助けられたのも，まさに「寿司安城抱擁場所とり」の心構えのおかげです．「す」「し」「あん」で患者が来る前に ER での態勢を確保し，「じょう」「ほう」で心タンポナーデを察知して，「よう」で院内にいる心臓外科医を呼び一緒に ER で開胸し，「場所とり」で ER から手術室への移動が迅速に行われ，スムーズに根治的な処置が行われたのです．

おわりに

　今回は，胸部外傷に特化して，ER から OR につなぐコツを述べましたが，「寿司安城抱擁場所とり」は必ずしも胸部外傷だけではなく，実は高エネルギー外傷を迎え撃つときの共通の心構えと言っても過言ではありません．ぜひ読者の皆さんも一度この呪文に沿って診療をしてみてください．防ぎ得た外傷死を減らすだけでなく，きっと劇的救命が生まれると確信しています．

文献

1) 一般社団法人　日本集団災害医学会　MCLS 運営委員会：最先着隊の役割，MCLS 標準コーステキスト，第 1 版，東京，pp. 13-14，2013
2) 日本外傷学会・日本救急医学会監修，外傷初期診療ガイドライン改訂第 4 版編集委員会編集：外傷初期診療ガイドライン JATEC，改訂第 4 版，へるす出版，東京，p.72，2013

北川 喜己 きたがわ よしみ

1983年名古屋大学卒業．名古屋第二赤十字病院で研修．名古屋大学第一外科，八千代病院を経て現職．日本救急医学会指導医・専門医，日本外科学会指導医・専門医，日本消化器外科学会指導医・専門医，日本外傷学会専門医，米国外科学会外傷手術（ATOM）インストラクター．

外傷診療 mnemonics ①

MAPと輸血

語呂の考案：林 寛之 先生　福井大学医学部附属病院 総合診療部
文：有嶋拓郎　鹿児島大学大学院 救急・集中治療医学分野

[解説] ショック患者の初期診療では，胸腔の大量血胸（**M**assive Hemothorax），腹腔内出血（**A**bdominal Hemorrhage），骨盤骨折（**P**elvic fracture）による後腹膜出血を効率よく調べる必要があります．外傷治療に必須な輸血製剤である濃厚赤血球（red cell concentrates；RCC）のことを正式にはRCC-MAP（red cell concentrates mannitol adenine phosphate）と呼ばれていました．赤血球を長く保存するために**M**annitol（溶血の改善），**A**denineと**P**hosphate（赤血球ATPの維持）を添加した浮遊液だからです．最近では照射赤血球濃厚液白血球除去剤（Irradiation-red cell concentrates-leukocyte reduced；Ir-RCC-LR）が正式名称として使われています．MAPで輸血が連想できなくなりそう・・・ちょっとやばいかも？

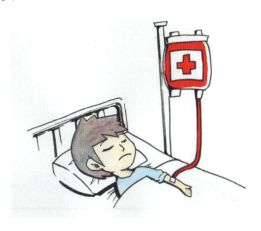

C ショック
「急いで察知，急いで止血！」

山田　康雄　Yasuo Yamada　国立病院機構 仙台医療センター 救命救急センター

> **Key Note**
> - ショックは身体所見で迅速に察知！
> - Non-responderはただちに止血術！
> - 低体温，アシドーシス，凝固障害に注意！
> - 閉塞性ショックを見落とさない！

はじめに

　重症外傷症例を救命するうえで，ショックの診断治療はきわめて重要です．特に，ショックの原因の大半を占める大量出血に対応するためには，病院前情報を踏まえた体制準備から始まり，ERでの初期診療から決定的止血処置まで，迅速で的確な判断・処置が要求されます．

ショックをきたすメカニズム

　ショックとは，「末梢組織に十分な酸素や栄養を供給できない不十分な血液循環状態」のことです．では，どんな理由で末梢組織に十分な血液が届かなくなるのでしょうか？　これには以下の4つの原因があります．①血液量が足りない，②心臓のポンプ力が弱い，③心臓を外から抑えつけるものがある，④血管を締める圧力（抵抗）が弱い．これらの原因ごとに，①循環血液量減少性ショック，②心原性ショック，③閉塞性ショック，④血液分布異常性ショック，と呼びます．外傷では①出血性ショック，②心筋挫傷・弁機能不全，③緊張性気胸・心タンポナーデ，④脊髄損傷・脳幹損傷・血管迷走神経反射による神経原性ショック，に該当します（図1）．圧倒的に多いのは①出血性ショックですが，③緊張性気胸・心タンポナーデは見落とすと急速に心停止に至る危険性があるので，きちんと除外する必要があります．④脊髄損傷では神経原性ショックを起こしますが，隠れた出血性ショックや閉塞性ショックの合併を見逃すと致死的となるので，安易に④と判断する前に①②③をしっかり評価しなければなりません．

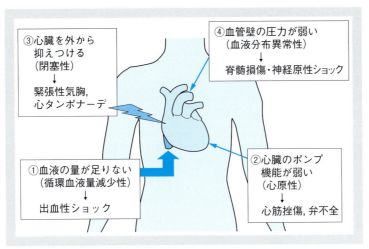

図1 外傷におけるショックの4つの原因

ショックの認識

　例えば，出血により血液量が足りなくなるとカテコラミン分泌が増加し，心臓を叩き，末梢血管を締め上げて，なんとか重要組織に血液を届かせようとします．この結果，頻脈，皮膚冷感，蒼白，冷汗を生じます．最初，収縮期血圧は保たれますが，血管抵抗増加により拡張期血圧が上昇するため，圧差である脈圧は減少し，脈は弱く触れます．このように収縮期血圧が保たれている段階を「代償性ショック」といいます．代償機転が限界を超えると収縮期血圧が下がり，「低血圧性ショック」となります．ショックには代償性・低血圧性の2つのphaseがあるので，「ショック＝血圧低下」ではありません．代償性ショックのうちに手を打てれば，勝算は高くなります．そのためには血圧計ばかりに頼っていてはいけません．血圧計よりも視診・触診（頻脈，皮膚冷感，蒼白，冷汗，脈微弱）のほうが，早くショックを認知できるのです．ですから患者到着時の第一印象は，ショックの早期認識・早期対応にきわめて重要なのです．なお，高齢，β遮断薬・Ca拮抗薬服用者，ペースメーカー，激痛を有する場合，運動選手では頻脈をきたさないこともあるので注意しましょう．

呼吸と意識に現れるショックの兆候

　ショックでは，呼吸器系の問題がなくても呼吸促迫となることがあります．組織低酸素の結果，代謝性アシドーシスとなり，二酸化炭素を飛ばして代償するため頻呼吸となるのです．酸素化良好・胸部理学所見に異常なし，にも関わらず頻呼吸であれば，代謝性アシドーシスを伴う重症ショックの可能性を考える必要があります．

　意識障害もショックの結果として起こります．ショックにより脳血流が減少すると，まず不穏に，次に昏睡になります．不穏状態で搬入された外傷患者を頭部外傷と決めつけて

表1　出血性ショックのクラス分類

	Ⅰ	Ⅱ	Ⅲ	Ⅳ
出血量（mL）	<750	750〜1,500	1,500〜2,000	>2,000
出血（%循環血液量）	<15%	15〜30%	30〜40%	>40%
脈拍数（/分）	<100	100〜120	120〜140	>140
収縮期血圧	正常	正常	低下	低下
脈圧	正常	減少	減少	減少
呼吸数（/分）	14〜20	20〜30	30〜40	>35
尿量（mL/hr）	>30	20〜30	5〜15	無尿
意識状態	軽い不安	不安	不穏	不穏または反応低下

いると，あっという間に呼吸停止・心停止に陥ることがあります．Dの判定の前にABCを評価する必要性は，ここにあります．

ショックの重症度を表1に示します[1]．頻呼吸や意識障害をきたしているショックは重症である，と考えるべきです．

それでは，以下，出血性ショックへの対応を中心に見ていきましょう．

外傷ショック症例への実際の対応

1 収容前準備

「冷汗」「蒼白」「皮膚が冷たい」「脈が弱い」「脈が速い」など，ショックを疑わせる救急隊情報が入ったら，患者到着前に準備を始めます．「血圧が低い」と言われたら，心底気合いを入れます．

(1) 初期輸液のための加温リンゲル液と加温装置（レベル1社システム1000®，ホットライン®，加温コイルなど）；低体温は循環障害を助長し，血液凝固障害を起こしますので，事前に予防策を講じておきます（本書「体温管理と緊急輸血」の項p.62〜参照）．

(2) 緊急輸血のための輸血在庫量問い合わせ；出血性ショックが重症であるほど，血液製剤の早期使用が救命の可否に影響を与えます．交差試験や血液型判定を待っていると状況はどんどん悪化してきますので，危機的出血への対応ガイドライン[2]を踏まえ，異型適合血を含めた緊急輸血の準備を行います（本書「体温管理と緊急輸血」の項p.62〜参照）．

(3) 外科医・放射線科医への連絡，手術室の稼働状況確認；一刻も早く止血処置にアクセスするためには，関連各所にアラームを入れてスタンバイ状況を作っておくことが重要です．それぞれの施設の事情によりますが，患者到着前に体制が立ち上がっているのと，到着してから立ち上げるのではスピードが違います．

2 患者収容後の対応

　患者到着後，救急室搬入までに第一印象をつかみます．四肢冷感，冷汗，脈拍微弱，頻脈，呼吸促迫などがみられたら，ショックを疑います．速やかに外出血を見つけ，圧迫止血を行うことも大切です．

　救急室に収容後，Primary Survey；ABCDE アプローチで診療を開始します．

　まず全例，高流量酸素投与を継続します．A に続いて，B の評価では閉塞性ショックをきたす緊張性気胸，心タンポナーデの所見をきちんと評価することが大切です．緊張性気胸には胸腔穿刺と胸腔ドレナージ，心タンポナーデには心嚢ドレナージが必要です．

　C の評価でショックと認識したら，末梢静脈（上肢＞下肢，骨髄路も考慮）に 18 G 以上の太い静脈路を 2 本以上とり，急速輸液による循環血液量の補填（初期輸液）を行います．静脈路確保の際に採血を行いますが，血液ガス（静脈血でも可）でアシドーシスや血清乳酸値もチェックしておきましょう．血清乳酸値や Base Excess はショックの鋭敏な指標となります．乳酸値が正常上限；16 mg/dL（1.78 mmol/L）を超えていればショックの可能性を念頭に置き，45 mg/dL（5.0 mmol/L）以上なら重症ショックを考えます[3,4]．また，Base Excess が正常下限；－3 mEq/L を下回ればショックを考え，－6 mEq/L 以下なら重症ショックを考えます[5,6]．

　初期輸液と並行してショックの原因の同定を行います．外傷によるショックでは 90% 以上が出血性ショックです．閉塞性ショックを除外して，出血部位の特定に全力を挙げます．出血には外出血と体腔内出血があります．外出血はただちに圧迫止血します．体腔内出血は胸腔，腹腔，後腹膜（骨盤骨折）で起こります．出血部位は，胸部単純 X 線，骨盤単純 X 線，超音波検査（FAST）で同定します．FAST の際に肝後面・下大静脈の虚脱をチェックすると循環血液量の不足を察知することもできます．

　出血性ショックの治療方針は，初期輸液（リンゲル液または生理食塩水）への反応で決まります．カテコラミンは使用しません．1～2 L（小児では 20 mL/kg）をボーラス投与した後も循環動態が不安定（non-responder）なら，輸血を開始しつつただちに止血処置を行います．大量血胸や腹腔内出血が原因なら，開胸手術・開腹手術を行います．原則，経カテーテル的動脈塞栓術（TAE）ではなく手術を第一選択とします．

　一方，骨盤骨折が原因なら，TAE，骨盤創外固定，骨盤内後腹膜パッキングを単独あるいは組み合わせて行います（図 2, 3）．それに先立ち，シーツラッピングや pelvic binder（サムスリング®など）を用いて，骨盤の簡易的な安定化を図ります．

　循環動態が安定すれば，Primary survey の後，Secondary survey に進み解剖学的な損傷の精査を行います．しかし，初期輸液後，循環動態がずっと安定している（responder）とは限らず，一時的な安定化の後再び不安定になることがあります（transient responder）．Responder であれば輸液のみで管理可能ですが，transient responder であれば止血処置が必要となります．大切なのは，いったん初期輸液に反応したからといって油断してはいけない，ということです．

　Secondary survey に進めたら造影 CT 検査（Trauma pan-scan）を行い，体腔内の活動性出血の有無を見ます．現在進行中の出血（血管外漏出像）を見たら，再び循環が不安定

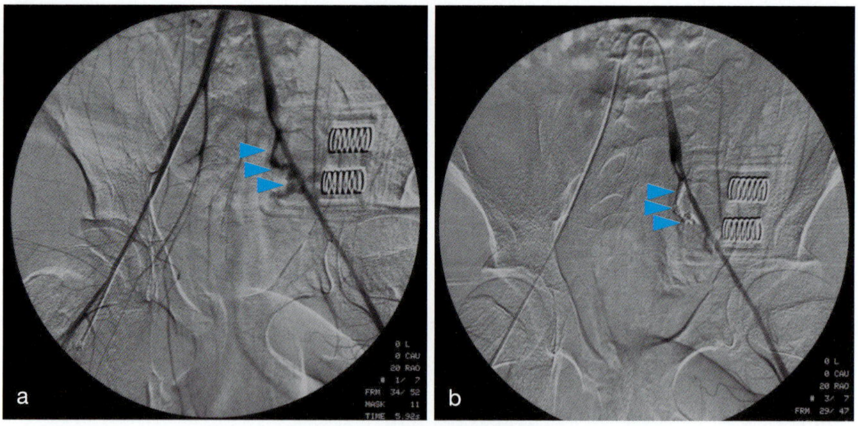

図2　骨盤骨折のTAE
a：左内腸骨動脈枝からの出血（矢頭部：血管外漏出像）
b：TAE後（矢頭部：コイルによる塞栓）

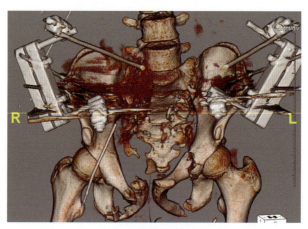

図3　骨盤創外固定
両側腸骨に3本ずつピンを刺入し，骨盤を外から固定した．

となる前に手術またはTAEによる止血処置を急ぎます．また胸部・腹部・骨盤に出血源を認めなくても安心してはいけません．例えば，両側大腿骨骨折は重篤なショックを起こすことがあり，動脈損傷を合併すればなおさらです．Secondary surveyの中で四肢をきちんと評価することをショック管理に際して忘れてはなりません．異常な腫脹を認めたら，動脈損傷を念頭におき，この部分を造影CTに含めることも考慮すべきかもしれません．

　蘇生中，血圧をどのレベルに維持するか，という問題があります．止血がなされないまま正常血圧を目指して大量の輸液・輸血を行うと予後が悪化する，との理由から，止血術まで収縮期血圧を90 mmHg程度の維持に留めるべきという意見もあります[7]．これをpermissive hypotensionといいます．ただし，頭部外傷症例では脳灌流圧（＝平均動脈圧－頭蓋内圧）が維持できないと二次性脳損傷を生じるので，permissive hypotensionは禁忌と考えるべきです．

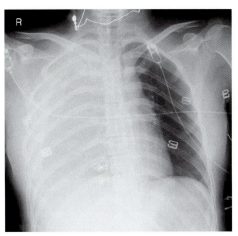

図4 症例1の胸部単純X線
右大量血胸．ショックと呼吸不全となった．

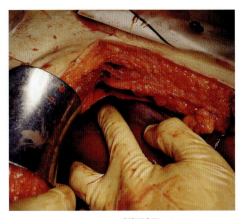

図5 手術所見
Pringle法で肝門部遮断すると，肝臓からの出血が減少した．鋭的裂創で肝縫合が有効と判断した．

　Non-responderの出血性ショックは手術が第一選択ですが，手術とTAEのコンビネーションが奏功するケースがあります．

＜症例1＞

患者：40歳代，女性．

　胸腹部の穿通性外傷にて救急搬送された．来院時血圧測定不能，不穏状態．直後に心肺停止となった．気管挿管，胸骨圧迫心臓マッサージにてCPRを開始，静脈路を確保しレベル1にて急速加温輸液ならびにO（＋）型のRCC投与を行った．救急室開胸の皮切をおく際に自己心拍再開した．FASTにてごく少量の腹腔内出血，胸部単純X線にて右大量血胸を認めた（図4）．収縮期血圧は80 mmHg台になった．CT撮影は行わず，ただちに手術室に搬入した．FFP，PCの投与も開始された．まず右開胸を行ったが，胸腔内に重大な損傷はなく，横隔膜損傷部の奥（腹腔側）から活動性出血があり，開腹術に切り替えた．両側横隔膜下，両側傍結腸溝，骨盤腔にガーゼ・パッキングを置き一時止血を図った．順次パッキングを外し，最後に右横隔膜下を除去した．肝に深在性裂創があり，深部からの活動性出血を認めた．用手圧迫で止血を行いPringle法で肝動脈・門脈を一括遮断した．鋭的裂創であり肝縫合が有効と判断した（図5）．肝縫合後Pringle法を解除した．肝表面への出血は見られなくなったが，裂創の深さから肝動脈損傷が強く疑われた．腸管損傷は認めず，横隔膜損傷部を縫合閉鎖し閉胸・閉腹した．術後，血管造影を施行．肝実質内に動脈性出血を認めTAEにて止血した（図6）．ICUにて全身管理を行い，状態は安定化した．肝膿瘍を併発したが経皮的ドレナージで改善し，退院・社会復帰した．

　このように複数の止血手段を併用することで救命につながることがあります．また，後述するように，輸血の行い方も転帰に重大な影響を与えます．

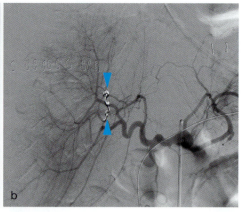

図6　肝損傷手術後のTAE
a：右肝動脈枝からの出血（矢頭部：血管外漏出像）
b：TAE後（矢頭部：コイルによる塞栓）

○輸血；Hemostatic resuscitation

　出血性ショックで初期輸液に反応しない場合，輸血が必要です．特に大量輸血（24時間以内に濃厚赤血球（RCC）10単位以上）を要する場合，RCCのみを投与していると重篤な凝固障害をきたし，出血死をきたす可能性があります．近年，大量輸血を行う場合に新鮮凍結血漿（FFP）や濃厚血小板（PC）を併せて投与することの重要性が強調されており，これをHemostatic resuscitationと言います．RCC：FFP：PCの比を1：1：1にすると，FFPやPCを低比率で投与する場合に比べ救命率が高くなる，とされています[8]．さらにFFPやPCの投与開始が早いほど，輸血総投与量は少なく，予後も良好になるとの報告があります[9,10]（本書「体温管理と緊急輸血」の項p.62〜参照）．

○トラネキサム酸

　出血性ショックに対して，受傷後3時間以内にトラネキサム酸を投与（初回10分で1g投与，続いて8時間で1gを持続静注）すると予後が良くなるとの報告があります（CRASH-2 trial）[11]．初期診療時に使用を心がけてみましょう．

○Damage Control Surgery

　重篤なショック状態下の手術で，損傷臓器の修復を完遂させようとすると，不可逆的な生理学的破綻から救命不能となることがあります．このような場合，止血と腹腔内汚染のコントロールのみに目的を絞り込み，簡潔に手術を終了し，ICUで生理学的異常を是正した後に再手術で消化管再建などの根本的損傷修復を図る，という戦略をとります．これをDamage Control Surgery（DCS）といいます（本書「Damage Control Surgery」の項p.194〜参照）．

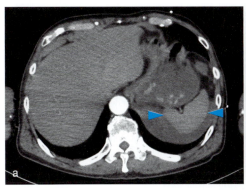
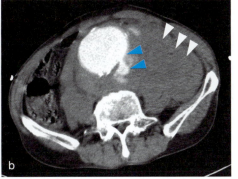

図7 症例2のCT
a：脾周囲のわずかな出血（矢頭部）
b：腹部大動脈瘤からの血管外漏出像（青矢頭）と後腹膜出血（白矢頭）

外傷によるショックか？ショックによる外傷か？

<症例2>

患者：50歳代，男性．

　自動車運転中の衝突事故で救急搬送された．来院時，不穏・血圧測定不能．初期輸液を開始したがショック状態は持続した．胸部・骨盤単純X線で異常なし．外出血なし．FASTにて脾周囲と膀胱周囲に少量の液体貯留を認めた．これ以外に下腹部に限局性のecho free spaceがあり，カラードップラー法エコーで内部に血液の乱流を認めた．輸血開始後，収縮期血圧が上昇したため造影CT撮影を行った．腎下部腹部大動脈瘤の破裂を認めた（図7）．手術室に向かい，人工血管置換術（Y-グラフト）を行い，救命した．

　この症例が外傷のため大動脈瘤破裂となったのか，大動脈瘤破裂によるショックのため事故を起こしたのかは不明です．いずれにしても，内因性ショックが先行し，結果として外傷を負うケース（心筋梗塞，急性大動脈疾患など）があり得ることを，頭の片隅に置いておいてください．

まとめ

①ショックの認識は，皮膚所見・脈拍触知で早期に行う．血圧計に頼らない．
②初期輸液への反応で治療方針を決める．Non-responderはただちに止血術を行う．
③閉塞性ショックを見落とさない．
④大量輸血例では，FFP，PCを早期投与し凝固障害の是正を図る．
⑤低体温，アシドーシス，凝固障害の発生に十分に注意する．

文献

1) American College of Surgeons(ACS)Committee on Trauma：Advanced trauma life support for doctors：ATLS student course manual, American College of Surgeons, Chicago, 2008
2) 日本麻酔学会, 日本輸血・細胞治療学会：危機的出血への対応ガイドライン. http://www.jstmct.or.jp/jstmct/Document/Guideline/Ref4-1.pdf
3) Martin JT, Alkhoury F, O'Connor JA et al：'Normal' vital signs belie occult hypoperfusion in geriatric trauma patients. *Am Surg* 2010；**76**：65-69
4) Vandromme MJ, Griffin RL, Weinberg JA et al：Lactate is a better predictor than systolic blood pressure for determining blood requirement and mortality：could prehospital measures improve trauma triage? *J Am Coll Surg* 2010；**210**：861-867
5) Toth L, King KL, McGrath B et al：Factors associated with pelvic fracture-related arterial bleeding during trauma resuscitation：a prospective clinical study. *J Orthop Trauma* 2014；**28**：489-495
6) Hodgman EI, Morse BC, Dente CJ et al：Base deficit as a marker of survival after traumatic injury：consistent across changing patient populations and resuscitation paradigms. *J Trauma Acute Care Surg* 2012；**72**：844-851
7) Gruen RL, Brohi K, Schreiber M et al：Haemorrhage control in severely injured patients. *Lancet* 2012；**380**：1099-1108
8) Dente CJ, Shaz BH, Nicholas JM et al：Improvements in early mortality and coagulopathy are sustained better in patients with blunt trauma after institution of a massive transfusion protocol in a civilian level I trauma center. *J Trauma* 2009；**66**：1616-1624
9) Zink KA, Sambasivan CN, Holcomb JB et al：A high ratio of plasma and platelets to packed red blood cells in the first 6 hours of massive transfusion improves outcomes in a large multicenter study. *Am J Surg* 2009；**97**：565-570
10) Kautza BC, Cohen MJ, Cuschieri J et al：Changes in massive transfusion over time：an early shift in the right direction? *J Trauma Acute Care Surg* 2012；**72**：106-111
11) CRASH-2 collaborators：The importance of early treatment with tranexamic acid in bleeding trauma patients：an exploratory analysis of the CRASH-2 randomised controlled trial. *Lancet* 2011；**377**：1096-1101

山田　康雄 やまだ　やすお

1987年東北大学医学部卒業. 国立仙台病院にて研修. 国立仙台病院外科医師などを経て現職.
日本救急医学会指導医・専門医, 日本外科学会指導医・認定医. AHA-BLS・ACLS, JPTEC, JATEC, ACS-ATOM の各インストラクター.

C 腹部

「開腹後キャッチアップするまで手を離すな」

今　明秀[*1]　Akihide Kon
野田頭達也[*1]　Tatsuya Nodagashira
濱舘　香葉[*1]　Kayo Hamadate
河野　慶一[*2]　Keiichi Kohno
吉岡　隆文[*3]　Takafumi Yoshioka
軽米　寿之[*1]　Toshiyuki Karumai
吉村　有矢[*1]　Yuya Yoshimura
丸橋　孝昭[*4]　Takaaki Maruhashi

[*1] 八戸市立市民病院 救命救急センター
[*2] 横須賀市立うわまち病院 救命救急センター（元 *1 所属）
[*3] 船橋市立医療センター 外科（元 *1 所属）
[*4] 北里大学医学部 救命救急医学（元 *1 所属）

Key Note
- 腹部外傷では，まず，腹腔内出血，腹膜炎があるか見極めよ．
- 受傷機転から推測すべき9ヵ条を念頭に．
- 手術手技は，迅速的確に，チーム一丸となって取り組む．
- バイタルが安定するまで，圧迫止血を続けろ．

腹部外傷診療のポイント

　腹部外傷では腹腔内出血があるかないか，腹膜炎があるかないか，この2点が重要である．それに対して機敏な判断と，行動をとることだ．正確な診断をつけても，時期を逸しては何にもならない．

　出血を見つけるためにはFASTを行う．腹膜炎の腹部症状は必ずしも受傷早期に腹痛が出るわけではなく，遅れて出るものが多いので注意が必要だ．また意識障害患者や，中毒患者，老人，小児などでは腹部の理学的所見に乏しい傾向があるため，念頭に置いておく必要がある．

　もちろん大量腹腔内出血と腹膜炎は手術適応である．

受傷機転から推測すべき9カ条

　腹部外傷にあっては，迅速な判断と対処が重要だ．成否を決めると言っても過言ではない．外傷では何よりも多くの患者を経験することが重要であるが，オーベンの経験を学ぶことも近道だ．オーベンのつもりで筆者の経験を9カ条にまとめたので，機敏で無駄のな

いアプローチをすることを心がけていただきたい．

第1条　急速減速性外傷で肝臓，脾臓，腎臓，心臓，大動脈損傷を疑う．
第2条　不適切なシートベルトの着用で，腸管損傷による腹膜炎，腸間膜損傷による腹腔内出血を疑う．
第3条　腹部を挟んで上下に外傷があるときは，腹部外傷を疑う．
第4条　鈍的外傷では肝臓，脾臓，腎臓の順．胃はまれ．
第5条　腹部刺傷は小腸，肝臓，大腸の順．ナイフは手術中に抜く．
第6条　膵十二指腸損傷は多発外傷例と相関．ハンドル外傷に多い．
第7条　大腸損傷は骨盤骨折に合併することが多い．
第8条　左下位肋骨骨折で，脾臓，左腎臓損傷を疑う．右下位肋骨骨折では肝臓，右腎臓損傷を疑う．
第9条　鈍的肝損傷の死亡は術後48時間以内にみられ，ショックと低体温，アシドーシス，凝固異常が原因．

観察，検査と診断のポイント

　以上のような要点を踏まえて，Primary survey, Secondary survey へと進む．Primary survey では何にも優先して出血性ショック，すなわち三大出血源（胸，腹，骨盤）の検索を身体所見と FAST と胸部骨盤ポータブル X 線で行うことが重要だ．Secondary survey では病歴と身体所見で診察するが，ここでも再度 FAST を行うことを忘れてはいけない．CT は有用な検査法であるが，CT のために開腹手術などの時期を逸することのないようにしなければならない[1]．

開腹手術・TAE など

　以下，腹腔内出血の止血手術や，TAE，あるいはダメージコントロールなどへと進むが，これらについては次の症例を疑似体験していただきたい．医学論文の症例報告ではなく，臨場感が伝わるように時系列で記載した．

腹部外傷の「劇的救命」症例

患者：2歳，女児．僻地で受傷．

1. ER から OR につなげ

〈ドクターヘリ〉

　2歳女児が道路で転んだ．普通なら，母親がすぐに抱き上げる．しかし，母親の反応より早くトラックが女児の上を通過してしまった．頭，顔，胸，腹部をタイヤが通過した．女児は泣き声を上げる暇もなかった．タイヤが通過した後の女児は全く動かなかった．当院救命救急センターではドクターヘリ出動のパトライトが点滅した．4分後ドクターヘリは離陸し，北の空に消えた．

　40分後女児を乗せたドクターヘリが，当院ヘリポートに着陸した．女児はすぐにERへ向かった．私は移動しながら第一印象を診る．Sick，声が出ない，眼が開かない．動きがない．ヘリコプター内からの情報より悪化している．吉村医師は「挿管準備だ．GCS 4点．」叫びながらERに先回りをした．

〈ER〉

　ERへ女児は着いた．先回りしていた吉村医師はすかさず，4 mmチューブを気管挿管する．チューブの位置確認後，いったん人工呼吸を止めて，すぐに呼吸状態を観察する．呼吸数は40回．胸郭は両側上がる．橈骨動脈は弱い早い，冷や汗あり．再び，人工呼吸を始めた．ただし回数は8回/分に抑えた．ショック状態で陽圧呼吸数が増えると，venous returnが減り心停止する．ショック＋意識障害でもし頭部外傷なら，二次性脳損傷になるので早く血圧を正常化しなければならない[2]．呼吸音を聴診器で聴くと右肺呼吸音がおかしい．肺挫傷を疑う．こんなときは，気管挿管後の陽圧換気で，緊張性気胸になりやすい．要注意だがPitfallを知っていれば怖くない．胸部，骨盤X線撮影をする．軽米医師がFASTをする．「腹部出血あり」「あっ，現場と違う」フライトドクターの河野医師．輸液は現場から開始されていた．自動血圧計は測定不能だった．丸橋医師が橈骨動脈に留置針を入れた．観血的動脈圧測定を開始し，同時に動脈血ガス分析を行う．初診時のアシドーシスの度合いが出血性ショックの重症度を表す[3]．血圧値が出た．sBP 70 mmHgだ．幼児は大人より血圧が低く正常で90 mmHgくらい．この女児は間違いなくショックだ．外傷ショックの90%以上は出血性ショックだ．

　気道，呼吸，循環の評価の次は中枢神経．意識は挿管前にGCS 4点．瞳孔は正常．手足は現場で動いていた．

〈Non responder〉（図1）

　輸液に血圧が反応しない．もう一度FASTをする．「腹腔内出血増量」軽米医師．Non responderの腹腔内出血で，頭部外傷合併だ．開腹止血手術の適応だ．O型Rh（+）緊急輸血を開始する．Rh（-）の女性にRh（+）を輸血すると，その場では何も起こらないが，将来妊娠した場合に流産する．そのことは承知のうえで，血液型判定結果が出る前に，輸血を開始する．「手術室用意．15分後開始だ．」私は宣言した．「頭部外傷合併です」丸橋医師が私を見つめる．女児はER入室後どんどん状態が悪化している．輸血は加温装置「レベル1」（本書p.65参照）で急速に開始されていたが，顔色が悪い．頭部外傷合併なのに頭部CT検査ができていない状況だった．丸橋医師は，頭部外傷合併しているので，先

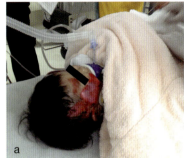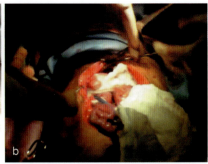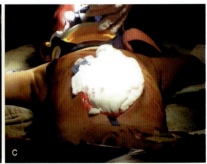

図1 初回救急室開腹手術
a：ER で気管挿管．b：続いて開腹手術で肝臓を左右からガーゼで挟み込む肝周囲ガーゼパッキング．
c：Open abdomen management.

に頭部 CT 撮りましょうと主張しているのではない．頭部外傷を合併しているので，二次性脳損傷[※1] を防ぐためにも，すぐに循環を上げるべく開腹しましょうと訴えているのだ．

「よし，ここで開く」私は救急室開腹を宣言した．吉岡医師が小さな女児の頸部・胸部・腹部・大腿を消毒し圧布を掛けた．「開胸セット，開腹セット，気管切開セット用意，室温上げて[※2]，吸引は2ルート」私はみんなに宣言する．気管切開セットには小さな鉗子が入っている．小児の手術には都合がいい．気管切開をここでするわけではない．

両親が ER に入った．「腹部出血，頭部外傷，肺外傷で重症です．命がかかっています．CT 検査もできていません[※3]．今から，ここで手術をします．必ず救いますから．これまでも，このくらいの怪我の子どもを何度も救ってきましたから．手術時間は30分以内[※4]です．」私はまだ若い夫婦の眼をしっかり見た．そして振り返り交通外傷用の ER2 ベッドへ数歩進んだ．

※1 低酸素と低血圧で引き起こされる．軟部組織損傷と炎症に伴う tissue factor が急性肺損傷を引き起こす．肺からメディエーターが放出され脳損傷をさらに悪化させる．
※2 死の三徴＝低体温，アシドーシス，凝固障害
※3 腹部外傷の Non responder はＣＴとらずに開腹止血術が基本．
※4 開腹に伴う体温低下が著しく，蘇生的手術の手術時間は 60〜90 分までに終了しなければならない．

〈救急室緊急開腹〉

眼の前の女児の予測生存率は低いだろう．だけど，凝固障害と低体温が出る前に止血できれば勝利を呼び込める．無影灯の下で，私はメスを走らせた．臍上 10 cm，臍下 5 cm の大開腹だ．メスは深く走らせ，腹膜手前まで一気に切る．電気メスを使ってゆっくり切るのとは違う．最近の外科医はメスのみで開腹する方法を経験することは少ない．麻酔係の吉村医師が開腹直後の心停止に備える．耳で脈拍の速さを聞きながら私は手を動かす．ペアン鉗子を腹部の正中に突き刺す．そして先を開く．先を大きく開くのがコツだ．小さいと出血が噴水のように吹き出て視野がとれない．黒い血が吹き出た．左の示指，中指を腹部に入れて，持ち上げる．その間をクーパー剪刀（ハサミ）で一気に頭側に切り開く．血

の海の中に私は右手を入れた．「血圧30です」吉村医師の声が上ずっていた．観血的動脈圧測定カテーテルがここで威力を発揮する．ショック時の血圧測定は，マンシェットに頼るのは危険だ．この子どものパターンは以前も経験している．迷走神経反射と出血性ショックの合わせ技だ．アドレナリン投与と大動脈クランプで乗り切る．

〈大動脈クランプ〉

　大人なら，左開胸大動脈クランプあるいは，鼠径部からIABO（本書「REBOA」p.184〜参照）ができる．だが，小児では簡単ではない．逆に，小児では開腹創から大動脈クランプが容易だ．肝臓の外側区と胃小弯の間で脊柱の左に大動脈が走る．肝臓外側区を少し頭側に押し上げるようにして，右示指と中指の2本を脊柱に進める．その2cm左に軟らかい大動脈を感じる．そこを脊柱に強く押し付ける．これだけで大動脈遮断できる．「大動脈クランプ開始」私は宣言し時計を見た．手術開始後2分経過していた．「キャッチアップして」私は麻酔係に声をかけた．

　救急医は，麻酔係が頭側に2人，レベル1担当で左に1人，外回りに2人，そして手術野に4人と分担していた．

　濱舘医師は，私の声に反応する「O型輸血入れています．レベルワンで入れています．体温低下ありません．」「収縮期血圧90mmHgまで待つよ．腹部出血は大動脈クランプでコントロールできているよ．キャッチアップを待つよ．頭部外傷のためにも．」と私．レベル1とは急速加温輸血装置のこと．米国level one外傷センターの名前に由来する．

　私の右手は女児の小さな腹に入れっぱなし．吉岡医師は，私に代わって臍から尾側の開腹を行ってくれた．吸引器を腹部に入れる．出血の勢いから肝損傷か脾損傷に違いない．頻度からも予測できる．吉岡医師に肝円索を切離してもらう．肝円索がそのままでは，引っ張られたときに肝臓損傷が大きくなるからだ．

　丸橋医師に右腹壁を外側へ引っ張ってもらう．私は，フリーになっていた左手を肝臓の右に入れた．まだ右手は大動脈を押さえ続けている．「肝臓右葉砕けている．大きいよ．出血源は肝臓だ．」私は肝臓の右側に左手で圧迫タオルを入れた．次に吉岡医師が左腹壁を天井側に引っ張り上げる．私の右手は大動脈クランプ継続中．脾臓を見ようとしたが視野が悪い．私の大きな右手が邪魔だった．ブラインドでタオルを脾臓周囲に入れた．続けて両側の結腸外側にタオルを入れた．これで，腹部4ヶ所パッキングは終了だ．腹部外傷手術の基本の4ヶ所パッキング法だ[4]．「ショック遷延，頭部外傷合併[※5]，アシドーシスよりダメージコントロール手術にします．」私は宣言した．

　手術時間が5分経過した．「血圧90」濱舘医師．たった5分だ．5分で見事血圧が上がった．これが必ず頭部外傷にいい効果をもたらす．みんながそう思った．あのまま救急室にいて，手術室への移動を待機していたのでは，いまだショック遷延だろう．

　「大動脈クランプを開放するよ．すぐにサテンスキー鉗子ちょうだい．」私は，右手を腹部から抜いた．ナースは，赤く染まった私の右手の平に，サテンスキー動脈鉗子を渡してくれた．

　「下がります，血圧70です」吉村医師．だが先ほどと違い脈拍が落ちない．私は，小指

ほどの胆嚢の背中側を左示指と親指で探った．肝動脈と門脈が流れる肝十二指腸靭帯を探すのだ．大人と違って張りが弱く軟らかい．そこに，サテンスキー鉗子を入れて，肝動脈と門脈を一括クランプする．「肝十二指腸靭帯をクランプします．プリングル完了．」「まだ下がります．血圧60です．」濱舘医師．「大丈夫，少し待てば上がる．勝負は輸血量だ．」

今度は，肝臓右側に入れたタオルを左手で押さえた．損傷肝臓を直接押さえる．右手は肝臓内側区にあてがい，割れている肝臓を両手で挟み込む．そして動かさない[5]．血圧を上げるのが手術の目的．繰り返すが，頭部外傷のためには低血圧はまずい．プリングルと肝臓圧迫で血圧は1分後に上がった．循環が回復したので次に移る．

※5 頭部と腹部の合併損傷では両方手術することは少ない．開腹手術単独が圧倒的に多く，開頭術が必要なことは少ない．

〈優先順位は①止血，②損傷部の確認〉

「損傷の確認するよ．脾臓よし，腸間膜よし，次は核心部の肝臓だ．」出血部から遠い部位からタオルを外す．ここで，肝臓を横隔膜から持ち上げて，損傷部を眼で確認しようとすると出血が大きくなるものだ．また，止血しかかっている損傷部に，針糸で縫合すると再び出る．しかし，いつまでも，肝門部クランプ・プリングル[※6]を続けるわけにもいかない．

「肝臓周囲パッキングするよ．術後は頭部CT撮影だ．頭部外傷手術の必要の判断と実行が次の優先順位だ．そしてその次は血管造影室へ移動し肝臓のTAE．頭の手術の有無に関わらず肝臓のTAEはするよ．血管造影室を暖めておいて，準備始めてください．」

肝臓の右葉が破裂している．破裂が小さくなるようにタオルを2方向から入れる．肝臓右の外側表面にタオルを入れた．次に肝臓左からタオルを右方向に力が加わるように入れた．止血ができたことを確認してプリングルを外した．sBP 100 mmHg．皮膚のみをベースボール縫合ですばやく合わせた．女児の顔色はピンクだった．体温低下はない．命を決める手術時間はわずか17分．ベースボール縫合とは，内外内外と連続で針糸を進めることで，創が内反する．縫合の隙間から滲出液が漏れない．出来上がりが野球の硬球の赤い糸のように見える．

※6 プリングル法が長時間必要なときは，20分間遮断，5分間解除を繰り返す．

〈CT & TAE〉

劇的救命チームはCT室へ移動した．「脳外科医師をCT室に待機してもらって．それからCT室も室温やや高めにして．」と私．濱舘医師が脳外科医師に電話した．

「輸血3単位です，凍結血漿は4単位です」吉村医師が報告してくれた．「体重は13 kg．7％が血液量とすれば，900 mLがこの子の血液量だ．輸血量3単位600 mLといえば，全血液の60％以上だ．成人であれば3 Lに相当する．大量出血時には凍結血漿を凝固因子として，赤血球と1対1で入れる．それから，60％以上の出血時は血小板輸血を考慮する．80％以上になれば血小板輸血は必須．血小板輸血はもう準備してくれ．この先まだまだ出血するよ．」

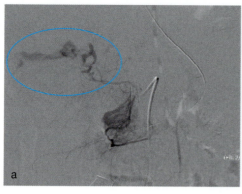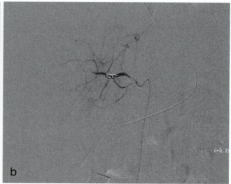

図2　TAE
術後血管造影室へ入室し，腹部血管造影を開始した．
a：右肝動脈末梢から血管外漏出像あり．
b：コイル2本使用して塞栓し止血された．

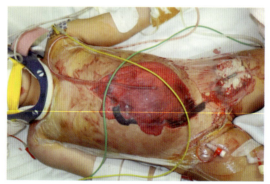

図3　ICUで集中治療を開始
Open abdomen management状態．

　私は，ERで待機中の両親に経過を説明するためにみんなと別方向に進んだ．「助けましたよ．ただしこれから頭のCTです．その結果で頭の手術になります．」
　CT台に女児は寝ていた．「pan-scan CT（本書p. 130〜参照）撮影しますよ」軽米医師が技師に説明していた．私はCT室のモニターで脳を見た．「よし，手術適応なし．このままで行ける．肺挫傷ひどいけど．丸橋先生，血管造影に取り掛かって．」丸橋医師は走り去った．出血性ショックの肝臓破裂は，ダメージコントロール手術とTAEがコンビネーション．2つで救命することが鉄則[6]．
　数回のカテーテル操作でシェファードフックを腹腔動脈に入れることができた．そこで造影剤をカテーテルに流す．「えっ，右肝動脈から出血あり」丸橋医師．「脈が速くなりました．変です」吉村医師．丸橋医師はマイクロカテーテルをさらに使う．
　輸血量が循環血液量を超えた頃，マイクロカテーテルから塞栓できた（図2）．「脈拍落ち着きました」吉村医師．

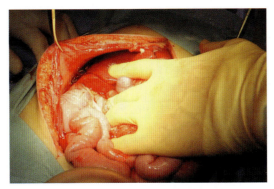

図4　Planned reoperation
第2病日 止血を確認．タオル除去．閉腹術施行．

〈ICU〉（図3）

　女児は救命救急センターへ移動する．「初回CTから3時間後※7に，もう一度頭部repeat CT．悪化していないことを見る．」私．

　フライトスーツを着ていた河野医師がそばにいた．「現場じゃ，腹腔内出血わかりませんでした．超音波は異常なかったんです．ただし，顔色が悪く，頭部外傷だけにしてはおかしいと思ったんです．」「その勘，当たったね．外傷は経験だ．」私．

　気道，呼吸，循環，意識，体温が良ければ，次に感染（Infection）と虚血（Ischemia）を気にする．今後はまさにdouble Iが優先となる．ABCDE & double Iだ．

※7 推奨される時間は決まっていない．

〈劇的救命〉（図4）

　予定どおり翌日，2回目の開腹手術をする．planned reoperationという．肝臓を圧迫している止血タオルを抜く．うまく止血完了していた．腹部の創を縫合閉鎖できた．肺挫傷を治す※8のに，人工呼吸で10日を要した．

　パソコンで判明したTRISS法での計算式（本書p.230〜参照）では，予測生存率34.5％．劇的救命だ．

※8 軟部組織損傷と炎症に伴うtissue factorが最大の微小血管床を持つ肺を攻撃し，急性肺損傷を引き起こす．これらの因子に出血性ショック，低体温，凝固障害を加えた4因子をfour pathophysiological cycles of blunt polytraumaと呼ぶ[7]．

まとめ

　腹部外傷は，出血性ショックの主原因となる．緊急輸血，開腹止血術，TAEで救命する．

文献

1) 大友康裕：腹部外傷手術．一般定時手術との違い，開腹時の critical decision．手術 2009；63：277-284
2) 箕輪良行，今　明秀，林　寛之 編集：Primary-care Trauma Life Support—元気になる外傷ケア．シービーアール，東京，2012
3) 日本外傷学会，日本救急医学会：外傷初期診療ガイドライン JATEC 改訂第 4 版．へるす出版，東京，2012
4) Jcob LM, Gross R, Luk S：Advanced trauma operative management．Cine-Med Inc, 2004
5) 金子直之：ダメージコントロールのパッキングの仕方．ダメージコントロールサージェリー．診断と治療社，東京，2013，pp.33-40
6) Kushimoto S, Arai M, Aiboshi J et al：The role of interventional radiology in patients requiring damage control laparotomy. *J Trauma* 2003；54：171-176
7) Pape HC, Tzioupis CC, Giannous PV et al：The four pathophysiological cycles of blunt polytrauma. Damage control management in the Polytrauma Patient. Springer, New York, 2010, pp.88-94

今　明秀 | こん　あきひで

1983 年自治医科大学卒業．青森県立中央病院で研修．青森県で地域医療に従事した後，日本医科大学救命救急センター，川口市立医療センター救命救急センターなどを経て現職．日本救急医学会指導医・専門医，日本外科学会指導医・専門医，日本消化器外科学会認定医，日本外傷学会専門医，米国外科学会外傷手術インストラクター．日本外傷学会理事．

MEMO

C 骨盤
「急性期から機能再建を考えよ」

岸本　正文　大阪府立中河内救命救急センター
Masafumi Kishimoto

> **Key Note**
> - 骨盤輪損傷と寛骨臼骨折が鑑別できるようになろう．
> - 治療の急性期から機能再建の方法を考えよう．
> - 急性期の治療は施設ごとにプロトコールを作成しよう．

はじめに

　骨盤外傷は生命予後および機能予後に重大な影響を及ぼす重篤な外傷である．治療の選択を誤ると，防ぎ得た外傷死（Preventable Trauma Death）や防ぎ得た外傷後遺障害（Preventable Trauma Disability）という最悪の結果につながることになる．ここでは骨盤外傷に対する治療上の注意点について述べる．

1. 骨盤外傷の特徴

　骨盤外傷は合併症の多い骨折であり，合併症の治療にスポットライトが当てられることが多いが，骨盤は体幹と下肢とを連結させる重要な機能を有しており，良好な機能予後を得るためには，安定した骨盤の再建が必要である．また，股関節に骨折が及ぶ寛骨臼骨折は関節内骨折であり，整復状態が不良であると将来不可逆的な関節症変化をきたし重大な機能障害を残すことになるので，注意が必要である．

　骨盤外傷の合併症の中で最も重要なのは出血であり，初期診療における最大の山場は出血のコントロールである．骨盤は体の中で最大の骨で，骨内には豊富な血流が存在するため，骨折に伴う出血量は多い．また周囲には主要な血管が走行しており，骨折と同時に損傷し大出血を引き起こすことがある．骨盤内には後腹膜腔の一部である骨盤腔というdead spaceが存在し，出血に伴うタンポナーデ効果は得にくい．以上のような解剖学的特徴を有していることが出血の原因であり，迅速な対応が望まれる．

　他の合併症としては，尿道・膀胱損傷，直腸損傷があり，初期診療時に見逃すと重大な機能障害を引き起こすだけでなく，感染から致死的となることもあるので注意が必要である．

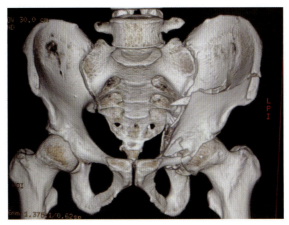

図1　左寛骨臼骨折

　骨盤に損傷を生じるためには大きな外力を必要とする．骨盤単独に力が作用して生じることもあるが，同時に他の部位にも外力が加わることが多く，多発外傷の一環としての発生頻度が高い．多発外傷における骨盤外傷は，骨盤単独外傷より治療戦略を立てるのが難解となる．診断や治療開始の遅れが致死的な状態を引き起こすことがあり，系統立ったアプローチが必要である．医療の現場では，複数科の医師による究極のチーム医療の実践が求められる．

2. 骨盤輪損傷と寛骨臼骨折の違い

　骨盤外傷は骨盤輪損傷と寛骨臼骨折に大別される．両者は骨盤への外力の加わり方で分類されており，骨盤輪損傷は環状構造の骨盤に外力が加わった結果生じたもの，寛骨臼骨折は大腿骨頭から股関節方向への外力が加わった結果生じたものである，と定義されている．骨盤輪損傷には骨組織の損傷である骨折だけでなく，仙腸関節脱臼や恥骨結合離解などの靭帯成分の破綻も含まれる．

　診断には3DCT像が最も有用であるが，画像のみの診断では両者の鑑別が困難な症例を経験することがある．また両者の合併例も存在する．寛骨臼骨折では，骨折線が寛骨臼に集まっているのが特徴である（図1）．

　骨盤輪損傷では寛骨臼骨折に比べて循環動態に異常をきたす大量の出血を生じる頻度が高いので，両者の鑑別は重要である．

　また，寛骨臼骨折だからといって出血のリスクがないわけではなく，骨盤に骨折が生じていることには変わりはないので，症例によっては止血処置が必要となる．

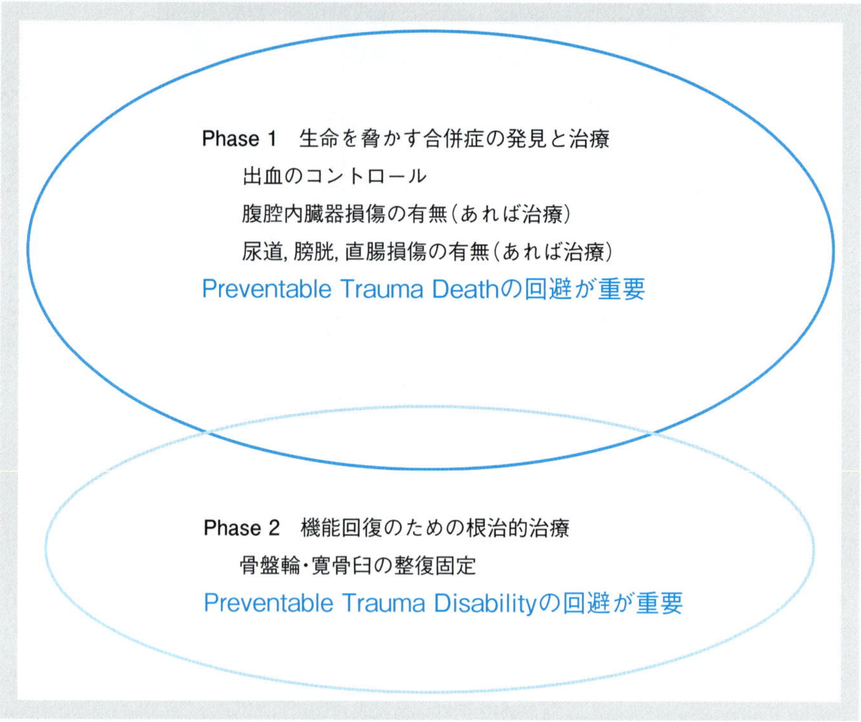

```
┌─────────────────────────────────────────────────┐
│                                                 │
│        Phase 1  生命を脅かす合併症の発見と治療      │
│            出血のコントロール                     │
│            腹腔内臓器損傷の有無（あれば治療）      │
│            尿道, 膀胱, 直腸損傷の有無（あれば治療）│
│          Preventable Trauma Deathの回避が重要    │
│                                                 │
│                                                 │
│        Phase 2  機能回復のための根治的治療        │
│            骨盤輪・寛骨臼の整復固定               │
│          Preventable Trauma Disabilityの回避が重要│
│                                                 │
└─────────────────────────────────────────────────┘

図2　治療の2つのphase

## 3. 治療の2つのPhase（図2）

　骨盤外傷の治療には2つのphase（段階）がある．phase 1は生命を脅かす合併症の発見と治療であり，出血のコントロールが主たるもので，救急医・放射線科医・整形外科医が担当する．その段階では防ぎ得た外傷死（Preventable Trauma Death）の回避が要点となる．phase 2は機能回復のための根治的治療であり，骨盤輪・寛骨臼の整復固定術が該当し，整形外科医が担当する．その段階では防ぎ得た外傷後遺障害（Preventable Trauma Disability）の回避が重要である．

　重要なのはphase 1とphase 2に重なる部分があることであり，phase 1の段階から機能再建のことも考慮して治療を進めるべきである．例えば，phase 1で創外固定を使用する際は，内固定を行うときのアプローチ法も考慮し，ピン刺入部と方向を決定する．創外固定のピン刺入部感染のため，内固定ができないといった事態を招いてはならない．

## 4. 急性期治療

　前述したとおり，骨盤外傷に対する急性期治療の肝は出血のコントロールである．骨盤損傷に起因する出血は，骨折部からの出血，静脈性，動脈性出血に分けられ，それぞれの出血源に対応する止血法を選択する必要がある．TAE，骨盤パッキング，簡易固定法，創
```

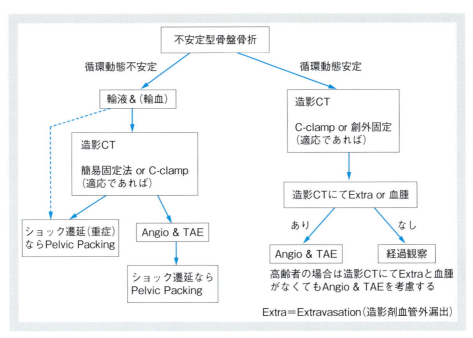

図3 不安定型骨盤骨折の治療

外固定など種々の方法があるが，各施設により治療の可否や治療が開始できるまでの時間が異なるため，どの方法が最良かを決めることは困難である．

重篤な症例では大動脈遮断バルーン（IABO）カテーテルを挿入し，一時的に血流の遮断を行わなければならないこともある．迅速かつ確実な手技が求められるので，普段からその使用方法に習熟しておかなければならない．

参考に自施設での不安定型骨盤骨折に対する出血コントロールのフローチャートを図3に示す．施設ごとまた症例ごとに治療戦略を立てるべきである．

高齢者では軽微な骨折であっても大量の出血をきたし，ショックに陥ることがある．骨折型だけでは出血の程度の予測は困難であるので，注意深い経過観察が必要である．

5. 手術適応

(1) 骨盤輪損傷

骨盤輪損傷には骨折である寛骨・仙骨骨折と，骨折以外の仙腸関節脱臼・恥骨結合離解がある．あえて骨盤骨折と言わないのは骨折以外も含んでいるからである．治療方針は骨盤輪の不安定性の程度により決定する．後方要素の安定化が最も機能予後に影響するため，後方に不安定性が存在するなら，積極的に内固定を行うべきである．基本的には，安定型に対する固定は必要とせず，部分不安定型，完全不安定型に対しては何らかの固定が必要となる．内固定の方法には仙腸関節スクリュー，各種プレート，腰椎との連結など種々の方法が行われているが，症例ごとに慎重に適応を決める．部分不安定型では創外固

定単独での治療が可能なこともある．

　手術の時期に関しては，凝固線溶系が回復傾向となり全身状態が安定した受傷後5日目以降に行うのが一般的である．

(2) 寛骨臼骨折

　関節内骨折であり，関節面の正確な整復のため手術適応となることが多い．術前に画像を十分に検討して，アプローチ・整復・固定方法を決定する．骨盤の模型に実際の骨折線を描いて検討すると，理解が得やすい．関節面の不十分な整復は，将来変形性股関節症となることがあり，最悪の場合は人工関節置換術の適応となるので注意が必要である．

6. 後療法について

　損傷形態と安定性の強度により後療法を決定する．無用の長期間の安静臥床は避けなければならない．受傷早期の体位変換は，可能な限り許容する．創外固定は体位変換を容易にする意味でも重要である．手術を行った症例の後療法の目安は，術後1週で車椅子移動開始，術後3週から部分荷重歩行開始である．損傷部位が片側であれば術後2週から免荷歩行を開始してもよい．全荷重の時期は，荷重時の疼痛と画像により決定する．全身状態が不良など，やむを得ず保存療法を行った場合の離床は，CT画像上の仮骨の出現を目安とする．

7. 静脈血栓塞栓症（VTE）予防

　骨盤外傷はVTEの高リスク因子である．しかし，日本整形外科学会ガイドラインでは，安全で効果的な予防法を指摘できない，とされている．術前に使用可能なのは未分画ヘパリンまたは下肢間欠的空気圧迫法，もしくは両者の併用である．術後は未分画ヘパリンに加えて合成Xa因子阻害薬であるフォンダパリヌクスが使用可能であるが，皮下注射時の半減期が14〜17時間と長く，拮抗薬がないなどの特徴がある．骨盤外傷時のVTE予防の主たるものは薬物療法であるが，出血との兼ね合いを十分に考え慎重に投与すべきである．

8. 症例提示

患者：40歳代，男性．

　自転車とトラックの事故により受傷．初診時ショックバイタルであったが，輸液に反応．画像検査にて骨盤輪損傷と右寛骨臼骨折を認めた（図4）．両側仙腸関節の亜脱臼に加えて，右寛骨臼前壁骨折がみられる．

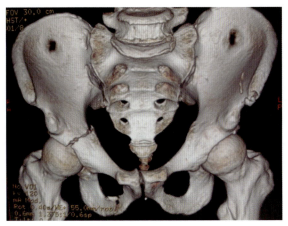

図4　症例：初診時3DCT

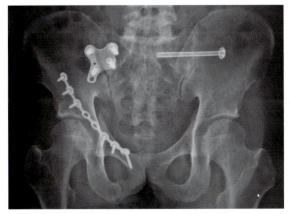

図5　症例：手術後X線

　受傷後6日目に観血的手術を行った．まず右寛骨臼骨折に対して前方よりプレートにて固定．右仙腸関節亜脱臼は仙腸関節プレート，左仙腸関節脱臼は仙腸関節スクリューにより固定した（図5）．

　術後3週より部分荷重歩行を開始．疼痛がないため術後4週より全荷重歩行を許可し，直後に退院となる．

おわりに

　骨盤外傷は生命を脅かす重大な外傷である．救命目的の急性期治療に加えて，機能予後改善のための根治的治療も重要であり，複数科の医師による究極のチーム医療が必要であると考える．

文献

1) 日本外傷学会・日本救急医学会　監修，外傷初期ガイドライン改訂第4版編集委員会　編集：外傷初期診療ガイドラインJATEC．改訂第4版．へるす出版，東京，2012
2) 日本外傷学会　監修，日本外傷学会外傷専門診療ガイドライン編集委員会　編集：外傷専門診療ガイドラインJETEC．へるす出版，東京，2014
3) 日本整形外科学会：静脈血栓塞栓症予防ガイドライン．南江堂，東京，2008

岸本　正文　きしもと　まさふみ

1989年香川医科（現香川）大学卒業．大阪市立大学医学部附属病院初期研修．1993年豊昌会林病院整形外科．1999年より大阪府立中河内救命救急センター，2009年同副所長．日本整形外科学会専門医，日本救急医学会専門医，JATECインストラクター，日本DMAT隊員．

外傷診療 mnemonics ②

頸椎X線写真読影のきも・・・
まずC（spine）は7個

語呂の考案：今　明秀　先生　八戸市立市民病院 救命救急センター
文：有嶋拓郎　鹿児島大学大学院 救急・集中治療医学分野

[解説]　頸椎の外傷では下位頸椎の損傷が約40%あります．このため頸椎X線写真を撮影した時には下位頸椎が描出されていることが必要となります．頸椎が7個写っていることを確認してから読影を開始します．ちょうど胸部X線写真でcost-phrenic angleが描出されているかとか，骨盤X線写真で腸骨稜や坐骨が描出されているかを確認するようなものです．数え方も「1,2,3・・・7」の代わりに「ま・つ・し・ま・な・な・こ（7文字）」と数えるとトレンディかもしれません．

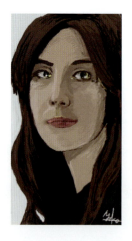

D 脊椎
「脊髄損傷治療の新展開」

井口 浩一　埼玉医科大学総合医療センター 高度救命救急センター
Koichi Inokuchi

> **Key Note**
> - 非骨傷性頸髄損傷と SCIWORA とは異なる．
> - バックボードと硬性頸椎カラーによる頸椎保護は，有害な場合もある．
> - 頸椎脱臼は可及的速やかに整復するべきである．
> - ステロイド大量療法はもはや行うべきではない．

はじめに

　外傷初期診療において，頸椎保護の重要性は誰でも認識していると思われる．しかし，頸椎保護が患者の麻痺を悪化させる可能性があると認識している医師はどれほどいるであろうか．この点については後述（4. 診断：非骨傷性頸髄損傷 vs 中心性頸髄損傷）するが，外傷初期診療で脊椎・脊髄に関する疑問点や曖昧にしている点は数多くあると思われる．本稿では，脊椎・脊髄損傷の初期診療に関する理解を深めるために，論点を9つに絞って解説する．

1. 頸椎損傷の評価：頸椎単純X線 vs 頸椎CT

　頸椎損傷評価基準のひとつとして，NEXUS（National Emergency X-radiography Utilization Study）がある．5項目（①頸椎後方正中部の圧痛なし，②意識障害なし，③鎮痛薬・鎮静薬・アルコールなどの摂取なし，④神経所見の異常なし，⑤頸椎損傷の痛みをマスクするような他部位の激痛なし）を調べ，すべて満たせばX線撮影不要と考えるルールである．このルールは無駄なX線被曝を避けることが目的で，見逃しても治療方針が変わらない骨折（棘突起骨折など）の診断は軽視しており，日本の医療現場で流用すると，骨折見逃し問題が生じる可能性がある．原則として項部痛や項部違和感，あるいは症状がなくても頸部に衝撃が加わるような受傷機転であれば，画像検査を行うべきである．特に日本はCT，MRIの撮影が異常に多く，その理由のひとつとして，交通事故の傷害保険の関

係で，些細な骨折を含む正確な診断および診断根拠が要求されることが挙げられる．

実際のERの現場で悩む，単純X線を撮るかCTを撮るかの選択は，主に重症度によって決められる．大雑把に言えば，外来受診のみで帰宅可能であれば単純X線，入院加療を要する場合はCTが望ましい．CTの性能により事情が異なるが，MPRと呼ばれる画像の再構成が可能であれば，CT撮影後単純X線で新たな情報が得られるものではないため，どちらか一方の撮影でよい．ただし単純X線を撮影したものの，下位頸椎が肩に隠れて見えない場合や，骨折・脱臼が疑われた場合は，状況に応じて緊急CTを追加するべきである．疑わしいまま自宅に帰して，あとで頸椎脱臼が判明すると，タイヘン厄介である．

2. 脊髄損傷の重症度評価：Frankel vs ASIA

脊髄損傷の重症度を評価する手段として，Frankel分類は有名である．

A：complete　完全麻痺

B：motor complete, sensory only　運動完全麻痺，知覚不全麻痺

C：motor useless　運動不全麻痺　有用でない

D：motor useful　運動不全麻痺　有用である

E：normal　正常

とてもシンプルであるが，実際患者の評価に使用すると，非常に曖昧で，悩むことが多い．例えば，まだらにmotorやsensoryが残存している場合の分類をどう評価するか，CとDの境界をどのように決めるかなどである．また，良く言えばシンプルであるが，悪く言えば大雑把すぎるのが欠点で，例えばFrankel Cのなかでも，良いCと悪いCの差が非常に大きい．

1人の患者の臨床経過を評価する際，CからDに変わることはきわめて重大な改善であるが，その評価基準が曖昧なため，客観性に欠け，評価そのものの信頼性が損なわれてしまう．また，明らかな改善があっても，評価はCのまま変わらなければ，実際は改善しているのに不変と評価されてしまう．

Frankel分類の欠点を補うため，2002年に作られた分類がAmerican Spinal Injury Association（ASIA）の神経学的分類法である．この分類が，現在脊髄損傷に対する国際標準の評価方法である（図1）．この分類では，徒手筋力テストを行う筋肉（key muscle）と，知覚テストで検査する部位（key sensory point）を定めているのが特徴である．Motor scoreを合計することにより，麻痺が定量化されるのが最大のメリットで，またFrankel分類に相当するASIA impairment scale（AIS）を用いることにより，客観性・信頼性のあるシンプルな評価が可能になった．

A：complete

B：sensory incomplete

C：motor incomplete

D：motor incomplete

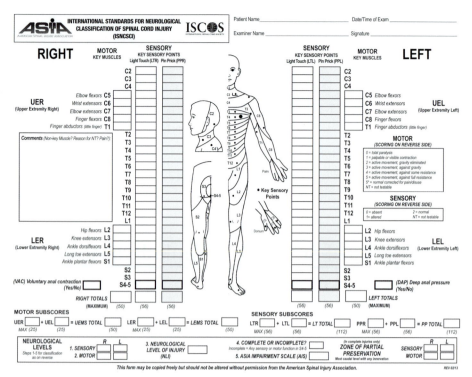

図1 脊髄損傷のASIA分類（International Standards for Neurological Classification of Spinal Cord Injury）

（ASIA web site（http://www.asia-spinalinjury.org/）より転載）

E：normal

　このASIAの表はweb上で自由にコピーできるので，脊髄損傷の初療にあたる医師は必ず，この表にある20カ所のkey muscleのmotor scoreだけでも記載するべきである．

3. 診断：頸髄損傷 vs 頸部脊髄症

　頸髄損傷は外傷であり，頸部脊髄症は疾患または病気であり，外傷ではない．共通点として下肢の深部腱反射亢進などの下肢症状を伴う点が挙げられる．下肢症状を伴わない場合は，外傷の診断名は頸椎捻挫であり，疾患の診断名は頸部神経根症である．

　頸髄損傷は必ず下肢症状を伴っている．下肢の運動麻痺があればわかりやすいが，運動麻痺がほとんどない場合は診断が難しい．痺れなどの知覚異常と深部腱反射亢進があれば下肢症状と診断できるが，受傷早期に腱反射は必ずしも亢進していないため，難しいのである．頸部脊髄症との違いは，明らかな外傷があり，その時点で麻痺が新規に生じたか，または劇的な悪化を呈する点である．不全麻痺であれば時間の経過とともに麻痺が改善することが多いため，初期治療の神経所見を記録することが重要である．また，MRIで脊髄内にT2強調像で高輝度変化を示す病変がみられる．輝度変化を示す病変がない場合は，下肢症状は短時間のうちに消褪するため，脊髄震盪と診断する．また，頸椎捻挫に過換気

症候群などの修飾因子が加わると，四肢すべての痺れが生じる場合があるため，このような状態との鑑別も必要である．

　頸部脊髄症は必ず下肢症状を伴い，深部腱反射は亢進している．頸椎症，椎間板ヘルニア，後縦靭帯骨化症などの脊柱管を狭窄する病変により脊髄が圧迫され，下肢症状が生じる病態である．頸髄損傷と混同されやすいのは，脊髄症の急性増悪である．明らかな外傷がない場合や，徐々に悪化が進行する場合は急性増悪であり，外傷と同時に悪化した場合は病気の進行ではなく，外傷であるため，診断は頸髄損傷となる．例えば，後縦靭帯骨化症による脊髄症状が軽度みられる人が，酔っぱらった後に気がついたら不全麻痺が生じていた場合，頭部・顔面に打撲痕や擦過創があれば頸髄損傷と診断し，寝ていた格好が悪かっただけであれば，明らかな外傷とは言えないため，脊髄症急性増悪と診断する．

4. 診断：非骨傷性頸髄損傷 vs 中心性頸髄損傷

　非骨傷性頸髄損傷の多くが中心性頸髄損傷の麻痺パターンを示すことが多いため，混同されているが，全く異なる意味である．

　非骨傷性頸髄損傷は日本独特の用語であり，英語論文では相当する key word がないため，中心性頸髄損傷＝central cord syndrome との混同に拍車がかかったものと思われる．日本は脊柱管狭窄が多いこと，後縦靭帯骨化症が多いことから，欧米に比べて圧倒的に非骨傷性頸髄損傷が多いことが背景として挙げられる．

　非骨傷性とは脱臼，不安定性，大きな骨折がないことである．脊柱管や椎間関節に影響を及ぼさない骨折は骨傷とは認めず，chip fracture とよばれる剥離骨折，横突起や棘突起骨折などがあっても非骨傷性の範疇に含める．非骨傷性頸髄損傷は脊柱管狭窄により，受傷前から脊髄が圧迫されているもので，高齢者に多く，比較的軽微な外傷により生じ，頸部背屈による過伸展損傷が多い．骨折，脱臼は過屈曲損傷が多いのと対照的である．

　非常に重要なことは，<u>非骨傷性頸髄損傷は通常の頸椎保護により麻痺が悪化することである</u>．バックボード，硬性頸椎カラーは高齢者の亀背では後屈位で固定されてしまうため，受傷肢位である過伸展状態を強制されてしまい，不可逆的な麻痺を完成させる危険性がある．これを避けることがきわめて重要である．<u>非骨傷性頸髄損傷と診断したら，すぐに硬性頸椎カラーを除去すること，頸部の位置を患者の最も安楽な高さに調整すること</u>，この2点が必要である．通常枕を差し入れることで，患者の疼痛が軽減される．この頸部位置調整は，脊髄圧迫を取り除く効果があるため，この処置だけで麻痺の改善が促進される．脊髄損傷の最も必要な早期診断・早期治療である．

　Spinal cord injury without radiographic abnormalities（SCIWORA）と呼ばれる特別な病態がある．これは小児の柔軟性の高い骨格に衝撃が加わった際に生じる脊髄損傷で，単純X線，CT，脊髄造影にて異常が見られないものである．<u>非骨傷性頸髄損傷は脊柱管狭窄を伴っており，単純X線上明らかにわかる異常であるため，SCIWORA とは異なる．</u>

　中心性頸髄損傷は，脊髄横断面のうち，中心部に損傷が加わった状態を意味し，上肢の

麻痺のほうが下肢の麻痺に比べてアンバランスに重篤な状態である．非骨傷性頸髄損傷でも，完全麻痺であれば横断性損傷であり，片側半身の麻痺であれば Brown Séquard 症候群であるが，圧倒的に中心性損傷のパターンが多い．また，頸椎脱臼でも，上肢の麻痺が重篤で，下肢の麻痺が軽微な場合は中心性頸髄損傷を呈する頸椎脱臼である．

5. 診断：神経原性ショック vs 脊髄ショック

　神経原性ショックは，本来の循環不全の意味のショックであり，血液分布異常性ショックのひとつである．徐脈を伴う低血圧が特徴で，これは交感神経が遮断され，副交感神経優位となる際に生じ，末梢血管が拡張し，末梢血管抵抗の低下がみられる．

　脊髄損傷完全麻痺では，受傷早期には損傷部から尾側の脊髄機能が停止してしまう．この一過性の脊髄機能停止の原因は不明であるが，脊髄ショックと呼ばれ，血圧低下を意味するショックとは異なるため，混乱を招いている．

　交感神経の節前ニューロンの細胞体は第1胸髄〜第3腰髄の側角にある．節前線維は，交感神経節で節後ニューロンにシナプス接続する．副交感神経には頭部副交感神経と仙部副交感神経の2種がある．頭部副交感神経の節前ニューロンは脳幹部の動眼，顔面，舌咽および迷走神経の各脳神経核にあり，節前線維は各脳神経に含まれ走行し，副交感神経節などでシナプス接続する．仙部副交感神経は第2仙髄〜第4仙髄の側角に細胞体があり，節前線維は骨盤神経叢となり支配器官付近でシナプス接続する．

　頸髄損傷完全麻痺では，脊髄ショックの期間に胸髄，腰髄，仙髄の機能停止が生じるため，機能する自律神経は頭部副交感神経のみとなり，神経原性ショックが生じる．脊髄ショックの際に神経原性ショックが生じるため，同義語に使われることがあるが，前者は脊髄機能停止状態，後者は循環不全を表す語で，厳密には異なる意味である．

6. 椎骨動脈損傷の診断：造影 CT vs MRA

　椎骨動脈損傷の検査が必要とされるのは，3つの場合がある．上位頸椎損傷，中下位頸椎脱臼，横突孔に骨折が及ぶ場合である．

　マルチスライス CT であれば，造影 CT の画質は非常に良く，第一選択と言ってよい．しかし，X線被曝の問題と造影剤のアナフィラキシーの問題があるため，使えない症例もある．MR アンギオグラフィー（MRA）は，造影 CT には劣るものの画質の進歩も著しく，造影剤を使用しなくても血管描出が可能であるため，CT の欠点を補う検査だと言える．侵襲が許容範囲内であれば造影 CT，侵襲を避けるのであれば MRA と，使い分けて検査を行うのが良い．

7. 頸椎脱臼における MRI 撮影のタイミング：整復前 vs 整復後

整復には非観血的整復（牽引）と観血的整復（手術）があり，そのために混乱しやすい．整復前に MRI を撮る意義は，整復の際ヘルニアが生じる可能性があるかを予測することである．確かに，整復により麻痺が悪化した事例の報告があるため，麻痺悪化防止は重要である．しかし，整復によるヘルニアの発生は MRI では予測できず，また牽引整復によるヘルニア発生は手術整復よりも少ないと考えられる．

一方，牽引整復後に MRI を撮る意義は，脊髄圧迫病変の有無を調べ，手術アプローチや除圧範囲を決めるためである．また髄内輝度変化をみて，脊髄損傷の重症度を推測することも重要である．

このように，牽引整復の有無で方針が変わることがわかる．推奨される MRI 撮影のタイミングは，

・意識清明な患者に牽引整復を行う場合，牽引整復の後，固定手術の前に MRI を撮影する
・牽引整復を行わない場合，手術整復の前に MRI を撮影する

8. 頸椎脱臼の治療：非観血的整復 vs 観血的整復

頸椎脱臼は可及的速やかに整復するべきである．これは神経学的予後と，非神経学的予後の両方の理由がある．

頸椎脱臼完全麻痺 32 例の症例シリーズ報告が出され，4 時間以内に牽引整復された症例 8 例中 5 例が full recovery し，4 時間以降の牽引整復は full recovery はいなかったとの報告であった[1]．圧倒的なスピードがあれば，驚異的な回復が得られる可能性が示唆された．牽引整復と手術整復を比べた場合，スピードに関しては牽引整復が遥かに勝っている．

頸椎脱臼では椎骨動脈損傷を合併する症例がある．脱臼を整復する際に損傷動脈部に生じた血栓が脳に向かって流出し脳梗塞をきたすことがある．脱臼整復が早ければ，流出する血栓の量は少ないはずである．脱臼整復が遅ければ，致死的な血栓流出をきたすことがある．

牽引整復の問題点として，意識清明でなければ整復時の麻痺悪化を見逃す危険があることと，牽引整復の成功率が高くないことが挙げられる．

以上より，意識清明な患者に対する迅速な牽引整復は推奨されるが，牽引整復不能例も含め，可及的速やかな手術整復も良い option である．

9. 脊髄損傷の治療：ステロイド vs 除圧手術

ステロイド大量療法は脊髄損傷の治療として確立されている．ところが以前からこの治療の根拠となった論文に対する異論反論が多く寄せられていた．特にステロイドの副作用

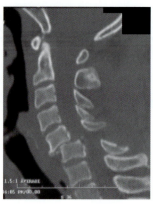

図2　CT矢状断像
C5/6脱臼.

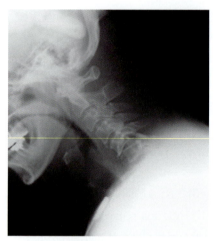

図3　頭蓋直達牽引中のX線像
整復まであとわずかの状態.

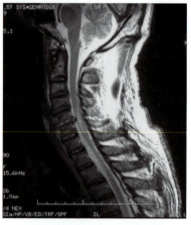

図4　整復後MRI T2強調像
C5/6椎間板ヘルニアと髄内高輝度変化がみられる.

に関しては，年月を追うごとに問題を深刻に受け止められるようになり，ついに2013年アメリカ脳神経外科学会はCNS/AANS guidelinesにおいて，脊髄損傷急性期にステロイド大量療法を推奨しないと使用を否定するに至った[2]．日本ではまだ保険収載されているものの，これに取って代わる薬物療法の出現が切望されている．

一方除圧手術に関しては，2012年に大きな転換点となる研究結果が報告された[3]．Surgical Timing in Acute Spinal Cord Injury Study（STASCIS）と呼ばれる頚髄損傷に対する除圧術のタイミングを調べる研究で，24時間以内の急性期手術により予後が良くなるという結果であった．これまで脊髄損傷は受傷時の衝撃による損傷が大きな比重を占めているため，除圧手術は神経機能の予後にあまり寄与しないと考えられていた．今後急性期手術が注目されることは容易に想像できる．

症例提示

患者：61歳，男性．

　脚立から転落し受傷．ドクターヘリにて来院．初診時 ASIA A．

　CT にて C5/6 脱臼の診断（図2）．すぐに頭蓋直達牽引による非観血的整復を実施（図3）．受傷から3時間で，整復完了．直後から下肢の自動運動がわずかながら回復した．整復後 MRI を撮影（図4）．第3病日に手術（前方除圧固定）実施．第35病日，独歩にて退院した．

文献

1) Newton D, England M, Doll H et al：The case for early treatment of dislocations of the cervical spine with cord involvement sustained playing rugby. *J Bone Joint Surg Br* 2011；**93**：1646-1652
2) Hurlbert RJ, Hadley MN, Walters BC et al：Pharmacological therapy for acute spinal cord injury. *Neurosurgery* 2013；**72**：93-105
3) Fehlings MG, Vaccaro A, Wilson JR et al：Early versus delayed decompression for traumatic cervical spinal cord injury：results of the Surgical Timing in Acute Spinal Cord Injury Study（STASCIS）. *PLoS One* 2012；**7**：e32037

井口　浩一　いのくち　こういち

1988年東京大学卒業．東京大学整形外科に入局し，研修病院をローテーション．1996年より埼玉医科大学総合医療センター，高度救命救急センター勤務．日本整形外科学会専門医，日本救急医学会専門医．

D 頭部
「穿通性脳損傷」

大庭　正敏 大崎市民病院 鹿島台分院長
Masatoshi Oba

面高　俊介 東北大学 脳神経外科
Shunsuke Omodaka

> **Key Note**
> - 悪化の可能性を予測し，安定化をはかる．
> - やみくもな開頭手術は危険．
> - 良くなるはずのものを悪くしない．

はじめに

　頭部外傷の基本的な対応法はPTLSテキストや成書をご参照いただくこととし，本稿では，頭部外傷のプラスαとして「穿通性脳損傷」を取り上げます．単独外傷のなかでは比較的珍しいものです．治療の原則は予測と対応です．やみくもに開頭手術をすればよいというものではなく，できるだけ侵襲を少なくすること，良くなるはずのものを悪くしないという考え方も学んでみましょう．

症例提示

〈病院前〉

患者：65歳，男性．

　植木の剪定中に剪定鋏（）が落下して左耳介後部に突き刺さったものという．独力で抜去したものの，めまいと創部よりの出血が続くため，自分で救急車を要請し受傷後約1時間で救命救急センターに搬送された．

〈ER〉

　来院時所見：血圧190/100 mmHg，心拍数70/分，SpO_2 97％（room air），会話可能．

〈Primary survey〉

　気道，呼吸，循環に異常なし．神経学的にはGCSは13点（E3 V4 M6）で，明らかな運動知覚障害なし．

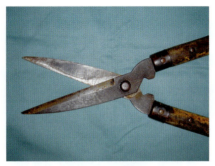

図1　剪定鋏
本症例で後頭部に突き刺さった刃渡り13 cmの剪定鋏.

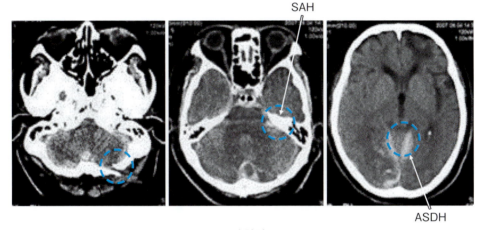

図2　来院時CT
左後頭蓋窩に剪定鋏の貫通による骨折を認め,刺入部の左小脳半球から対側後頭葉までおよそ7 cmにわたり線状の混合吸収域を認める.また,後頭蓋窩の急性硬膜下血腫 (ASDH) および脳幹周囲にくも膜下出血 (SAH) を伴っている.

〈Secondary survey〉

　頭部左耳介後部に4 cmの刺創あり.圧迫止血により止血.体幹四肢には明らかな外傷なし.中等症の頭部外傷のため,ただちに頭部CTを施行した (図2).しかしERに戻った後から急速に意識障害が進行し,GCSが8点 (E1 V2 M5) に低下,頻回に嘔吐を繰り返したため,鎮静し気管挿管を行った.刺入創は明らかな創汚染なく,ほぼ止血されていたため,頭部主要血管の損傷の可能性は少ないと判断しERで一次的に閉創した.再度CTを施行し,集中治療室に収容した.

〈入院後経過〉

　受傷翌日のCTで挫傷周囲の浮腫の増悪および水頭症を認めたため,持続脳室ドレナージ術を施行した (図3).その後は,ICUにて脳圧降下剤投与を行い保存的に加療したところ,血腫拡大をきたすことなく経過し,脳浮腫の改善に伴い神経学的症状は軽快した.頭蓋内感染症を懸念し破傷風トキソイドおよび抗菌薬を投与,長期の気道管理が必要と考え

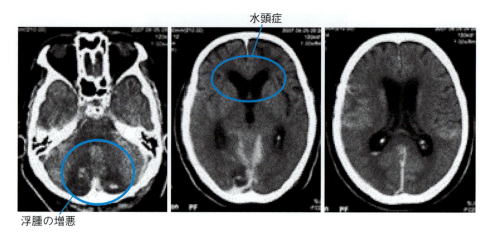

図3　受傷翌日のCT
翌日のCT再検で，挫傷周囲の浮腫の増悪および水頭症を認めた．

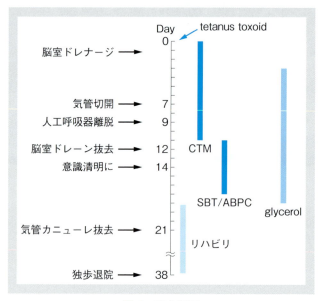

図4　臨床経過

　第7病日に気管切開術施行したが，第9病日に人工呼吸器から離脱，第12病日に脳室ドレーン抜去，第14病日には意識清明となり一般病棟に転出，第21病日に気管カニューレを抜去した．小脳失調に対するリハビリテーションを継続し，第38病日にわずかに平衡障害を残すのみで独歩自宅退院した（図4）．退院3カ月後外来受診した際には軽度の小脳失調のみ残存していた（図5，図6）．

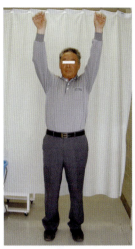

図5 退院3カ月後の患者状態

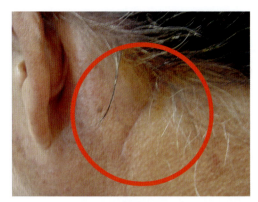

図6 剪定鋏の刺入部

考察

○まれな症例

穿通性脳損傷は頭部外傷の約0.4%とされ，原因としては銃創（gunshot），自動釘打ち機（ネイルガン），ナイフなどが報告されていますが，園芸用の剪定鋏による穿通性脳損傷はわれわれの渉猟し得た限りでは文献的にも報告例を確認できず，まれなものと思われます．

○幸運

本症例では幸いにも良好な転帰を得ることができましたが，これは，「運が良かった」のひと言に尽きます．図に示したとおり，刺入部のすぐそばには，椎骨動脈，あるいはS状静脈洞，横静脈洞といった，傷つけば大量出血につながる主要血管が走っており，これらの血管に損傷がなかったため大出血には至りませんでした（図7，図8）．手術に関しては頭蓋内血腫が増大すれば開頭手術もやむなしと考えましたが，第1病日のCTでは予測した水頭症の増大所見のみでしたので脳室ドレナージ術で対応が可能でした．感染に関しては，破傷風トキソイドと抗菌薬を投与したのみで経過観察しましたが，こちらも幸いに事なきを得ました．

受傷機転も特殊で，どうすれば後頭蓋窩に剪定鋏が刺さるのだろうかといろいろな可能性が議論されたのですが，退院後約3カ月で外来受診した際に，ようやくご本人から聴取することができました．

本人の証言によると，脚立を運んでいるときに載せてあった剪定鋏が落ちるのが見えた．避けようとしたが間に合わず，落下して後頭部に突き刺さったということでした．現場想像図を図9に示します．

1. ER から OR につなげ

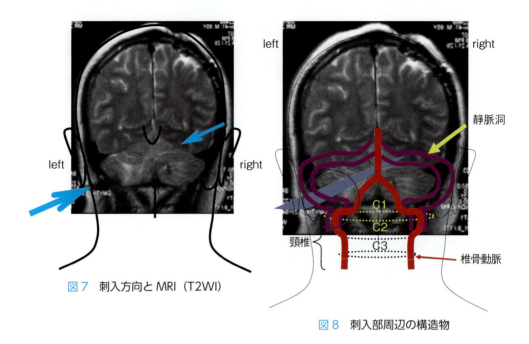

図7 刺入方向と MRI（T2WI）

図8 刺入部周辺の構造物

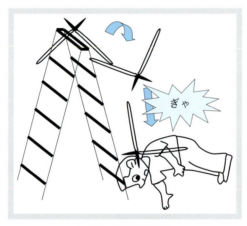

図9 現場想像図
本人の弁「よけなくてはと思ったんだけど，間に合わなくて刺さってしまったんだねー，自分で抜いたんだけど血が止まらなくてね…」

まとめ

　園芸用の剪定鋏による後頭蓋窩穿通性損傷をきたしたものの，運良く後頭蓋窩の動静脈に大きな損傷がなかったため良好な転帰を得た一例を経験しました．このような原因による後頭蓋窩の穿通性脳損傷症例の報告は文献的にも確認できず，まれなものと思われました．治療に関しては急性期の脳室ドレナージに加え，早期からの気道管理，ICU における全身管理が本例の転帰に寄与したと考えられます．

研修医との対話

○穿通性頭部外傷について

指導医「穿通性頭部外傷についてどんなことを知っていますか？」

研修医「アメリカでは銃創（gunshot）が多いと言われています．日本では少ないはずですよね．」

指導医「そのとおりです．日本では穿通性頭部外傷自体がまれですが，鋏や箸が誤って刺さった報告や，近年では建築現場で使われる自動釘打ち機（ネイルガン）による報告が散見されています．」

研修医「誤作動ですか？」

指導医「自殺企図もあるようですね．」

研修医「へぇ…」

○受傷機転について

指導医「受傷機転についてはどうでしょう？」

研修医「剪定鋏がどうやって後頭蓋窩に刺さったのかいろいろ考えていたのですが，こんな刺さり方をすることもあるのですね．」

指導医「これには私たちも驚きました．はじめは剪定鋏に向かって倒れ込んだのではと考えていたのですが，よく考えるとそれも不自然ですしね．ご本人の話でようやく納得できました．」

○小脳・脳幹部病変について

指導医「この患者さんの状態の変化に関して予測がつきましたか？　来院後どのように変化してゆくでしょうか？　また，何に気をつける必要があるでしょうか？」

研修医「やはり，出血の増大を疑う必要があると思います．一次性脳損傷，大血管損傷による大出血と，開放創なので感染の危険を考えておくべきだと思います．あと，脳脊髄液の通過障害による急性水頭症ですよね．」

指導医「受傷部位には解剖学的にどんな構造物がありますか？」

研修医「小脳と，橋・中脳などの脳幹，血管では椎骨動脈，S状静脈洞，横静脈洞が近くにあると思います．」

指導医「どんな症状が出ますか？」

研修医「小脳失調とめまい，嘔気嘔吐．脳幹部症状が加わればさらに強くなります．意識障害も出現しますし，注視障害も出てきます．浮腫やくも膜下出血で中脳水道や第4脳室が閉塞すると水頭症も起こりさらに意識が悪くなります．」

指導医「そのとおりですね．」

○治療について

指導医「治療に関してはどうでしょうか.」

研修医「出血に対して,開頭手術を考慮する必要があります.それから開放性損傷ですので,感染症にも注意する必要があります.このような場合,開頭して洗浄する必要はないのでしょうか?」

指導医「この部位の鈍的外傷は死亡率60%とも報告されており,非常に重篤になることが知られています.この症例も,開頭が必要になるような大出血が起これば救命は困難だったかもしれません.一方で,水頭症の発生は可能性として高いので,持続脳室ドレナージをためらう必要はありません.脳圧の管理を行い状態の安定を図るという戦略が,今回は幸いに功を奏しました.感染に関しては,異物が残っている場合は別として,やみくもに開頭するよりは創部の洗浄と破傷風トキソイドおよび抗生物質投与を行い経過観察したほうが良い場合もあります.後頭蓋窩の開頭は手術体位ひとつをとってもかなりの侵襲が加わりますので,基本的な考え方は「良くなるはずのものを悪くしない」ということでしょうね.この患者さんの場合は,長期戦の構えをとって気管切開と,早期からベッドサイドのリハビリをしっかり行いましたが,このことも早期離床を図るために非常に重要ですね.」

研修医「劇的救命ですね!」

指導医「いえ,単に運が良かっただけでしょう.」

文献

1) 森 俊樹, 酒江けんじ, 榊原毅彦ほか:はさみによる穿通性頭部外傷の1例. 脳外誌 1994;3:165-168
2) 野垣岳稔, 寺尾 元:箸による穿通性頭部外傷例. 耳鼻咽喉科臨床 2011;3:205-209
3) 村岡 尚, 酒井圭一, 本郷一博ほか:自動釘打機による後大脳動脈損傷を伴った穿通性頭部外傷の1例. 日本救急医学会中部地方会誌 2009;5:29-32

大庭 正敏 おおば まさとし

1980年東北大学卒業. 広南病院脳神経外科, 東北大学脳神経外科にて研修. 日本脳神経外科学会専門医, 日本救急医学会専門医, 日本脳卒中学会専門医.

MEMO

E 体温管理と緊急輸血
「緊急輸血で低体温・凝固障害を防ぐ」

木村　健介　　今　明秀　八戸市立市民病院 救命救急センター
Kensuke Kimura　　Akihide Kon

Key Note
- 重傷外傷の大量出血には迅速な輸血が必要.
- FFPの早期輸血で凝固障害を改善.
- 加温輸血で低体温も同時に防止.

はじめに

重傷外傷による死者数は世界で毎年500万人以上と言われている[1]. 外傷による全体の死亡数を減らすためにはいかにしてこの中からPreventable trauma deathを減らすかが大きな課題である.

外傷におけるPreventable deathの原因

Preventable trauma deathの原因としては, 治療方針の誤り, 手術・TAEの遅れ, 呼吸管理の遅れ, 循環管理の遅れ（初期輸液量不足, 輸血開始の遅れ, 輸血量不足）などさまざまな要因がある. Preventable trauma deathの死因には出血死が多く, その中でも最大の要因は外傷性凝固障害とそれに伴う出血をうまくコントロールできないことである.

出血を伴う外傷患者のうち1/3が病院到着時に凝固障害（線溶亢進型DICが主体[2]）を合併しており, 凝固障害を合併している外傷患者の死亡率は, 合併していない患者に比べて多臓器不全の合併率, 死亡率が数倍高いと報告されている[3].

凝固障害は1990年代後半に提唱された死の三徴（低体温, アシドーシス, 凝固障害）と呼ばれる外傷における予後不良因子の中に含まれている. これらの徴候がすべて出現しているときにはすでに回復困難な状況に陥っていることが多いことから, この徴候が出現する前に出血性ショックを認知し早期治療を開始することがPreventable trauma deathを防ぐ第一のステップである.

表1　輸血製剤

RCC (濃厚赤血球)	2〜6℃で保存，採血後21日間以内の使用	1単位：140 mL
FFP (新鮮凍結血漿)	37℃で解凍後3時間以内に使用	1単位：80 mL
PC (血小板製剤)	採血後72時間以内に使用 室温（20〜24℃）で水平振盪しながら保存	10単位：200 mL

Damage control resuscitation

近年，重症外傷患者に対する一連の蘇生処置はDamage control resuscitation（DCR）と呼ばれており，①Damage control surgery（本書p. 194〜参照）による蘇生的止血と集中治療，②低血圧を容認した輸液投与の制限（permissive hypotension），③血液凝固障害の制御を目的とした輸血療法（hemostatic resuscitation）の3要素で構成される概念である[4]．本稿では②，③について述べる．

外傷後早期に出現する凝固障害は組織灌流障害（BE＜−6.0mE/L）のある患者にみられることが多い[5]．そのため，外傷性凝固障害，出血の治療では出血性ショックを早期に認知して，出血を最小限にし，組織灌流を保ち，循環を安定させることが重要である．出血性ショックの原因となるのは大量血胸，腹腔内出血，不安定型骨盤骨折の三大出血源からの出血がほとんどであり，受傷機転・初診時の身体所見から出血源を予測しておかなければならない．

出血性ショックに対しての治療原則は確実な止血であるが，外傷の出血性ショックに対する初期治療としては生理食塩水orリンゲル液1〜2Lの初期輸液を行う．外傷患者に対してそれ以上の過剰な輸液を行うことは，血圧上昇による出血を助長するばかりでなく，細胞レベルでの虚血再灌流障害を惹起して免疫炎症反応が生じることで大量のサイトカインが産生されて臓器障害の原因となる．また，輸液による希釈性凝固障害の原因ともなるため，早期に止血を行って輸液を制限することで輸液を制限するpermissive hypotensionという考え方が提唱され，低血圧を容認して輸液を制限しても生存率には差がないことが複数の論文で報告されている．しかし，血圧を高めに維持することが望ましいとされている頭部外傷ではこの戦略は躊躇せざるを得ない．また，小児や妊婦に対しての有効性は示されていない[4]．

以上より，初期輸液後も循環動態が不安定な症例，循環血液量の30％以上が喪失していると予想される症例では輸液を制限して早めに輸血を開始するのが妥当である．

輸血製剤は表1に示すように濃厚赤血球（RCC），新鮮凍結血漿（FFP），血小板製剤（PC）がある．最初に入れるのはRCCであるが，血液型判定だけで約20分，交差試験で適合するかまでのチェックを含めるとトータルで40〜60分の時間を要するため，ERに患

表2 大量輸血を予測するスコア→ABCスコア

A：Abdominal Hemorrhage	FAST陽性，腹腔内出血
B：Blood Pressure	収縮期血圧＜90 mmHg
C：Tachycardia	心拍数＞120回/分
S：Stabbing/Shooting	穿通性外傷

2項目以上該当で感度75％以上，特異度86％以上

(文献6) より)

者が到着したら初期輸液1,500 mLが入る前に，あらかじめ輸血の必要性を判断しておく必要がある[7]．

外傷患者では輸液による希釈が原因でない血液凝固障害が約25％に合併し，死亡率が非合併例の4倍になることが知られている．FFPは凍結されている製剤を融解するのに約20分かかるため，外傷による大量出血が予測される場合，臨床的出血傾向や凝固線溶系検査異常がなくても，早い段階でFFP・PC投与の準備をすべきである．大量輸血の必要性を予告するスコアは臨床的にはABCスコア（表2）が最も用いやすい[7]．

血液型の判定も待てないような緊急性の高い出血性ショックではO型Rh（＋）のRCC（妊娠可能女性で，準備できるのであればO型Rh（－）のRCC），AB型（＋）のFFPを用いるという選択肢もあるが，その施設の基準に従って使用する必要がある[7]．

出血が続き出血傾向が出現した場合，血小板が危険値まで減少するよりも先にフィブリノーゲンの減少が起こることが報告されている[8]．したがって出血傾向が出現した場合は，血小板よりも先にFFPの輸血を行わなければいけない．

RCCが20単位以上必要なとき，Plt：2～5万のとき，5万以上でも活動性出血のあるときは血小板輸血の適応となる．RCC，FFP，PCの輸血の比率はRCC：FFP：PC＝1：1：1が推奨されていたが[9]，臓器不全を含む副作用が指摘され始め，最近ではこの比率での輸血が大量出血を伴う外傷患者の生存率を改善しないという報告もあり，最適な比率についてはまだ結論がついていない[4]．

何を目安にして輸血を行うか？

2014年7月に刊行された外傷専門診療ガイドライン（JETEC™）では目安としてヘマトクリット（Ht）：35％が，欧州指針ではヘモグロビン（Hb）：7～9 g/dLを維持することが推奨されている[1]．頭部外傷では酸素供給量低下による二次性脳損傷の予防目的にHb：10 g/dLを目標として輸血する慣習が過去にあったが，外傷性脳損傷患者でのスタディではHt：28％以上に維持しても6カ月後の神経予後は変わらない[10]，もしくは合併症率が上昇したという報告もある[11]．したがって，頭部外傷を合併した患者でも目標値は他の外傷患者と同等に設定すべきである．FFPについては，外傷性凝固障害の主体が血小板数減少に加えて消費性凝固障害と線溶亢進が出血を増強する線溶亢進型DICであり，この過程に

おいて最初に危険域まで減少するのがフィブリノーゲンであることから，フィブリノーゲン値を指標にするのが妥当であり，150〜200 mg/dL を維持することが推奨されている[4]．また，抗線溶薬であるトラネキサム酸の投与が外傷性出血死を有意に減少させ，さらに受傷後早期に投与した場合により効果が顕著であることが報告されている．

外傷における血小板輸血についてはまだしっかりとしたエビデンスがないが，一般的には目標は5万以上，継続的な出血や頭部外傷を合併している場合は10万以上に維持することが推奨されている[1]．

低体温の予防

低体温は死の三徴の一つである．外傷患者は「水に濡れていた」，「屋外で救出されるまで長時間要した」などといった要因で低体温に陥りやすい．低体温になると凝固因子の機能が不十分になる（1℃低下するごとに，凝固機能は10%低下するという報告もある）[12]．まずは濡れた衣服などを除去して毛布で保温して体温低下を防ぎ，周囲の温度を上げる，温風を当てる，温めた生理食塩水の輸液を行うなどの方法で加温を開始する．

出血性ショックの場合にはRCCの急速輸血が必要になるが，冷蔵保存されていたRCCをそのまま輸血すると低体温を増悪させる結果となる．それに対する対策として，「レベル1システム1000」という輸血システムが多くの施設では用いられている．今回は「レベル1システム1000」についての紹介をする．

レベル1システム1000®

この装置は，輸液または輸血用の液体を専用回路を用いることにより，患者の近位部で加温できる加温装置である（図1）．また，付属品の加圧インヒューザ（図2）に輸液バッグを取り付けることで30 L/時，つまり500 mL/分という高速での輸液を行うことができる．

具体的な仕組みとしては図3に示すように循環水タンク内の水が，ヒータ管内を通過する段階で加温され，加温された水が，ソケットに接続した専用回路に入ることで，内部を通過する輸液または輸血が加温されるようになっている．

図4，図5に専用回路を接続した状態の写真と模式図を示す．取り付け方法は以下のとおり．詳細については取扱説明書などをご参照いただきたい．
①専用回路を図4のように装置に取り付ける．
②輸液または輸血の空気抜きを十分に行ってから回路に接続する．
③図6の緑色のスイッチをONにする．その際に循環水が加温されているのを確認する．
④回路内のプライミングを行う．その際リークや気泡の混入がないことを十分に確認する．
⑤急速輸液または輸血の場合は，図2のトグルのスイッチをON（−から＋に押す）にし

1. ERからORにつなげ

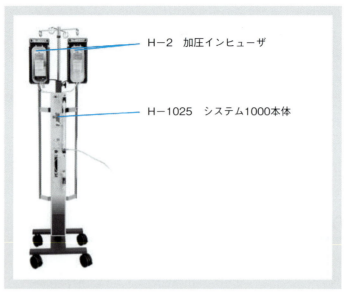

図1

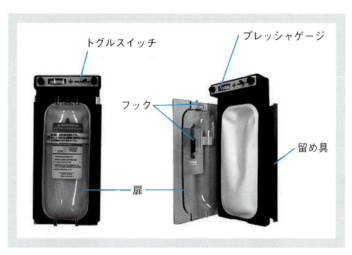

図2

て，クレンメで速度を調節する．

最後に「レベル1システム1000」により緊急輸血を行い救命し得た当センターでの症例を紹介する．

症例提示

患者：75歳，男性．

5：30　自転車で片側1車線の道路を走行中に後ろから4tトラックに時速50〜60 km/hで轢過された．

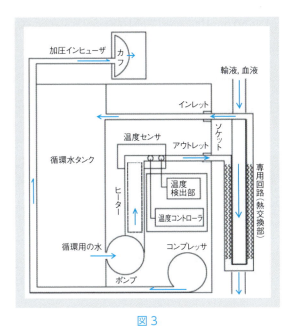

図3

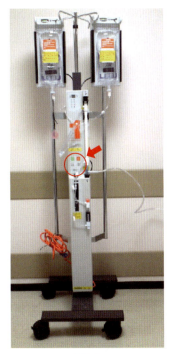

図4

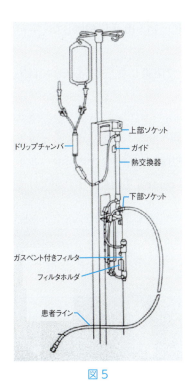

図5

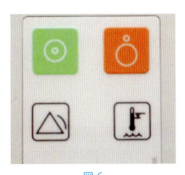

図6
図4の矢印部を拡大.

6：20　近医へ搬送，呼吸 20 回/分，血圧 130/80 mmHg，心拍 70 回/分，SpO$_2$ 100％，意識 E4/V5/M6．CT では腹腔内出血，肝損傷が疑われた．
8：40　TAE 目的にて当院紹介，ドクターヘリが出動した．
9：10　ドクターヘリで接触時，血圧 83/52 mmHg，心拍 80 回/分，FAST 陽性，ショックだったため末梢ルートを 2 本に増やし，トランサミン 1 g 投与して当院に搬送された．
9：40　ER 入室

　Primary Survey では，A：OK，B：呼吸 24 回/分，C：収縮期血圧 50 台，橈骨動脈微弱，冷汗あり，FAST 陽性．D：意識 E3/V4/M5，体温 36.6℃．
　Secondary Survey では，左胸部に圧痛，腹部膨隆，心窩部周囲に持続する鈍痛あり．

　ISS：24，予測救命率：49％

　ER 入室時，ショック状態であり，Non responder として O 型 RCC4 単位を緊急輸血したが血圧上昇なし．ER で大動脈遮断バルーンカテーテル（IABO）挿入，気管挿管し，手術室へ移動した．
10：10　開腹術開始，Damage control 手術では肝動脈血管損傷からの出血があり，血管縫合・止血して Open abdomen で手術終了した．術中出血 4,200 mL だった．術中・術後も輸血継続，RCC 20 単位（O 型 4 単位），FFP 22 単位，PC 10 単位輸血した．レベル 1 システム 1000 により体温低下を防ぐことができた．
　術後バイタルは安定，翌日に Staged laparotomy で閉腹した．第 54 病日に自宅退院となった．

　本症例では前医搬送時にはショックではなかったが，当院への搬送中にショックに陥った．ドクターヘリによる緊急搬送，病院前での治療方針決定，ER での「レベル 1 システム 1000」を用いた緊急輸血と IABO 挿入，Damage control 手術のいずれが欠けても救命は難しかったと考えられる．

まとめ

　本稿では外傷初期診療における緊急輸血と低体温の予防についての基本的事項を説明した．
　出血性ショックを早期に認知，適切かつ迅速な緊急輸血を行うことにより，その後のTAE，手術という根本的治療を迅速に開始し，合併症の発生を抑えることができる．また，本稿で紹介した「レベル 1 システム 1000」などを用いて低体温の予防を行うことが大事である．

文献

1) Spahn DR, Bouillon B, Cerny V et al : Management of bleeding and coagulopathy following major trauma : an updated European guideline. *Crit Care* 2013 ; **17** : R76
2) Gando S, Sawamura A, Hayakawa M : Trauma, shock, and disseminated intravascular coagulation : lessons from the classical literature. *Ann Surg* 2011 ; **254** : 10-19
3) Frith D, Goslings JC, Gaarder C et al : Definition and drivers of acute traumatic coagulopathy : clinical and experimental investigations. *J Thromb Haemost* 2010 ; **8** : 1919-1925
4) 日本外傷学会 監修, 日本外傷学会外傷専門診療ガイドライン編集委員会 編集 : 外傷専門診療ガイドライン JETEC. へるす出版, 東京, 2014
5) Hess JR, Brohi K, Dutton RP et al : The coagulopathy of trauma : a review of mechanisms. *J Trauma* 2008 ; **65** : 748-754
6) Nunez TC, Voskresensky IV, Dossett LA et al : Early prediction of massive transfusion in trauma: simple as ABC (assessment of blood consumption)? *J Trauma* 2009 ; **66** : 346-352
7) 箕輪良行, 今 明秀, 林 寛之 編集, 地域医療振興協会 監修 : Primary-care Trauma Life Support—元気になる外傷ケア. シービーアール, 東京, 2012
8) Hiippala S : Replacement of massive blood loss. *Vox Sang* 1998 ; **74** Suppl 2 : 399-407
9) Holcomb JB, Jenkins D, Rhee P et al : Damage control resuscitation : directly addressing the early coagulopathy of trauma. *J Trauma* 2007 ; **62** : 307-310
10) Flückiger C, Béchir M, Brenni M et al : Increasing hematocrit above 28% during early resuscitative phase is not associated with decreased mortality following severe traumatic brain injury. *Acta Neurochir (Wien)* 2010 ; **152** : 627-636
11) Salim A, Hadjizacharia P, DuBose J et al : Role of anemia in traumatic brain injury. *J Am Coll Surg* 2008 ; **207** : 398-406
12) Watts DD, Trask A, Soeken K et al : Hypothermic coagulopathy in trauma : effect of varying levels of hypothermia on enzyme speed, platelet function, and fibrinolytic activity. *J Trauma* 1998 ; **44** : 846-854

木村　健介　きむら　けんすけ

2004年京都大学卒業. 京都大学医学部付属病院で研修. 2012年より現職.

F　看護師調整と家族対応
「外傷初期治療における看護調整＆家族対応」

平尾　明美　前 神戸市看護大学 療養生活領域 急性看護学分野
Akemi Hirao

> **Key Note**
> ● チームの役割分担を認識しよう．
> ● コミュニケーションを取るときには，役割による立場があることを理解しよう．

はじめに

　外傷患者に対する初療では，生命維持・回復を最優先する項目として検索と対処・処置が行われます（ABCDE-Primary survey）．外傷診療で看護師の役割は何でしょうか．本稿では，ABCDE に続く F：Fix & Family support について解説します．

看護師の役割

　Primary survey に続いて，生命の危機を回避しながら根本的なダメージに対する検査・処置として全身の損傷について系統的な検索が行われ（Secondary survey），血管内治療や観血的治療のために手術室へ，もしくは経過観察のため ICU へ移動することとなります（根本治療）．医師はこれらの局面において治療の要です．では，看護師の役割は何でしょうか．外傷初期診療の全局面を通じて看護師は，医師の補助を行い，他の医療者とともに外傷治療そのものが円滑に行われるようにさまざまな調整を図ります．救急看護師の5つの能力のうち（表1），特に時間的制約のある外傷初期看護の主要な要素である調整（Fix）と家族対応（Family support）について述べていきます．

調整（Fix）

　外傷初期治療でいう調整（Fix）とは，それぞれの職種や部門による考えや行動パターンを，外傷患者の救命という共通の目的や行動に向かわせていくために行われます．もともと初療は救急医，外科のほか複数の診療科の医師や多くの職種の医療者が関わっている部

表1　救急看護師に必要な能力

- 適応性があり，チーム医療の調整ができる．
- 救急に必要な技術を予測性をもって実践できる．
- 緊急度・重症度の判断ができる．
- 患者・家族の心理が理解でき，介入ができる．
- 情報の有効活用とプライバシーの遵守ができる．

表2　アサーティブなコミュニケーション

- 自分と他者の権利を守りながら，同時に自分の考えと感情を表現するためにさまざまなコミュニケーション戦略を展開できるスキルを身につけている．
- 直接的で正直なコミュニケーションに対して前向きな態度である．
- 気持ちが安定しており，不安や緊張，臆病や恐れをコントロールできている．
- 他者を尊重しながら，自分も尊重して振る舞えるという自信をもっている．
- 自分と相手の双方に権利があるという事実を大事にしている．

（文献2）p.24 より引用）

門です．外傷患者が搬送されてきた後，患者の安定化を図りながらの調整には時間と重症度を判断する能力が求められます．医師には安定化の判断と他科への協力依頼や手術室など治療の場の交渉などを行う，交渉の切り込み役も求められることがあります．あらかたの治療の方向性が決定した後は初療の看護師がそれら調整を引き受けます．なお，熟練度の高い看護師はこの初期の段階での交渉役も担当することができ，医師は治療に専念できます．それに加えてチーム医療に卓越した施設であればそれぞれの職種を超えた行動パターンを予測して活動を進めることも可能でしょう．このように外傷初期では時間・場所・人・ものの調整が必要になります．そして，これらの調整を行うためにはいかに医療チーム内に伝えるかが治療を円滑に進めるための鍵となります．

　調整には，わかりやすいコミュニケーションが重要です．外傷患者への初期治療は，目的，行動がガイドラインとしても示されており，看護師が行う調整も明確です．ただし，多くの救急の現場ではスタッフの異動といった問題があります．研修医制度や新採・異動の重なる時期には治療の行方，目的がハッキリ伝えられない，受け取れない者が調整を行うということがあります．これは時間がかかるだけでなく相手側の行動を乱すことにもなりかねません．調整すべき目的が明快であること，つまりはいつ，誰（と誰）が，何を，どこで，どういうときに，どういうカタチで行うのか，5W1Hで具体的に伝えられれば相手は意図を汲み取ることが可能です．また，コミュニケーションの失敗でそれぞれの仕事のテンポが乱れれば互いに気分も害し，円滑な治療の妨げになりかねません．

　また，救急の現場では，忙しくなるとどうしても自己主張のために言葉が短く荒くなる傾向があります．そのときに，相手の権利を侵害することなく，また，自己の権利を守るためにも，アサーティブなコミュニケーション（表2）を行うことにより円滑な調整が生まれます．

表3 救急入院患者の家族ニード

①医療者に対する信頼・期待
②患者の病状経過/予後の見通し
③家族へのサポート
④環境（人的・物的）
⑤入院時のオリエンテーション

家族看護（Family support）

〈事例〉

　18歳，男子高校生．早朝に通学のためにバイクに乗車．7時30分，大型トラックに巻き込まれ頭部，右胸部打撲．ショックバイタルとの通報があり救命センター搬送．

　来院時，ショックバイタル変わらず．すぐさま大量輸液と気管挿管，右血気胸に対して胸腔ドレーンを挿入する．無脈性電気活動となり蘇生を開始．

　15分後に両親が来院．息子の名前を呼びながら「なんでー，目，開けてー」，「覚ませ」と両親ともに言葉，動作は激しく動揺していた．上級医が自己紹介を行い，治療の経過と蘇生を続けるが効果がみられない可能性が高いことを伝えた．

　治療は続けられ，家族をいったん近くの控え室に案内した．両親から動揺した言葉が続くが，合間に「どのような事故であったか」「これからの見通し」について，案内した看護師に質問が出始めた．看護師は事故現場の状況について救急隊からの情報や先ほどの上級医の説明を，両親の表情や反応を確認しながら繰り返し伝えた．両親の動揺は続くものの次にベッドサイドに来られたときに父は「痛いやろうなぁ」「あかんなぁ」という言葉を口にした．

家族のニーズ

　重症患者家族のニーズについてはN.C. Molterが45項目を明らかにした研究が有名です．それをもとに善家らが救急入院患者の家族のニーズとして明らかにしたものが表3です．医療者に対する信頼・期待は，「治療方針の選択にあたって十分な情報が与えられ家族が参加できる」，「医療従事者が患者を気にかけていると感じる」，「患者に装着されている機械類の説明がある」などの項目からなります．外傷治療は即時的な生理的・治療的側面に目が向けられがちですが，昨今の研究から患者・家族の心理的なニーズがその後の身体・社会性の回復にも影響することが明らかになっています．病状説明の際にこれらのニーズがあることを意識することで，患者家族の心理的サポートへの介入にもつながります．

　事例では，看護師が家族に状況に応じて望む情報を提供したことで現状に意識が向いたと考えられます．

誰に説明をするのか（家族看護の倫理的問題）

　外傷で初療に運ばれる患者の多くは，生命にもかかわる突然の出来事に遭遇したことで，完全な混乱の中にいると言えます．事故の連絡を受けた家族にとっても同様です．治療の承諾を得るために多くの医師は，家族に対して説明責任があり，家族を治療への同意を得る相手ととらえている節があります．外傷患者を目の前にすると，患者が意識清明で意思決定も可能であったとしても，当人ではなく後から駆けつけた家族に病状説明や治療方針の説明が行われるのを目にします．高齢者や子ども，障害をもつ患者であった場合は顕著です．まず説明を受け，治療方針の決定を行うのは患者であるという原則に看護師も気がつかないこともあります．なぜ，このようなことが起きるのか．ひとつの職種による倫理学的な思考の違いからなのではないかと考えます．医師はルールに沿った行為を正しいと見る，すなわちルールに則って行為が行われたかの義務が重んじられている"義務論"と考えられます．そのため法的責任をもつ家族に説明をすることでの置き換えが起こっているのではないでしょうか．それに対して看護師は，内面の徳を行動規範とすることがあり，誰によって行われたかを重要視することがあります．同じ行為でも日頃から信頼をおく医師が行うのであれば，正しいと見なす傾向から，家族優先の病状説明に疑問を感じないのかもしれません．相手の立場を理解しておくことは大切です．しかし，いかなる場合においても患者の意思を忘れてしまうようなことは避けなければなりません．患者の意思を確認し，関わる医療者が情報共有化する意識を常にもつことを忘れないことが必要です．

文献

1) Lynda Holt：Trauma life support, Accident & Emergency Theory into Practice second edition. Elsevier, 2008, pp.27-36
2) 渡部富栄 訳，Julia Balzer Riley：看護のコミュニケーション　原著第5版．エルゼビアジャパン，東京，2007/2004
3) 村田恵子 監訳，S. M. Harmon Hanson：家族看護学　理論・実践・研究．医学書院．東京，2001/1996
4) 善家里子，吉永喜久恵，田中靖子：救急入院患者の家族のニードに関する研究（その1）家族が重要であると認識しているニードの特性．神戸市看護大学短期大学部紀要 1999, 18号，17-25

平尾　明美　ひらお　あけみ

神戸大学医学部附属病院で看護師として勤務．2003年神戸市看護大学研究科修了（博士前期課程）．青森県立保健大学を経て2010年～2015年まで神戸市看護大学に勤務する．急性・重症患者看護専門看護師，救急看護認定看護師．

Ischemia　虚血（救肢手術）
「救肢はチャレンジ手術ではありません！」

土田　芳彦　湘南厚木病院 外傷センター
Yoshihiko Tsuchida

> **Key Note**
> ● 虚血肢の救肢には早い診断と早い血行再建がカギとなる．
> ● 機能的再建のためには，受傷後数日以内の確定的手術が必要である．

虚血肢救済の考え方

★<u>外傷性虚血肢は危機的な状況だが，簡単に解決できることも多いのです．</u>

　四肢外傷で手足が真っ白（虚血）だったりすると，「これは大変だ」と危機的な印象をもたれる医師が多いかと思います．たしかに，それはそのとおり危機的な状況なのですが，「血管という導管が途絶えただけ」と考えれば意外に単純なことかもしれません．

　「筋腱損傷や神経損傷を伴わず，皮膚損傷もそれほどひどくない開放骨折で阻血状態のもの」と，「阻血状態ではないけれども，皮膚損傷がひどく筋腱損傷や神経損傷を伴うもの」とでは，どちらが治療するのが難しいと思いますか？　それは後者なのです．

　皆さんが恐れるのは，「このままだと危ない」という時間的制限からくる焦りです．限られた時間の中で血行再建をしなければならないのですが，その手技が手元にない現状が恐怖を抱かせるのです．

　個人として，チームとして，科として「血行再建が得意」になること，こうなれば，「虚血自体」は簡単に解決できてしまうのです．

　しかしながら，虚血を解決したその向こうには，もっと難しい状況が待っています．虚血を回避すると治療の70～80％が終わってしまったかのような錯覚に陥りますよね．でも，そうではありません．ようやく治療の入り口に立ったばかりです．虚血回避後には「深遠で複雑」な治療が待っていますが，それは「四肢再建のスペシャリスト」にお任せしましょう．

　ここでの話は主に「救急」でいかに対処するか，それにとどめたいと思います．でも虚血回避は再建につながらないと意味がありませんので，少しだけ「再建」についても触れることにしましょう．

虚血肢回避のポイント

　虚血肢回避のポイントは大きく3つあります．まず第一に，「診断の手順が確立」していることです．ハードサインと言われる「血管損傷の臨床兆候とは何か」を認識して適切な診断が早くできるようにしなければなりません．ところで，ハードサインの内容を知っているでしょうか？　それは次の項でお話ししましょう．さて診断がなされたならば，第二に「血行再開までのプロトコール」を速やかに実現できることが必要です．ここでは「検討している」時間的猶予はありません．体位はどうするのか？　デブリードマンは，骨の安定化は，いつどのようにするのか？　など，考慮する事項はたくさんあります．それらは，日頃の訓練に基づいてスピーディにできなければいけません．そういったことができる術者，あるいはチームでなければならないのです．さて，そして第三に「患肢の機能再建へのプロセス（方法）」が血行再建術後数日以内（できれば24時間以内）に確立していなければなりません．虚血を回避してやれやれではなく，「どうやったらこの四肢は機能的に再建されるのか？」，そのプランが数日以内に出来上がっていないといけないのです．酷なようですが，以上の3つのことを身につけていなければ，救肢手術はできないと考えてよいかと思います．

ER（救急初期治療室）での治療

★とにかく早い判断（診断）が必要です．そして「デキル」外科医への連絡が患者救済への道の第一歩です．

　すべての始まりは血管損傷の臨床兆候であるハードサインの認識です．ハードサインとは「拍動性の出血」，「増大する血腫」，「血管雑音」，「末梢脈拍の低下」，「阻血の5徴候」のことです．このハードサインのない血管損傷はまずありません．言い換えればハードサインがなければ血管損傷の有無を検索する必要は基本的にはないということになります．しかし，どの所見をハードサインと認識するかどうかは初学者には難しいところがあります．

　ハードサインがあればすぐに画像検索をしなければなりません．それには造影CTや血管造影，エコーなどがあります．重要なことは，自分たちの施設でそれぞれの検査を完了するのにどれくらい時間がかかるのか？　そして，その検査の信頼度はどれほどなのかを認識することです．血管造影は，誰の目にも明らかな所見が得られます．加えて血行動態が直接わかります．しかし，この診断に1時間以上も要していては治療には到達できません．一方エコーは簡便ですが，その信頼度は検者の力量によるところが大きいです．ですから現実的には造影CTを選択するのが妥当ということになります．

　明らかな阻血のサイン（手足が真っ白）があり，損傷レベルも明らか？　な場合は画像検索もする必要がないでしょう．こういった症例は血管だけでなく周囲の組織も相当破壊されています．ですからただちに治療に移行するべきです．そう，同じ虚血でもいろいろ

あるわけです．それは次の項でお話しします．

虚血診断のポイント

★同じ虚血でも差があることを認識してください．

　当然のことですが，四肢血管損傷の病態はどれも同じではありません．血管のみが途絶するということと，周囲の損傷も伴っていることの間には大きな隔たりがあります．例えば，膝関節脱臼に伴う膝窩動脈損傷は比較的容易に血行再建が可能で機能予後も比較的良好ですが，脛骨近位部のGustilo typeⅢBの開放骨折に伴う膝窩動脈損傷は，側副血行や軟部組織の挫滅汚染問題などがあり，その予後は不良となります．このように損傷の病態は症例によってさまざまです．

　予後を左右するのはやはり，診断の遅れと再血行化の遅れです．そして側副血行路の存在が個々の症例の許容時間を左右しますが，治療の初期にはそれはわかりません．すなわち側副血行路に期待して悠長に構えていてはいけないということになります．

　最悪の事態に備えて行動する．安全管理の鉄則です．

早い血行再建

★早い血行再建がその後の機能再建に結びつきます．

　血行再建で最も重要なことはスピードです．この「スピード」は治療のプロトコールが自分たちのグループの中で確立しているかどうかにかかっており，確立には日頃の訓練が必要です．とは言え，実際の症例で訓練している場合ではありません．そこで，以下に代表的な膝の血行再建までの流れを記載しますので，これらのすべてを頭の中に入れてイメージトレーニングをしていただければ幸いです．

①まずJATEC™（Japan Advanced Trauma Evaluation and Care）に則り外傷蘇生を行いますが，同時に損傷肢の評価を行います．もしハードサインがあれば血管損傷を疑って造影CTで画像検索を行い，その結果問題があればすぐ手術室に入室します．明らかな阻血肢であれば画像検索などは割愛して入室します．

②麻酔がかかった後に手術室でまずやることは，おおざっぱなデブリードマンと洗浄です．そして仮の創外固定器を装着します．血行再建が先か，骨安定化が先かという議論もあるようですが，基本的に骨安定化がなされていなければ血行再建もやりづらいと思います．ですから骨安定化が先なのはそのとおりです．しかし，その方法が少し問題となります．血行化は常に緊急であり，その前提である骨の整復と仮安定化，汚染処理は最低限で済まさなければなりません．これに見合う骨安定化の方法は常に簡易的な創外固定です．そして血行再開後にあらためてデブリードマンを行い，必要なら骨の再安定化を行います．

③さて，創外固定器により骨の安定化が得られたならば，ただちに血行再建に移行します．血行再建のための最も重要な条件は，適切な体位とアプローチです．損傷部の近位・遠位を過不足なく展開できる状況を設定します．上肢であれば全例仰臥位で行いますが，下肢で膝窩動脈レベルの場合にはいくつかのバリエーションがあります．

④膝関節脱臼と，脛骨近位部の開放骨折例では病態が異なり，これに応じてアプローチも異なります．つまりデブリードマンの程度や，副次的な処置（骨接合など）がどの程度必要かどうかで体位が決まります．副次的な処置が必要なものはできるだけ仰臥位で行う必要があると言えます．

⑤膝窩動脈に対するアプローチには prone posterior approach と supine medial approach がありますが，膝関節脱臼に伴う膝窩動脈損傷は副次的な処置は必要なく側副血行路も残存しているので prone position でよいということになります．しかし，脛骨近位や大腿骨遠位の骨折に伴うものは supine medial approach で行う必要があります．

⑥血行再開後にもう一度骨の再固定を行い，それからきちんとしたデブリードマンを行います．デブリードマンが終了した段階で，遠位部の筋膜切開を追加し，ここで手術室からいったん退室となります．

確定的再建治療について

★その後の再建をやり切る計画性と技術が外科医に求められます．

血行が再開されたからといって，それが患肢の救済を意味するわけではありません．血行再開後にあらためて四肢再建の判断が始まります．骨，軟部組織損傷の状態や，再建に必要な期間，患者の背景など，さまざまな状況により判断されます．

切断か否かの指標として，今でも汎用されているのは1985年に出された Lange の基準です．切断の絶対的適応とは「成人で脛骨神経完全断裂を伴うもの」と「温阻血が6時間を超える挫滅損傷」ですが，実際は微妙な症例もたくさん存在します．また，重篤な多発外傷例や，同側に重篤な足部損傷を合併する例，骨折・軟部組織の再建に長期間かかる例，内科疾患を合併した高齢患者などが切断の相対的適応ですが，その基準の運用は非常に難しいと言わざるを得ません．

現実論としては，まずあらゆる手段を用いて再血行化と骨安定化を行いいったん手術室から退室し，再建するべきか否かについて1～2日間熟考します．この判断に多くの時間をかけてはいけません．判断が迷うようであれば，他の専門家に委ねるなどして遅くとも数日以内に方針を決定する必要があります．

巷には1～2週間どころか1～2カ月，はたまた半年も治療して結果的に切断する症例などが少なくないと思いますが，あってはいけないことです．

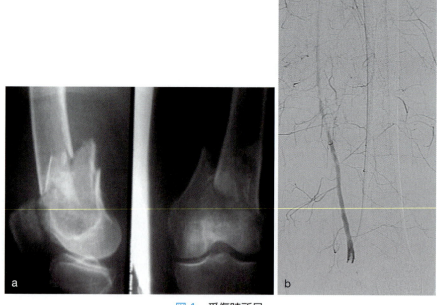

図1 受傷時所見
a：左大腿骨遠位部骨折（AO 33-A3）
b：血管造影にて膝窩動脈レベルでの閉塞が認められる

症例にみる血行再建

　患者は70歳女性，膝窩動脈損傷を伴った左大腿骨遠位部開放骨折（Gustilo type ⅢC）です．歩行中に交通事故にて受傷，近医より2時間以上かけて某救命救急センターへ転送となりました．患者は意識清明で呼吸循環状態も安定しており，左下肢以外に損傷を認めませんでした．初期治療中に左足部の血行障害を認めたため血管造影を施行したところ膝窩動脈の閉塞を認めました．この時点で受傷よりすでに6時間が経過していました（図1）．

　初期治療を担当した救急救命医が当直の「整形外科医」をコールしました．そうすると，「膝窩動脈のような主要血管の修復は血管外科に頼んでほしい」と言われ，今度は「血管外科医」をコールしました．血管外科医は「受傷より6時間を経過した症例では，横紋筋融解症の危険があり再血行化の適応はない，整形外科に切断を依頼してほしい」と返答しました．

　足背動脈は触知しませんが，足趾の capillary refill は5〜6秒程度であり，完全阻血ではありません．また足趾の知覚と可動性がわずかに残存しているのです．切断について躊躇した「救急救命医」と「整形外科医」は，別の病院に勤務していた筆者に相談の電話をくれました．

　状況的に切断ではなく救肢の可能性は十二分にあると考えた筆者は，同病院の整形外科部長の許可をとった後に同病院に出張し患者を診察しました．受傷から7時間を超えているものの側副血行が相当量保たれていると考えた筆者は，ただちに再血行化を施行するこ

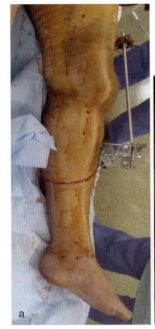
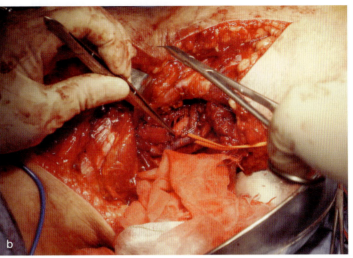

図2　手術時所見
a：spanning 創外固定施行
b：膝窩動脈再建（伏在静脈移植）

とを決定しました．

　手術室にて大腿から下腿まで，ただちに創外固定器により骨折部を安定化させた後に腹臥位とし膝窩部を展開しました．膝窩動脈の連続性はあるものの血栓閉塞しており，伏在静脈を用いて血行再建を行いました（図2）．

　結果的に術後の再灌流障害は生じず，1週間後に大腿骨遠位部骨折の骨接合術を追加施行しました．術後1年経過時足部自動可動性や知覚は完全に温存され，T字杖歩行が可能となりました（図3）．

さいごに：外傷性虚血肢治療で考えること

　一見複雑に見える損傷も，分析すると「単純な損傷の寄せ集め」であることがわかります．分析する力があれば再建への道筋は自ずと見えてきます．逆に治療の道が見えない場合には手を出してはいけないとも言えます．

　提示した事例を経験し，また多くの重症四肢外傷治療に携わってきた経験より，「時間的余裕のない重症四肢外傷症例」がたくさん集まる救命救急センターには，四肢の最終的機能再建ができる「機能再建型外傷センター」を併設するべきだと，常々思ってきました．しかし，日本の多くの「救命救急センター」には，重症四肢外傷を再建できるチームは存在しません．

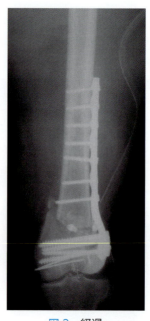

図3 経過
再灌流障害の発生なし．1週間後に骨接合術施行．
術後1年経過時足部自動可動性や知覚は完全に温存され，
T字杖歩行が可能．

　日本にはすでに高度な医療技術を駆使する優れた医師はたくさんいます．しかしそれらが効率的に活用できないばかりに不幸な結果がたくさん生まれています．そのことに気づかず，それゆえに対応策をとれない「責任者」を非常に残念に思います．この文章を読んで，筆者とともに「重症四肢外傷領域」の治療を大きな視野で考えてくれる医師が現れてくれることを期待します．

文献

1) Lange RH, Bach AW, Hansen ST Jr et al：Open tibial fractures with associated vascular injuries：prognosis for limb salvage. *J Trauma* 1985；**25**：203-208
2) Halvorson JJ, Anz A, Langfitt M et al：Vascular injury associated with extremity trauma：initial diagnosis and management. *J Am Acad Orthop Surg* 2011；**19**：495-504

土田　芳彦　つちだ よしひこ

1988年北海道大学卒業．札幌医科大学整形外科にて研修．
日本整形外科学会専門医，日本外傷学会専門医，日本救急医学会専門医，日本手外科学会専門医．

Infection 感染(敗血症, 抗菌薬)

「準備から退院後までが外傷診療です!!」

濱舘　香葉　　今　明秀　八戸市立市民病院 救命救急センター
Kayo Hamadate　　Akihide Kon

Key Note
- まずは自分の身を守りましょう.
- 予防できる感染症を予防しましょう.
- 脾臓摘出後は重症感染症に注意しましょう.

はじめに

　外傷における Infection (感染) は, 初期診療において一刻を争うものではありません. しかし, 患者搬入前からの感染予防, そして"FIXES"での抗菌薬投与, 破傷風予防がその後の経過に大きな影響を与えます. 忘れがちな分野ですが, Preventable death をつくらないようきちんと対処しなければならない分野でもあります.

症例提示

患者：85歳, 男性.
　屋根の雪下ろし作業中に約2mの高さの小屋から墜落, そのときに立てかけてあった鉄パイプに背部を打撲し ER へ搬入された.

〈Primary survey〉
A：開通
B：RR 20, SpO$_2$ 99% (室内気), 左側胸部に圧痛あり
C：BP 170/70 mmHg, HR 68, ショック徴候なし
D：GCS 15, 瞳孔 3+/3+, 麻痺なし
E：36.5℃

〈Secondary survey〉
頭部, 顔面, 頸部, 腹部, 骨盤, 四肢：異常なし

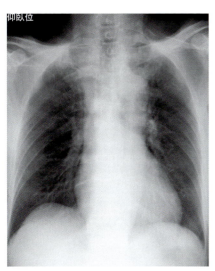

図1　来院時胸部X線
左肋骨骨折は不明．左血胸も明らかでない．

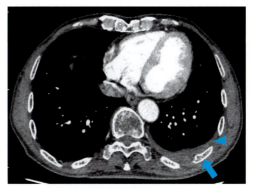

図2　来院時胸部CT
左肋骨骨折（矢印），血胸を認める（矢頭）．血管外漏出像なし．

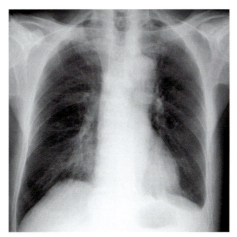

図3　第4病日の胸部X線
右下肺野に浸潤影を認める．左CP angleは鈍．

　胸部：左背側に打撲痕と同部位に圧痛あり

　胸部X線（図1），CT画像（図2）より左第8-10肋骨骨折と少量の左血胸を認め疼痛コントロールによる保存的治療の方針とした．

〈経過〉

　第4病日，発熱出現，胸部X線（図3）では右下肺野に浸潤影が出現した．喀痰のグラム染色所見はグラム陽性球菌，グラム陰性桿菌などがみられ誤嚥性肺炎と考えられた．ABPC/SBTで治療を行い改善した．

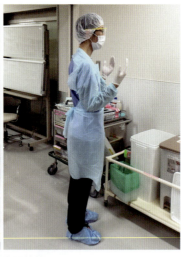

図4　標準予防策
救急患者では事前の感染症情報が不明であることから，自分の身を守るためには標準予防策が必要．

感染対策のポイント

①感染防御

　外傷患者を診察する際には，血液など体液汚染を避けるため，標準予防策（Standard precautions）としてゴーグル，マスク，ガウン，手袋を装着します（図4）．外傷患者では出血または観血的処置により血液に触れる機会が多いこと，救急患者では事前の感染症情報が不明であることから自分の身を守るためには標準予防策が必要となります．

②敗血症

　外傷における死亡の第3のピークは減少したと言われますが，まだ軽視できません．これらの原因として多いのは敗血症です．敗血症の予防のためには，受傷早期の創部の徹底的な洗浄，デブリードマンはもちろんのことですが，適切な抗菌薬投与と全身管理が必要となります．

③予防的抗菌薬投与

　待機的手術では，創の汚染度によって周術期創感染のリスクは異なります（表1）．緊急手術では，1つ上のクラスとして扱います．また，外傷手術ではほとんどがクラスⅢ・Ⅳの汚染創です．表2に，外科的処置または外傷における予防的抗菌薬投与についてまとめました[1]．提示した症例は予防的抗菌薬投与の適応はありませんでした．経過中に感染症を合併しましたが，すばやく対応しました．

④破傷風対策

　破傷風は *Clostridium tetani*（*C. tetani*）によって引き起こされるしばしば致死的となる

表1　創の汚染度と感染リスク

	創の汚染度	感染リスク
I	清潔	<2%
II	準清潔	5〜15%
III	汚染	15〜30%
IV	感染	>30%

（文献1）より引用，一部改変）

表2　エビデンスに基づいた予防的抗菌薬投与

処置・外傷	抗菌薬・期間
胸腔ドレーン	第1世代セファロスポリンをドレーン挿入前に投与．24時間以内まで．
頭蓋底骨折	髄液漏があっても予防的抗菌薬が髄膜炎を減少させる根拠はない．
熱傷	予防的抗菌薬投与は不要．
下顎骨骨折	長期にわたる術後抗菌薬投与のメリットはない．
貫通性脳損傷	第1世代セファロスポリンを5日間投与．
閉鎖骨折	観血的手術時に第1世代セファロスポリンを投与．必要であれば24時間以内まで．
開放骨折	第1世代セファロスポリンを創閉鎖後24または72時間投与．GradeIII骨折はグラム陰性菌のカバーを考慮する．

（文献1）より引用，一部改変）

表3　創の状態と破傷風予防

予防接種歴	清潔創，浅い創		その他の創	
	Td	TIG	Td	TIG
不明または3回未満	要	不要	要	要
3回以上	不要[*1]	不要	不要[*2]	不要

（文献3）より引用，一部改変）

Td：破傷風トキソイド
TIG：破傷風免疫グロブリン
*1　最終接種から10年以上経過している場合は必要
*2　最終接種から5年以上経過している場合は必要

感染症です．*C. tetani*は嫌気性グラム陽性桿菌で熱に強く，動物の汚物や糞に広く分布し，種々の毒素を産生します．創から体内に侵入し，潜伏期間は約8日（3〜21日）です．一般的には，開口障害から始まり，頸部硬直，嚥下障害，体幹の筋強直，後弓反張など全身症状が出現していきます[2]．

破傷風を予防するために，創を洗浄し壊死組織や異物をきれいに取り除かなければなりません．また，創の程度や今までの予防接種歴を参考に破傷風予防のためにワクチンを投与します（表3）[3]．

⑤脾臓摘出後重症感染症（OPSI：overwhelming postsplenectomy infection）

脾臓は液性免疫に関わる重要な臓器であり，外傷で脾臓摘出をした場合，その他梗塞や腫瘍などで脾機能が低下した場合などにも免疫障害が起こります．外傷では，脾臓の動脈塞栓術も行われることもありますが，塞栓術後の脾機能については温存されるという報告もあるもののまだ結論は出ていません[4]．OPSI の発症率は脾臓摘出の 1％未満ですが，発症時期は手術後数日から 60 年以上とさまざまです[5]．しかし，脾臓摘出後 2 年以内が最もリスクが高いと言われています[6]．また，脾臓摘出後は敗血症で亡くなる率が 600 倍高いと言われています[7]．脾臓摘出の年齢，脾臓摘出からの期間，原疾患によっても重症度は異なります．外傷は内因性疾患による脾臓摘出に比べると一般的に低リスクです[6]．OPSI の初期は倦怠感，腹痛，下痢，頭痛などの非特異的症状がみられます．しかし，症状は急激に進行し適切な治療にも関わらず 24〜48 時間で死に至り，死亡率は 50〜70％と言われています．脾臓摘出後患者で腹痛，下痢などの消化器症状を認めた場合は OPSI を忘れてはなりません．OPSI の起因菌としては肺炎球菌が最も多く 50〜90％と言われています．次いでインフルエンザ菌，髄膜炎菌，化膿性連鎖球菌が重要となります[8]．

OPSI の予防には肺炎球菌ワクチンが有効です[9]．待機的手術では脾臓摘出の 2 週間前までに肺炎球菌ワクチンの接種が望ましいとされていますが，外傷では不可能です．緊急的に脾臓摘出を施行した場合は術後早期に肺炎球菌ワクチンを接種します[8]．本邦では保険適用ですが，ワクチンの有効期間は 5 年間とされているため，追加免疫が必要になります．B 型インフルエンザ菌ワクチン（Hib ワクチン）の有効性を示したデータはありませんが，禁忌ではないため，小児期に接種した Hib ワクチンを再接種する専門家が多いようです[10]．

文献

1) Michael A. West, Daniel Dante Yeh：PREVENTION OF INFECTIONS. In：Trauma. Kenneth L. Mattox et al. eds, 7th ed, McGraw-Kill, New York, 2013, pp.336-339
2) Centers for Disease Control and Prevention：Vaccines and Immunizations：Tetanus：Epidemiology and Prevention of Vaccine-Preventable Disease. http://www.cdc.gov/vaccines/pubs/pinkbook/tetanus.html（Accessed 2016-3-31）
3) Centers for Disease Control and Prevention：Morbidity and Mortality Weekly Report 2006；**55**：17. http://www.cdc.gov/mmwr/preview/mmwrhtml/rr5517.pdf（Accessed 2016-3-31）
4) Schimmer JA, van der Steeg AF, Zuidema WP et al：Splenic function after angioembolization for splenic trauma in children and adults：A systematic review. *Injury* 2016；**47**：525-530
5) Reihnér E, Brismar B：Management of splenic trauma--changing concepts. *Eur J Emerg Med* 1995；**2**：47-51
6) Sinwar PD：Overwhelming post splenectomy infection syndrome- review study. *Int J Surg* 2014；**12**：1314-1316
7) 青木 眞：レジデントのための感染症診療マニュアル第 3 版. 医学書院，東京，2015, pp.1202-1207
8) Okabayashi T, Hanazaki K：Overwhelming postsplenectomy infection syndrome in adults-a clinically preventable disease. *World J Gastroenterol* 2008；**14**：176-179
9) Butler JC, Breiman RF, Campbell JF et al：Pneumococcal polysaccharide vaccine efficacy. An evaluation of current recommendations. *JAMA* 1993；**270**：1826-1831
10) Centers for Disease Control and Prevention：Morbidity and Mortality Weekly Report 1991；

40：01. http://www.cdc.gov/mmwr/preview/mmwrhtml/00041736.htm（Accessed 2016-3-31)

| 濱舘　香葉 | はまだて　かよ |

2002年自治医科大学卒業．青森県立中央病院で初期臨床研修．青森県内のへき地診療所，中核病院勤務を経て現職．救急科専門医，JATEC・JPTECインストラクター．

外傷診療 mnemonics ③

Secondary のオアシス　気胸縦横骨軟チュー♡
（き きょうたてよここつなん）

語呂の考案：大友康裕 先生　東京医科歯科大学医学部附属病院 救命救急センター
文：有嶋拓郎　鹿児島大学大学院 救急・集中治療医学分野

[解説]　胸部X線写真の読み方といえば，佐藤雅史先生（日本医科大学）の「小三J法」，Felsonの「Are there Many Lung Lesions?」が有名です．外傷診療での胸部X線写真の定番は「気胸縦横骨軟チュー」です．気管，胸（肺野），縦隔，横隔膜，骨，軟部組織，チューブ類と順序よく読みます．順序よく読むのは小三JでもFelsonでも一緒ですが，最後にチューを置いたことで小三JやFelsonにない人間味を感じてしまいます．騒然としたprimary surveyの後に訪れるsecondary surveyのオアシスのような安堵感を予感させます．

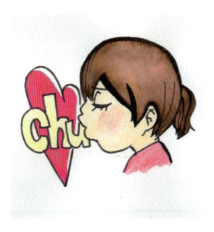

MEMO

情熱外傷診療

2 ERで画像を読影

FAST
「いいFAST」

河野　慶一　横須賀市立うわまち病院 救命救急センター
Keiichi Kohno

今　明秀　八戸市立市民病院 救命救急センター
Akihide Kon

> **Key Note**
> - FASTの不得意分野を意識する．
> - プレホスピタルでVscan®を有効に活用する．

はじめに

　FAST（Focused Assessment with Sonography Trauma）とは外傷診療における超音波検査である．文字どおり素早く行うことができ，一分一秒を争う外傷診療では強力な武器となる．下記に示す症例のように瞬時に診断し，治療方針を決定することができる．ここではFASTで診る部位のみ示すこととし（図1），基本はPTLSテキスト[1]を参照されたい．本稿ではPTLSテキストに載せきれなかったFASTの周辺について触れる．

症例提示

患者：50歳代，男性．自動車単独事故．深夜に凍結路面でスリップし電柱に衝突，シートベルトなし，エアバッグ作動なし．ハンドルに前胸部を強打した．来院時脈拍120/分，血圧測定できず頸動脈は弱く触知，呼吸数36回/分，GCS3/4/5不穏状態．気道は開通し呼吸音は左右差なし，頸静脈怒張あり．末梢冷感あり，外出血なし．心窩部でFAST陽性（図2）．エコーガイド下で心囊穿刺を行い血圧90台へ，速やかに心臓血管外科コンサルトし開胸手術を行った．右房損傷を修復，手術後集中治療を行い無事社会復帰となった．
　ISS 25，RTS 4.415，Ps 32.9%

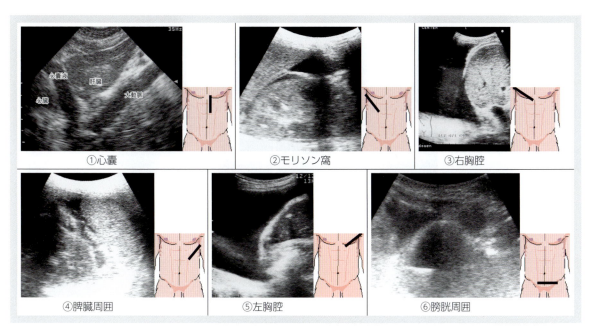

図1 FASTで診る部位（PTLSテキストより）

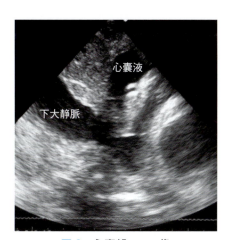

図2 心窩部エコー像

FASTの不得意分野

　椎体骨折などに伴う高位後腹膜の血腫や腸間膜損傷はFASTで検出できないことがある．これらの診断にはCTが優れている．腹部外傷でショック，FASTではっきりしない場合は迅速に尿道カテーテルを挿入する．肉眼的血尿から腎損傷が判明することがある．重症頭部外傷や軽微な腹部外傷ではFASTが偽陰性になりやすい傾向があり，一方で脾損傷や肝損傷，血管損傷では偽陰性になりにくい傾向がある．

　このような特徴をふまえ，「FAST陰性」だから安心するのではなく，「FASTが陰性だから○○や××の可能性があるな」と考えながらその後のアクションを決める．多くの場合，その先にはpan-scan CTがある．米国ではFASTの普及によりCTの利用が減少し

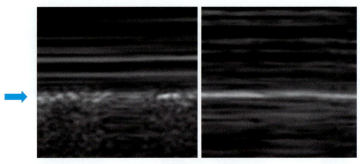

図3 気胸のエコー画像
左の画像が正常．胸膜（矢印）下に砂浜のような（sandy pattern）肺が見えるのに対し，右の画像では消失している．

たという報告があるが，わが国でのCTへのアクセスや時代の流れを考えると，これをそのまま適用することはできないだろう．

EFAST

通常のFASTに加え，エコーで気胸を検出する方法をEFAST（extended focused assessment with sonography for trauma）という．「lung sliding sign」の消失などが気胸の代表的な所見である．また最近ではエコーで骨折や肺挫傷を検出できるという文献も増えてきている．論文を読んでもよいが，YouTubeで動画を見れば一発で理解できるだろう．「pneumothorax AND ultrasound」などと検索するとたくさんの動画がヒットする．ぜひ一度ご覧いただきたい．

他の所見としてはComet-tail artifactの消失や，M-modeでseashore sign（sandy pattern）の消失がある（図3）．

Vscan®の有用性

重症外傷は時間が勝負である．救命のためには現場から診療を開始する必要があり，そのために全国各地でドクターヘリやドクターカーが展開されている．

救急車内やヘリコプター内の限られたスペースで効果を発揮するのが「Vscan®」（図4）である．「軽い」「早い」「安い」の三拍子が揃っている．重量390グラム，起動まで20秒弱，100万円を切る価格．機能や診断能は最先端の機種に劣るが，外傷診療においては十分な役割を果たす．現場から緊急輸血や緊急開胸・開腹手術の準備などをオーダーすれば，患者の病院到着とともに根治治療を開始することができる．

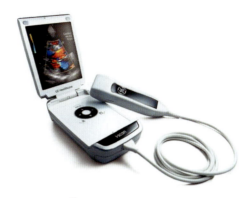

図4　Vscan®（GE ヘルスケア・ジャパン株式会社）

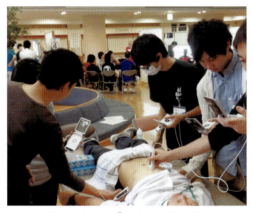

図5　Vscan® を使った講習会

これからの FAST？？

図5は八戸市立市民病院の外傷講習会での一コマで，Vscan® を用いて多人数で FAST を行っている写真である．近い将来「1人に1台 Vscan®」という時代が来たら，ものの数秒で FAST が行えるようになるかもしれない!?

おわりに

外傷診療における CT の重要性が高まっていることは事実だが，FAST は被曝のリスクもなく，簡便性や迅速性で確実に CT をしのぐ．その利点と欠点を理解したうえで劇的救命を目指していこう．

参考文献

1) 箕輪良行, 今 明秀, 林 寛之 編集, 地域医療振興協会 監修:Primary-care Trauma Life Support—元気になる外傷ケア. シービーアール, 東京, 2012
2) Sheng AY, Dalziel P, Liteplo AS et al:Focused assessment with sonography in trauma and abdominal computed tomography utilization in adult trauma patients:Trends over the last decade. *Emerg Med Int* 2013:2013
3) Laselle BT, Byyny RL, Haukoos JS et al:False-negative FAST examination:associations with injury characteristics and patient outcomes. *Ann Emerg Med* 2012:60:326-334
4) 本村友一:超小型超音波装置での検査が救命救急医療に果たす役割, 特集 ここまで進んだ, 超音波診断装置の実力. 月刊新医療 2011 年 5 月号

河野 慶一 こうの けいいち

横須賀市立うわまち病院 救命救急センター所属. 日替わりで野獣, ユージーン, クリストフなどを演じる日々.

外傷診療 mnemonics ④

出血性ショックの三種の神器, 「入れて, 入れて, 止めろ!」

語呂の考案:林 峰栄 先生 沖縄 ER サポート, 玉井文洋 先生 大分三愛メディカルセンター
文:有嶋拓郎 鹿児島大学大学院 救急・集中治療医学分野

[解説] 特売コーナーで三点セットと書かれているとつい足が止まってしまいます. 庶民の哀しい性なのかもしれません.「入れて, 入れて, 止めろ!」はデパ地下のリンゴの袋詰めセールを連想しそうですが, 出血性ショックに対する初期診療の三点セット, 輸血, 気管挿管, 止血術のことです. 語呂合わせが, 頭文字でもなく当て字でもなく, 入れて, 入れて, 止めろ!という命令形の行動の三点セットになっています. 出血性ショックの「non responder」は理論よりも行動が優先される緊急事態だからです.

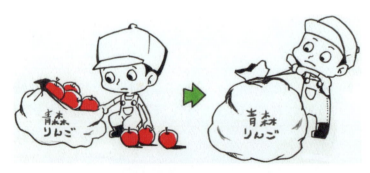

MEMO

胸部X線
「いつ撮って，いつ撮らないのか」

沖山　翔　株式会社メドレー
Sho Okiyama

紙尾　均　沖縄県立八重山病院 救急科
Hitoshi Kamio

今　明秀　八戸市立市民病院 救命救急センター
Akihide Kon

> **Key Note**
> - 胸部X線検査の適応を判断するうえで，NEXUS Chest Criteria が有用である．
> - 不要な胸部CT検査を減らすうえでは，NEXUS Chest CT Criteria が有用である．

はじめに

　ERの外傷診療では，PTD（preventable trauma death）を避けるために必要な診察や検査を最短距離で行う時間効率性と，見落としを避けるという確実性の両者が求められます．何か一つに時間をかければ他の診察や検査が遅れ，逆に速さだけを追い求めると他が抜け落ちてしまうというジレンマが，そこには存在しています．ここでは外傷診療の基本であるJATEC™，PTLSコースの内容を前提とし，プラスαとして何が必要で何が必要とされていないのかを，主に胸部X線検査の観点から述べたいと思います．

JATEC™，PTLSにおける胸部X線

　外傷診療における胸部X線の重要性は，2つの大きな観点から考えることができます．
（1）初期診療において，致死的損傷となりうる外傷を発見する
（2）必ずしも致死的ではないが，治療の必要性のある外傷を発見する

　これとは別に，検査には「（治療方針に影響を与えない）マイナーな外傷を発見する」という役割もありますが，これについては医療経済的観点から，検査は不要とする見解があります．仮に治療方針に影響がなかったとしても，検査には例えば，小さな骨折が見つかることで痛みの原因がわかって患者が納得するというような社会的，心理的な意味合いもありますが，ここではひとまず上記（1），（2）について確認します．

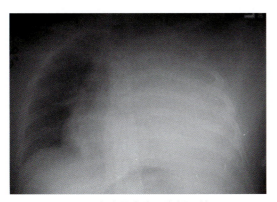

図1 左大量血胸の胸部X線

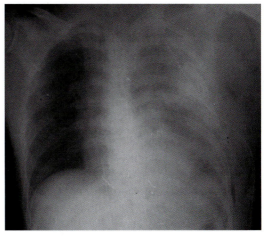

図2 フレイルチェストの胸部X線
左多発肋骨骨折と肺挫傷がある．

JATEC™，PTLSにおいては，primary survey（以下PS）中，初療室で仰臥位のポータブル胸部X線を撮影します．

PSを通じて念頭に置くべき損傷："TAF 3X＋MAP＋D"
- Tamponade（心タンポナーデ）
- Airway obstruction（気道閉塞）
- Flail chest（フレイルチェスト）
- Open pneumothorax（開放性気胸）
- Tension pneumothorax（緊張性気胸）
- Massive hemothorax（大量血胸）
- Massive hemothorax（大量血胸；重複）
- Abdominal hemorrhage（腹腔内出血）
- Pelvic fracture（骨盤骨折）
- 切迫するD

PSの胸部X線読影で注意すべき所見
① 大量血胸（図1）
② 呼吸の異常をきたす重症肺挫傷および，胸郭動揺をきたす多発肋骨骨折（図2）
③ チューブ，カテーテルの位置異常
④ （特に陽圧換気下では）気胸を疑わせるマイナーな所見

続いて secondary survey（以下 SS）では"PATBED2X＋骨折"を意識しながら，同 X 線写真を再度読影します．

> **SS の胸部 X 線読影で念頭に置くべき損傷："PATBED 2X＋骨折"**
> - Pulmonary contusion（肺挫傷）
> - Aortic rupture（胸部大動脈損傷）
> - Tracheobronchial injury（気管・気管支損傷）
> - Blunt cardiac injury（鈍的心損傷）
> - Esophageal injury（食道損傷）
> - Diaphragmatic injury（横隔膜損傷）
> - Pneumothorax（気胸）
> - Hemothorax（血胸）
> ＋骨折（肋骨，鎖骨，肩甲骨，胸椎）
>
> **SS の胸部 X 線読影で注意すべき所見：「気胸縦横骨軟チュー」**
> ①気管，気管支
> ②胸腔と肺実質
> ③縦隔
> ④横隔膜
> ⑤骨
> ⑥軟部組織
> ⑦チューブ，ライン

このアプローチは，(1) PS で致死的損傷の有無を確認し，(2) SS で治療方針に影響を与える外傷を発見するという，先述した2つの観点と一致しています．PS, SS で胸部に異常所見が認められた場合には，SS の前後で胸部 CT の撮影（SS の前に行う場合は pan-scan）を考慮します．

なお，緊張性気胸については一秒を争う緊急性の高い病態ですので，ポータブル胸部 X 線を待たずにその場の臨床診断で胸腔穿刺，胸腔ドレーン挿入を行います（図3）．

軽度の外傷でもルーチンの胸部 X 線は必要か

JATEC™, PTLS の線形アルゴリズムに従うと，外傷診療においては PS で A, B, C, D に異常を認める場合，もしくは高エネルギー外傷の場合に胸部 X 線撮影を行うということになります．一方これらに該当しない軽症の外傷については，一定の条件を満たす場合に胸部 X 線を省略し得るというエビデンスが存在します．

胸部に有意な理学所見を認めず，バイタルサインも安定している鈍的外傷患者1,008例において，胸部 X 線で外傷による異常所見が認められた患者は1例もなかったとする報告があります[1]．また，より詳細な研究として米国発の NEXUS（National Emergency X-Radiograph Utilization Study）Chest[2]が挙げられます．15歳以上かつ受傷から24時間以

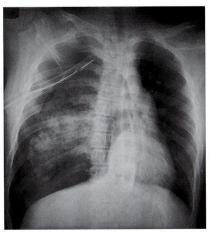

図3　緊張性気胸の胸部X線
(PTLSインストラクターマニュアルより)

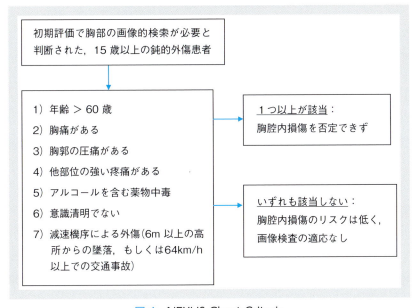

図4　NEXUS Chest Criteria

内に受診した鈍的外傷患者を対象とした研究で，定められた7項目のいずれにも該当しない場合に，胸部画像の撮影適応なしと判断します（図4）．

　逆に7項目のいずれか1つでも満たした場合にはNEXUS Chest Criteria陽性と判断されますが，この場合「治療介入を必要とする異常所見」に対して，本criteriaは感度99.7%，特異度12.0%，陰性的中率99.9%であると報告されています．NEXUS Chest Criteriaが陰性であれば，胸部X線を撮影しても治療介入が必要な異常が見つからない可能性が99.9%ということで，画像検査を省略する根拠として説得力があります．

　ただし，ここで見逃されている（つまり治療介入の必要性なしと判断されている）患者の中には「経過観察で問題ないが多発肋骨骨折を認める」，「ドレーン挿入の必要はないが

気胸がある」といった例も含まれる点に注意が必要です．肋骨骨折については5本以下であれば死亡率に大きな影響を与えないとされていますが[3]，肋骨骨折があっても常に無視してよいというわけではありません．また気胸が保存的に管理できる程度であったとしても，何かしらの理由で陽圧換気が必要になった場合には緊張性気胸に進展するリスクがあります．NEXUS Chest Criteria を，胸部X線撮影を行わないための「言い訳」にせず，自分が必要ないと判断した場合の「根拠・裏付け」として利用するのが正しいアプローチと言えるでしょう．

胸部外傷に対する画像検査は，胸部X線のみで十分か

　胸部に臨床上もしくは胸部X線で異常所見が認められた場合にCTを撮影するかどうかについては，どのように考えればよいでしょうか．

　Langdorf らは，初期評価において胸部X線で異常所見を認めずとも，胸部CTを撮影すると5,912例中1,454例（24.6％）で新規の異常が認められ，そのうち545例（37.5％）が治療方針に影響を及ぼすものであったと報告しています[4]．こちらはNEXUS Chestのコホートを用いた二次解析で，同様に15歳以上かつ受傷から24時間以内に受診した鈍的外傷患者を対象としたものです．これを踏まえて同研究グループが2015年に提唱したのが，NEXUS Chest CT Criteria[5]です．

　NEXUS Chest CT Criteria では，定められた7項目または6項目のいずれにも該当しない場合に，胸部CTの撮影適応なしと判断します（図5）．Criteria が2通りありますが，Chest CT-All Criteria ではあらゆる胸部損傷を対象としており，Chest CT-Major Criteria では治療方針に影響を与える胸部損傷のみを対象としているという違いがあります．それぞれの criteria に対しての感度が95.4％，99.2％，特異度が25.5％，31.7％であり，CTの必要性を除外するために有用な指標です．あくまでもCTが不要であるかどうかを判断するものであって，この項目が該当した場合にCTを撮影すべきと判断するための指標ではないという点に注意してください．

　また，腹部CTが撮影されていれば胸部CTを省略できるという報告もあります．Barrios らは，胸部X線で異常を認めず，かつ同時に撮影した腹部CTの描出範囲内に胸部の異常所見が認められなければ，胸部CTをさらに追加で撮影する意義は薄いとしています[6]．本研究においては胸部X線で指摘できなかった気胸23例中15例（65％）が腹部CTで指摘可能であり，残りの8例についてはいずれもドレーン挿入を必要としないマイナーな気胸でした．肺挫傷，肋骨骨折についても同様で，それぞれ28例中18例（64％），31例中18例（58％）が腹部CTで指摘可能で，指摘できなかった例はいずれも保存的に治療可能な程度の損傷でした．唯一の例外は胸部大動脈損傷（腹部CTで指摘できたものは5例中0例）ですが，これについては5例すべてにおいて胸部X線で血胸や気胸などの間接的な異常所見が認められており，また高エネルギー外傷であったことから大動脈損傷の存在を疑うことが可能であると述べられています．

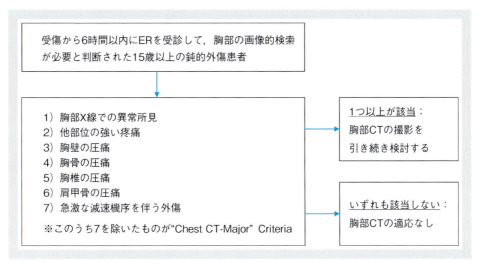

図5　NEXUS Chest CT Criteria（"Chest CT-All" Criteria）

pan-scanを撮影する場合に，胸部X線は省略できるか

　2009年に全身CT（通称pan-scan）の有用性が報告[7]されて以来，国内でも積極的にpan-scanが実施されるようになりました．JATEC™では「切迫するD」でSSの最初に頭部CTを撮影する際，他の部位の撮影を続けて行うpan-scanも許容しています．そこで次の検査アルゴリズムとして今後可能性が検討されるのが，重症患者の場合に胸部X線を省略してダイレクトにpan-scanを行うという手順です．

　PS（FASTは含むが胸部X線は含まない）を経て循環動態が安定していることが確認された後に直接pan-scanを行うことで，患者の予後が改善する可能性があります．初療室のベッドから一切動かずにその場でCT撮影が行えるような，CT組み込み型のERであればこのような手法はすでに有用性が報告されていますが[8]，現時点でこれを満たす施設は国内の救命救急センターの中でも一部に限られるでしょう．ただしHudsonらは，初療室外のCT室を使用しても患者到着からpan-scan撮影までの時間は有意に短縮され（30 min. vs. 47 min.；$P<0.005$），その結果として死亡率が低下する傾向にあった（4.5% vs. 9.5%；$P=0.77$）と報告しています[9]．ISS16以上の成人患者244例を対象としたretrospectiveな研究であり，また死亡率の低下に関して有意差がついていない点については注意が必要ですが，さらなる研究が待たれます．

　一方，この手法ではpan-scanに伴う過剰な被曝の問題も気にかかるところです．胸部X線を撮影せずにpan-scanを行うのであれば，多少のオーバートリアージには目をつむる必要があります．しかしオーバートリアージの結果としてもたらされる被曝は，本来であれば必要のなかったはずのものです．Pan-scanの撮影1回の被曝量は24.1 mSvと報告されていますが[10]，この被曝によって10万人あたり193回の発癌が見込まれる計算になり[11]，検査による利益だけでなくリスクもあることを認識する必要があります．

逆にpan-scanではなく，従来行われていたように各部位ごとのCTをそれぞれ撮影した場合の被曝量はどの程度になるのでしょうか．米国のLevel I 外傷センターで鈍的外傷患者100例を後ろ向きに検討したところ，受診から最初の24時間以内に被曝した放射線量の中央値は40.2 mSvであり，胸部X線写真1,005枚分の換算となります[11]．これは10万人あたり322回の発癌相当であり，先ほどの例と比較するとpan-scanによって逆に不要な被曝が避けられている側面もあると言えます．Pan-scanを行うことで外傷の見落としは減らすことができるかもしれませんが，放射線障害の観点からはルーチンで全例に行われるべき検査でもなく，診断の精度と被曝量のバランスが重要です．

症例提示

患者：87歳，男性．ADL自立．
〈病院前〉

道路を横断中に50 km/hで走行する軽乗用車にはねられ受傷．ドクターカーが出動した．接触時，血圧180/100 mmHg，脈拍60/分，呼吸数24/分，SpO_2（room air）80%台，GCS8（E1V2M5），FAST陰性．外出血あり．末梢静脈路を確保した．切迫するDに対して経口気管挿管を行い搬送を開始した．

〈ER〉

病着時，血圧161/96 mmHg，心拍数96/分，呼吸数20/分，$SpO_2$100%，体温35.5℃，FAST陰性．GCS7（E1VTM5）．瞳孔右4 mm・左2 mmで対光反射はっきりしない．四肢麻痺なし．胸部X線では肋骨骨折なし，上縦隔拡大なし．Secondary surveyの最初にpan-scan CTを撮影した．

〈pan-scan CT〉

胸部大動脈損傷（図6），肋骨骨折（1本），骨盤骨折，外傷性くも膜下出血，前頭骨骨折，右頬骨骨折，尿道断裂が判明した．

〈入院後〉

骨盤骨折に伴う両側内腸骨動脈からの出血に対して塞栓術を行った後，手術室にて創外固定を行った．尿道損傷については膀胱瘻を造設した．外傷性くも膜下出血，前頭骨骨折，右頬骨骨折，肋骨骨折については保存的加療とした．胸部大動脈損傷についてはバイタルサインに異常をきたしておらず，血圧管理を行ったうえで2週間後にステントグラフト内挿術を行った．

おわりに

胸部X線を中心として，現時点での外傷診療における考え方を紹介しました．ここで取り上げた研究で各種画像の読影を行っているのは主に放射線科専門医か，そうでなくとも

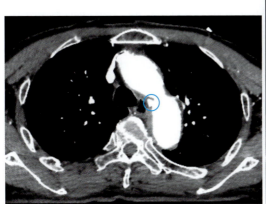
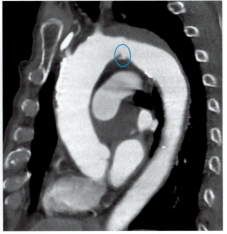

図6 大動脈損傷
Pan-scan CT で胸部大動脈の小さな血管外漏出像が判明した．

熟練した救急医であることがほとんどです．「○○な所見がなければ，□□は省略してよい」という知識は有用ですが，自らの読影力や診察力と相談することも忘れてはならない点でしょう．ERでは，しばしば目の前の患者の容態が落ち着いていないことや，また独特の緊迫感など，微細な所見を見落としやすくする要因が多く存在しています．自分の力量の限界をわきまえてさえいれば，追加で行う画像検査はそれを補ってくれる不可欠なものです．不必要な過剰検査を避けられるように最新のエビデンスを集め，そして見落としを避けられるように読影力や診察力を向上させる．これがERで外傷診療に従事する，われわれの目指すべき姿ではないかと考えています．

文 献

1) Paydar S, Johari HG, Ghaffarpasand F et al：The role of routine chest radiography in initial evaluation of stable blunt trauma patients. *Am J Emerg Med* 2012；**30**：1-4
2) Rodriguez RM, Anglin D, Langdorf MI et al：NEXUS chest：validation of a decision instrument for selective chest imaging in blunt trauma. *JAMA Surg* 2013；**148**：940-946
3) Jones KM, Reed RL 2nd, Luchette FA：The ribs or not the ribs：which influences mortality? *Am J Surg* 2011；**202**：598-604
4) Langdorf MI, Medak AJ, Hendey GW et al：Prevalence and clinical import of thoracic injury identified by chest computed tomography but not chest radiography in blunt trauma：multicenter prospective cohort study. *Ann Emerg Med* 2015；**66**：589-600
5) Rodriguez RM, Langdorf MI, Nishijima D et al：Derivation and validation of two decision instruments for selective chest CT in blunt trauma：a multicenter prospective observational study（NEXUS Chest CT）. *PLoS Med* 2015；**12**：e1001883
6) Barrios C Jr, Pham J, Malinoski D et al：Ability of a chest X-ray and an abdominal computed tomography scan to identify traumatic thoracic injury. *Am J Surg* 2010；**200**：741-744
7) Huber-Wagner S, Lefering R, Qvick LM et al：Effect of whole-body CT during trauma resuscitation on survival：a retrospective, multicentre study. *Lancet* 2009；**373**：1455-1461
8) Wurmb TE, Frühwald P, Hopfner W et al：Whole-body multislice computed tomography as the primary and sole diagnostic tool in patients with blunt trauma：searching for its appro-

priate indication. *Am J Emerg Med* 2007 ; **25** : 1057-1062
9) Hudson S, Boyle A, Wiltshire S et al : Plain Radiography May Be Safely Omitted for Selected Major Trauma Patients Undergoing Whole Body CT : Database Study. *Emerg Med Int* 2012 ; **2012** : 432537
10) Harrieder A, Geyer LL, Körner M et al : Evaluation of radiation dose in 64-row whole-body CT of multiple injured patients compared to 4-row CT. *Rofo* 2012 ; **184** : 443-449
11) Winslow JE, Hinshaw JW, Hughes MJ et al : Quantitative assessment of diagnostic radiation doses in adult blunt trauma patients. *Ann Emerg Med* 2008 ; **52** : 93-97

沖山　翔　おきやま　しょう

2010年東京大学卒業．日本赤十字社医療センター救急科，沖縄県立八重山病院救急科勤務を経て，現在は株式会社メドレーで医学情報発信を行う．救急科専門医，JATECインストラクター．

外傷診療 mnemonics ⑤

ゆっくり急げ　FAST

語呂の考案：FAST Consensus Conference Committee
（J Trauma-Injury Infection & Critical Care 46 : 466-472, 1999）
文：有嶋拓郎　鹿児島大学大学院　救急・集中治療医学分野

[解説] 稚拙でも早い（fast）判断と，時期遅れ（late）でも正確な判断，外傷治療では前者のほうが修正が可能ということで，まだマシということになっています．FASTはCincinnati病院前脳卒中スケール（Facial palsy, Arm drop, Speech trouble）を見たら時（Time）をおかず救急コール（米国911，日本119）をするという米国の脳卒中キャンペーンの標語です．外傷時の出血の評価をする超音波検査もFocused Assessment with Sonography for Trauma：FASTと呼ばれています．急性期診療，内因性疾患も外因性疾患も要点をつかんでゆっくり急ぐことが肝要です．ウサギの素早さとカメの堅実さで初期診療のゴールを目指します．

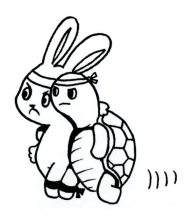

MEMO

骨盤X線
「不安定型骨盤骨折を確実に見抜く」

吉岡　隆文 船橋市立医療センター 外科
Takafumi Yoshioka

今　明秀 八戸市立市民病院 救命救急センター
Akihide Kon

> **Key Note**
> - 安定型骨盤骨折と不安定型骨盤骨折の違いを理解する．
> - Primary survey では，不安定型骨盤骨折を診断する．
> - 造影 CT では，血管外漏出像や細かい骨折他臓器損傷をさがす．
> - 不安定型骨盤骨折では，TAE や創外固定を迅速に行う必要がある．

はじめに

　外傷における三大出血源は「胸腔」，「腹腔」，「後腹膜」であり，それぞれ「胸部X線」，「FAST」，「骨盤X線」で診断をする．外傷初期診療における骨盤X線の最初の読影は Primary survey の C の評価で行い，不安定型骨盤骨折を診断する．Secondary survey では Primary survey で行わなかった細かい部分の骨折を診断する．
　ここでは，骨盤X線の読影方法を学んでいく．

骨盤の解剖

　骨盤は腸骨，仙骨，恥骨，坐骨で構成されており，それぞれを強靭な靭帯で補強され，骨盤輪を形成している．また，骨盤の内側には内腸骨動脈が走行しており，仙骨前面には静脈叢が発達している（図1）．

安定型と不安定型

　骨盤骨折は「安定型骨盤骨折」と「不安定型骨盤骨折」がある．
　安定型骨盤骨折は「骨盤輪の構造が保たれている骨折」と定義されている．例えば，腸骨や恥骨，坐骨の単独骨折や転位がほとんどない骨折などで，不安定型骨盤骨折と比べて

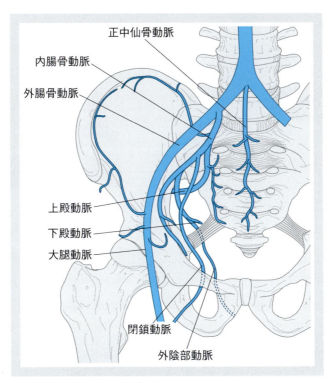

図1 骨盤解剖（参考文献1）より引用）

大量出血をきたすことが少ない骨折と言える．

　不安定型骨盤骨折は，骨盤を支持する靱帯損傷があり輪状構造が破綻した骨折で大量出血をきたしやすい骨折と言える．輪状構造の破綻は骨盤の2カ所以上での骨折がある場合に起こりやすく，その多くは転位を伴っている．

　不安定型骨盤骨折は損傷形態で大きく3つに分けられる．

　側方からの外力が加わって起こる側方圧迫型（Lateral compression：LC），前後方向からの外力が加わって起こる前後圧迫型（Anterior-Posterior compression：APC），垂直方向の外力が加わった垂直剪断型（Vertical shear：VS），以上3つに分類する．VS，APC，LCの順番に不安定性が増すと言われている．

Primary survey

　先にも述べたが，Primary survey における骨盤X線の読影ですることは，「大量出血をきたすような不安定型骨盤骨折があるか否か」を診断することである．不安定型骨盤骨折を迅速に診断し，それによるショックがある場合は輸液，輸血，簡易骨盤固定や TAE などで蘇生を図る．骨盤の触診は Primary survey では行ってはならない．

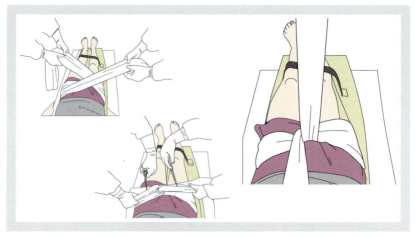

図2 骨盤シーツラッピング（参考文献1）より引用）
締める強さは一定しない．

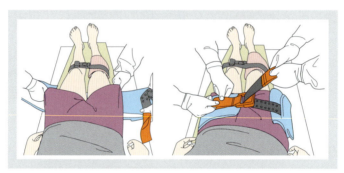

図3 サムスリング（参考文献1）より引用）
約13 kgの強さで締めることができる．

簡易骨盤固定法

　簡易骨盤固定法には，手元にあるシーツなどで骨盤を全周性に緊縛するシーツラッピングや既成品（サムスリング®など）による方法がある（図2, 3）．

　外傷初期診療ガイドライン[2]によると，骨盤X線検査で不安定型骨盤骨折が確認されたらただちに行うように推奨されているが，実臨床では検査前や病院前診療においても血行動態が不安定な骨盤骨折を疑う場合は躊躇なく簡易骨盤固定法を行っている．側方圧迫型については，議論の余地がある．重症のLC型骨折では，簡易固定により過剰な圧迫が加わり，骨転移が悪化して血管損傷を生じることもあると言われている．外傷初期診療ガイドライン[2]によると，「報告例はないものの，過整復による合併症（神経・血管損傷，膀胱損傷）を生じる危険性に注意する」と記載されており，適応とも禁忌とも示していないので，側方圧迫型については臨床所見に応じて行う必要がある．

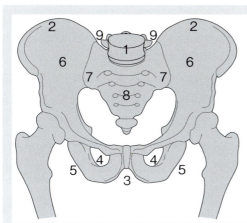

1：棘突起がまっすぐ正面を向いている
2：腸骨の高さ，大きさの左右差
3：恥骨結合の距離（2.5 cm以上で不安定型）
4：閉鎖孔の大きさの左右差
5：恥骨・坐骨の骨折
6：腸骨の骨折
7：仙腸関節の離開の有無
8：仙骨孔の左右差
9：第5腰椎横突起骨折

図4　骨盤X線読影

Secondary survey

　Secondary surveyでは，骨盤の診察も行う．視診で打撲痕や皮下出血，下肢長差などをみる．明らかな骨盤骨折がない場合は触診も行い，腸骨，恥骨結合，背部にも手を回して左右の仙腸関節の圧痛の有無を確かめる．また，会陰部の診察も行い，皮下出血や陰嚢血腫，外尿道口の出血の有無を確認する．意識障害や脊髄損傷，骨盤骨折がある場合は直腸診を行う．詳細なX線読影を行い，骨折の診断を行う．

　骨盤X線では，以下のチェックポイントに沿って読影していく（図4）．

　まず，正面からきちんと撮影されたかどうか．腰椎棘突起が正面を向いて，左右対称であることを確認する．次に腸骨の高さと大きさに左右差がないかどうか．どちらかが高くなっている場合は垂直方向への外力が働いたことが伺える．続いて，前方成分の読影．恥骨結合の離開がないか，距離が2.5 cm以上あれば不安定型骨盤骨折となる．次に閉鎖孔の大きさに左右差がないか．恥骨，坐骨に骨折がないか．前方成分が終わったら，後方成分へ移る．腸骨に骨折がないか，仙腸関節の離開はないか，仙骨孔に骨折はないかをみる．また，第5腰椎横突起骨折をみる．第5腰椎横突起は腸骨と強靱な靱帯（腸腰靱帯）でつながっており，垂直方向への外力が加わると第5横突起骨折が生じることがある．

造影CT

　当然のことながら，ショックではCTを行ってはいけない．バイタルが安定している骨盤骨折，もしくは骨盤骨折を疑う場合は造影CTを行う．骨盤骨折は他臓器損傷を合併することが多いので，pan-scan CTでの検索が必要なことも多い．骨盤骨折ではX線のみでは診断が難しい仙腸関節の離開や仙骨骨折など後方成分の骨折がわかりやすい．骨折があれば，血管外漏出像の検索をし，TAEを考慮する．

骨盤骨折に対する止血法

止血法には，骨折の安定化と血管からの出血に対する止血法がある．

骨折の安定化には先にも述べたが，シーツラッピングやサムスリング®などの簡易固定法と創外固定が挙げられる．詳細な方法については本書「骨盤創外固定」の項 p. 216～を参照していただきたい．また，血管からの出血に対する止血法としては，動脈性出血に対する TAE と後腹膜出血・静脈からの出血に対する後腹膜ガーゼパッキング（Preperitoneal packing）がある．TAE では選択的な動脈塞栓が難しい状況では，内腸骨動脈に対して動脈塞栓を行うこともある．

後腹膜ガーゼパッキングについては，動脈への止血効果は少ないとされているが，静脈性出血に対して止血効果があるとされており，輸血量が少なくなるとも言われている．手技については，下腹部に恥骨上まで 8 cm 程度の皮膚切開をおき，白線を切開し，腹膜前腔を鈍的に剥離していく．この際，恥骨の後面から左右の腸骨翼に沿ってできるだけ愛護的に鈍的剥離をしていくことで大きな抵抗がなく仙腸関節まで達することができる．骨盤骨折があれば，骨片を触れるので，骨片で怪我をしないように注意が必要である．また，後腹膜出血があれば多くの場合，白線を切開した時点で腹膜前腔から血液が湧き上がってくるため，剥離も容易である．剥離が完了したら，ひも付きタオルなど厚手のガーゼやタオルを左右それぞれ 2～3 枚ずつ packing していく．閉創は皮膚のみでかまわないが，タンポナーデ効果が得られるようにしっかりと閉創を行う．通常，感染の危険があるため，血行動態を安定させてから 24～48 時間以内にガーゼ抜去を行う必要がある．

簡易骨盤固定法以外は診療医師の技量や施設の体制，患者の状態などに合わせて多くの場合はそれぞれの止血法を併用して血行動態を安定化させる必要がある．

症例提示

〈症例 1〉
患者：81 歳，女性．
現病歴：自宅の駐車場でしゃがんで草刈りをしていたところ，家族の運転する乗用車が後退してきてそのまま患者の左臀部に乗り上げて受傷．八戸 ER へ救急搬送となった．
既往歴：特記事項なし，内服なし
来院時現症：
〈Primary survey〉
A：開通
B：呼吸数 20 回/分，視診・触診・打診・聴診問題なし
C：橈骨動脈触知，冷汗なし，HR 90/分，BP 140/80，CRT 迅速，FAST 陰性，胸部 X 線では血気胸，肺挫傷，多発肋骨骨折なし
骨盤 X 線（図 5）：不安定型骨盤骨折

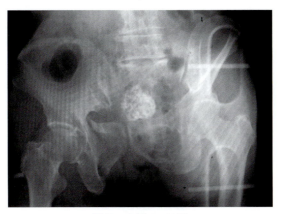

図5　症例1：X線
棘突起はまっすぐで左右対称．腸骨の高さは左が高く，左腸骨翼が小さく見える．
前方成分：恥骨結合の離開なし．閉鎖孔は左が大きい．両側の恥坐骨骨折あり．
後方成分：腸骨骨折はっきりしない，右仙腸骨関節の離開あり，仙骨骨折はわからない，腰椎横突起骨折なし．

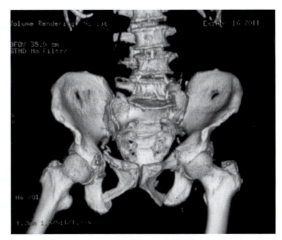

図6　症例1：3DCT
CTでの再構築画像では特に後方成分の読影がX線より容易になる．

D：E3V4M6，麻痺・瞳孔不同なし

E：36℃

経過：骨盤X線で不安定型骨盤骨折があったため，サムスリング装着．Secondary surveyを行い，バイタルが安定していたため，造影CTを施行した（図6）．血管外漏出像はなかったが，恥坐骨骨折，仙骨骨折，右仙腸骨関節の離開があり（図7），骨盤創外固定を行った．第54病日に創外固定抜釘，第67病日にリハビリ転院となった．
ISS 25，予測救命率88.7％．
不安定型骨盤骨折，外力の方向はLC．

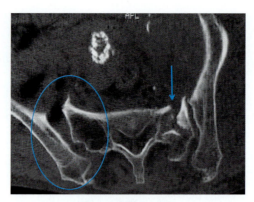

図7　症例1：CT
CTの骨条件では右仙腸関節の離開（○）と左仙骨骨折（↓）がわかる．

〈症例2〉

患者：65歳，男性．

現病歴：仕事中，フォークリフトに轢かれて，八戸ERへ救急搬送となった．

既往歴：開腹手術歴あり，内服薬なし

来院時現症：

〈Primary survey〉

A：開通

B：呼吸数24回/分，視診・触診・打診・聴診問題なし

C：皮膚湿潤，冷汗あり，CRT 3秒．HR：103/分，BP 90/60，FAST 陰性

　　胸部X線：血気胸，肺挫傷，多発肋骨骨折なし

　　骨盤X線（図8）：不安定型骨盤骨折

D：E3V4M6，麻痺・瞳孔不同なし

E：36.5℃

経過：骨盤X線で不安定型骨盤骨折があったため，サムスリング装着．ショック状態であったため，初期輸液を行いつつ，O型輸血を開始，気管挿管した．その後，PEAとなったが，1サイクルで自己心拍再開．大動脈閉鎖バルーンを留置し，TAEを行った．TAE後，バイタル安定したため，造影CTを施行（図9）．CTで両側の仙腸関節の離開，恥坐骨骨折，腸骨骨折を認めた．腹腔内にfree air，肋骨骨折，腰椎横突起骨折があった．手術室へ移動し，骨盤創外固定後に開腹手術を行い，胃損傷を修復し，open abdomen managementで集中治療を行った．第8病日に閉腹術，第15病日に骨盤内固定術を施行．DVTや感染症など合併症に難渋したが，リハビリ目的に第107病日リハビリ転院となった．
ISS 43，予測救命率49.1％．

不安定型骨盤骨折，外力の方向はAPC．

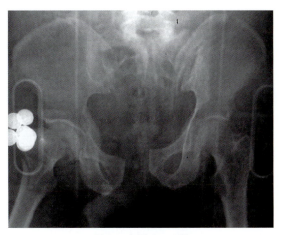

図8　症例2：X線
横突起はまっすぐで左右対称，腸骨の高さ左右差なし，右腸骨翼が大きい．
前方成分：恥骨結合が離開，閉鎖孔は右が小さい，右恥坐骨骨折あり．
後方成分：左腸骨骨折，両側仙腸関節の離開，仙骨孔左右差なし，横突起骨折なし．

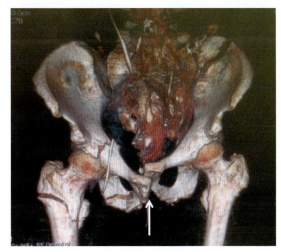

図9　症例2：3DCT
サムスリング装着により，恥骨結合の離開が整復できている（↑）．

〈症例3〉

患者：17歳，男性．

現病歴：自転車走行中に時速45 kmの乗用車と衝突し，八戸ERへ救急搬送となった．

既往歴：特になし

来院時現症：

〈Primary survey〉

A：開通

B：呼吸数28回/分，視診・触診・打診・聴診問題なし

C：橈骨動脈触知，冷汗なし，CRT迅速．HR 80/分，BP 120/70，FAST陽性

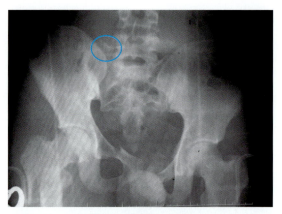

図10　症例3：X線
横突起はまっすぐで左右対称，腸骨は右が高い，右腸骨翼が小さい．
前方成分：恥骨結合の離開なし，閉鎖孔は右が大きい，右恥坐骨骨折あり．
後方成分：腸骨骨折なし，右仙腸関節の離開，仙骨孔左右差なし，右横突起骨折あり（○）．

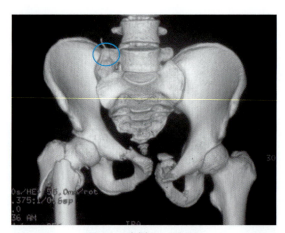

図11　症例3：3DCT
右横突起骨折あり（○），垂直剪断型の外力が加わったことが窺える．

　　　胸部X線：血気胸，肺挫傷，多発肋骨骨折なし
　　　骨盤X線：不安定型骨盤骨折（図10）
D：E2V2M5，麻痺・瞳孔不同なし
E：36.4℃
経過：不安定型骨盤骨折があったため，サムスリングを装着．
Secondary surveyでは，後頭部皮下血腫，右耳出血，右大腿の腫脹，脚長差を認めた．バイタルが安定していたので，造影CT施行（図11）．右血胸，肝損傷，右仙腸関節脱臼，右大腿骨転子下骨折を認めたが，血管外漏出像はなかった．手術室で骨盤創外固定，大腿骨直達牽引を行った．第15病日に骨盤内固定を行い，第70病日にリハビリ転院となった．ISS 50，予測救命率72.3％．
不安定型骨盤骨折，外力の方向はVS．

まとめ

不安定型骨盤骨折ではショックになるため，身体所見と画像から診断し，輸液や輸血，創外固定や TAE など適切な処置を迅速に行う必要がある．

参考文献

1) 箕輪良行，今　明秀，林　寛之　編集，地域医療振興協会　監修：Primary-care Trauma Life Support―元気になる外傷ケア，腹部/骨盤骨折，pp.32-42，シービーアール，東京，2012
2) 日本外傷学会・日本救急医学会　監修，日本外傷学会外傷初期診療ガイドライン改訂第 4 版編集委員会　編集：外傷初期診療ガイドライン　第 4 版，骨盤外傷，pp.107-115，へるす出版，東京，2012
3) Cothren CC, Osborn PM, Moore EE et al：Preperitonal pelvic packing for hemodynamically unstable pelvic fractures：a paradigm shift. *J Trauma* 2007；**62**：834-839

吉岡　隆文　よしおか　たかふみ
2006 年徳島大学卒業．救急専門医．

外傷診療 mnemonics ⑥

すきっ歯から血

語呂の考案：**東平日出夫** 先生　西オーストラリア大学 医歯健康科学部
文：**有嶋拓郎**　鹿児島大学大学院 救急・集中治療医学分野

【解説】　SHOCK は skin, heart rate, outer bleeding, CRT, consciousness, ketuatu（血圧）で見つけようというのは最近の JATEC™ コースで使われる語呂合わせです（大友康裕先生　東京医科歯科大学）．ひと頃ショックの認知に皮膚（スキン），脈拍（パルス），外出血という不思議な語呂合わせが存在していました．とにかくショックの認知は患者さんに触りながら素早く観察するということにつきますが，およそショックとかけ離れた情景に妙なおかしみがあります．

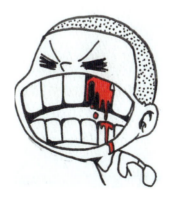

頸椎X線
「頸椎X線読影のお作法は"まずCは7個"から」

有嶋 拓郎 鹿児島大学大学院 救急・集中治療医学分野
Takuro Arishima

> **Key Note**
> - 高エネルギー外傷での頸椎X線は，簡便性がありスクリーニング検査として必要である．
> - 読影にあたっては系統立った読影法（ABCDアプローチ）を会得しておくべきである．
> - 正常写真の見え方に慣れたうえで，歪(いびつ)さに注意することが見落としを減らすコツである．

はじめに

　頸部の画像診断は頸椎固定を解除するための根拠のひとつを与えてくれる．外傷初療においてもCT検査やMRI検査が頻用される昨今ではあるが，反復検査を含めた簡便性を考慮すると単純X線の重要性までも否定するものではない．この利点を最大限に生かすためには，読み落としや読み飛ばしを減らすことが何よりも大切である．そこで本稿では実臨床で役立つようにpracticalな視点から頸椎X線の読影法を中心にまとめた．本書の井口先生の「脊髄損傷治療の新展開」p.46〜も合わせて参考にされたい．

ABCDアプローチ

　頸椎の単純X線の読み方では従来からABCSアプローチが推奨されてきた．すなわち，A：Adequacy and Alignment, B：Bone, C：Cartilage and joint, S：soft tissueの順番で系統的に読影する手法[1]である．日本のJATEC[2]ではSをDistance of soft tissueと読み替えてABCDアプローチと呼び慣わしている．

A：Adequacy and Alignment

　頸椎X線写真では側面像が最も情報量が多い．下位頸椎（C6, 7）の骨傷は頸椎7本の

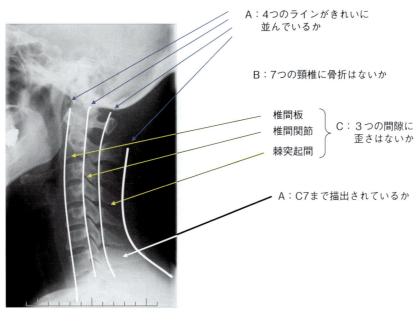

図1　側面像の読み方

損傷の中では約40%に及ぶため，下位頸椎も撮像されている必要がある．したがって，頸椎単純X線のAdequacy（適切性）は，下位頸椎が明瞭に描出されていることを確認する必要がある（外傷診療mnemonics②，p. 44参照）．下位頸椎描出方法のひとつには，仰臥位の傷病者の両手を上30度くらいの角度に挙上して尾側に愛護的に牽引する方法がある．この撮像法でもC7まで描出されないときはCT検査を追加するのが望ましい．横断CTは矢状断像に再構成することで頸椎側面像と類似した写真となる．

正面像と開口位を加えることで正診率が上がることが知られている．特にC1，2の損傷を見るためには開口位は欠かせない．その意味では気管挿管されていて開口位を撮れない傷病者においてはCT検査の追加は必須となる．

Alignment（整列）は正面および側面像において椎体の整列を確認することである．頸椎では生理的あるいは外傷による脊柱管の狭窄の有無が最も重要な読影ポイントである．ERでチェックすべき側面像のAlignmentはC1〜C7頸椎の前面，椎体後面，椎弓前面，棘突起後面をそれぞれ縦に結ぶ線に歪さがないかを調べることである．C1には棘突起がないので棘突起のAlignmentだけはC2〜C7を結ぶ線になる（図1）．

正面像におけるAlignmentは椎体の左右の側面を縦に結ぶ線と棘突起を縦に結ぶ線に注目する（図2）．特に棘突起のラインは頸椎の前方脱臼をチェックするときに有用である（図3）．棘突起の間隔の歪さも前方脱臼のチェックに有用である[3]（図4）．

開口位におけるAlignmentではC1とC2の椎体の左右それぞれを縦に結ぶ線に歪さがないかをチェックする（図5）．1mmでも歪さがあればCTの横断像で環椎の骨折の有無をチェックするべきである．

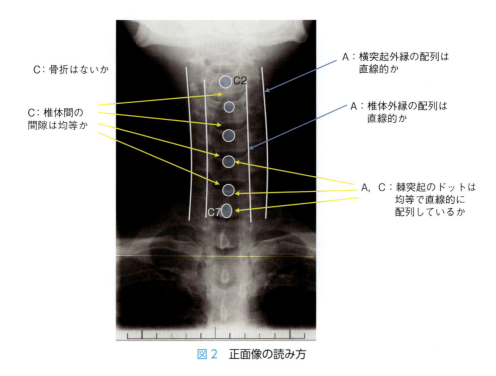

図2　正面像の読み方

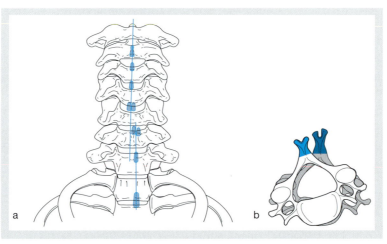

図3　第5頸椎の右椎間関節前方脱臼による正面像の模式図
C5の右椎間関節での前方脱臼（b）によりC5より頭側の棘突起の整列とC6以下の棘突起の整列にずれが生じる（a）ことを示している．

B：Bone（骨）

　筆者は骨折の確認においては椎体→椎弓→棘突起の順番に頸椎を1本ずつ見るように心がけている．また，後頸部の診察ではC7の棘突起（隆椎）は触知しやすいので，疼痛の有無を確認しておくことは読影の一助になる．頸椎カラーによる固定は一時的に解除して後頸部を触知する必要があるが，頸椎カラーをしている傷病者には必須の診察手技と心がける．

　開口位でのBoneのチェックは歯突起骨折の有無を入念にチェックする．開口が不十分

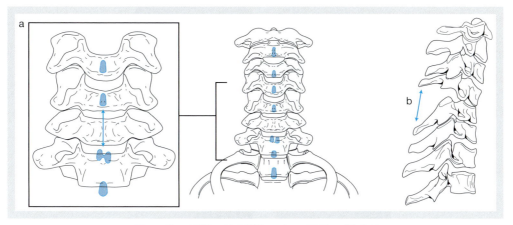

図4　第4頸椎の前方脱臼による正面像の模式図
C4の前方脱臼（b）によりC5の棘突起間の靱帯も破たんしていることが，正面像の（a）でC4とC5の棘突起間距離の開大で示唆される．

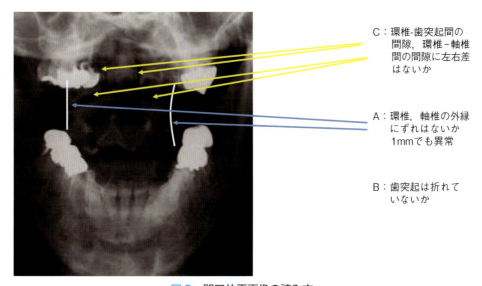

C：環椎-歯突起間の間隙，環椎−軸椎間の間隙に左右差はないか

A：環椎，軸椎の外縁にずれはないか　1mmでも異常

B：歯突起は折れていないか

図5　開口位正面像の読み方

であると歯牙との重なりが生じて読影が難しくなる．突起の部分の骨折，歯突起の基部の骨折，軸椎（C2）椎体に及ぶ骨折の3タイプがあるが歯突起基部の骨折が最も多い．

C：Cartilage and joint（軟骨と関節）

　側面像における椎体間の間隙と椎間関節の間隙，棘突起間の間隙がチェックポイントである．間隙の狭小化や拡大などの歪さはその上下椎体いずれかの損傷を示唆する．椎間関節の間隙は瓦を重ねたように見えるが前方脱臼で椎間関節が前方に乗り上げたときにはこの層状の間隙が消失する（図6）．正面像でも椎体間の間隙は確認できる．またAlignmentの段落でも述べたが，棘突起はドット（大きな点）のように見えるがそれぞれのドットの

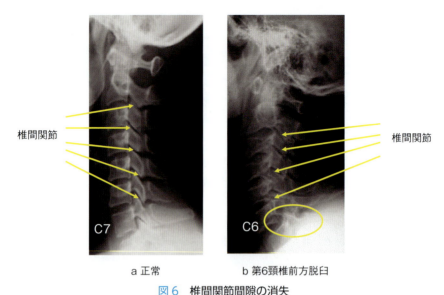

図6　椎間関節間隙の消失
aでは椎間関節が層状の間隙として描出されている．bではC6-7間の椎間関節間隙が消失している．

間隔の歪さは前方脱臼の存在を示唆する所見となる（図3, 4）．環椎（C1）と軸椎（C2）は椎体面と歯突起で固定されている．開口位での間隙ではC1とC2の椎体間の間隙は容易に観察できる．加えて，歯突起とC1で出来る間隙の左右差に注目すると歯突起の骨折やC1の骨折の発見に役立つ（図5）．

D：Distance of soft tissue（軟部組織）

　一般的に骨周囲の軟部組織の肥厚は急性期の骨傷の存在を示唆する．逆に軟部組織の肥厚を伴わない骨折像は陳旧性を疑う所見である．頸椎の椎体部の骨折では，咽頭や気管と椎体との間の軟部組織が肥厚する．この部位の軟部組織の肥厚は，気道緊急と直接的な関連がある．Preventable Trauma Deathを回避するためには見落としの許されない所見である．咽頭後面は5～7 mm，気管後面は20～21 mmを目安として軟部組織肥厚を確認する（図7）．軟部組織肥厚は超音波でも観察できるが熟練を要する．また，本来はC：Cartilage and joint の範疇に入るが，環椎歯突起間隙（ADI：Atlanto-dental interval）もDistanceとしてここで確認する．成人では3 mm以内である．小児では間隙は5 mm以内である．ADIの開大は歯突起を固定する横靭帯の損傷を示唆するために環軸椎亜脱臼を示唆する．症状がなくても非常に不安定な所見である．CT検査は，搬送の手間とリスクはあるが肥厚部位の量的質的精査ができる．すなわち肥厚部位の範囲，活動性出血の有無，皮下気腫の有無，骨折の確認なども同時に実施できるので，安全に撮影できる整った環境であれば追加検査として有用である．

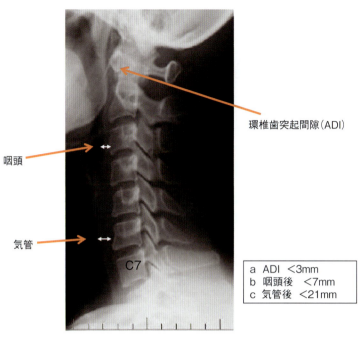

図7 頸椎X線 Dのポイント

まとめ

頸椎X線はER内で撮影できることから，傷病者を過度な危険にさらすことなく実施できる外傷診療向きの検査である．高エネルギー外傷患者（当然頸椎カラーは装着されている）では，適正な頸椎X線を撮影して，系統的に読影することを励行したい．正常所見に精通することで歪さは発見しやすくなることも強調しておきたい．

文献

1) Swain A, Dove J, Baker H：The spine and spinal cord. ABC of Major Trauma 3rd Ed, pp.48-55, BMJ books, 2001
2) 日本外傷学会・日本救急医学会 監修，日本外傷学会外傷初期診療ガイドライン改訂第4版編集委員会 編集：外傷初期診療ガイドライン JATEC 改訂第4版．へるす出版，東京，2012
3) Raby N, Berman L, Lacey G：Accident & Emergency Radiology 2nd Ed, pp.144-169, Saunders, 2005

有嶋　拓郎 ありしま　たくろう

1986年鹿児島大学卒業．大阪大学病院，国立呉病院（現 呉医療センター）で外科研修．その後，鹿児島大学病院，豊橋市民病院で救急医として働き，名古屋大学病院では集中治療医として研鑽を積む．2009年富山大学救急・災害医学講座，2016年から鹿児島大学の現職に就く．日本救急医学会評議員・指導医，日本集中治療医学会専門医．JATECインストラクタートレーナー，AHA-BLS，ACLSインストラクターなどのOJTも継続中．

頭部CT
「外傷性の脳血管病変に注意」

大庭　正敏 大崎市民病院 鹿島台分院長
Masatoshi Oba

> **Key Note**
> - 頭部外傷を合併した多発外傷.
> - 外傷性脳動脈損傷に注意.
> - 仮性脳動脈瘤は破裂しやすい.

はじめに

　外傷初期診療における頭部CTの基本はPTLSテキストや成書をご参照いただくこととし，本稿では，MRIも血管内治療もまだ普及し始めたばかりの頃，苦い思いをした約20年前のコールドケースを紹介します．多発外傷に合併した外傷性の脳血管病変には注意が必要です．ダイナミックに変化するCT所見から何を考えるか？　少し難易度は高いですが，知っておくと役に立つかもしれません．

症例提示

患者：20歳，女性．深夜乗用車運転中大型トラックと正面衝突して受傷．救急車にて搬入された．
来院時現症：顔面外傷あり．気道は用手確保可能，呼吸窮迫，ショック状態，意識障害あり．
〈Primary survey〉
　気道確保のため気管挿管を行った．呼吸状態は安定し酸素化も良好，胸部X線写真では大出血なし．骨盤骨折（坐骨骨折）あり（図1）．収縮期血圧 70 mmHg，輸液を開始．意識レベル：GCS6（E1V1M4），瞳孔両側3 mm，対光反射は鈍．四肢の動きは逃避のみ．

〈Secondary survey〉
　頭部CT施行．頭蓋底骨折と外傷性くも膜下出血を認めた（図2）．胸腹部CTでは胸腔，腹腔の内臓器損傷や明らかな出血はなし．四肢は，右上腕骨骨折，右尺骨骨折を合併（図3），左右大腿に裂創あり，外来で縫合，骨折部をシーネ固定し集中治療室に収容した．

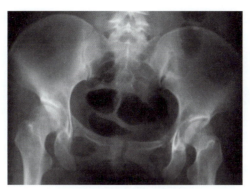

図1　骨盤正面X線像
坐骨骨折を認める．

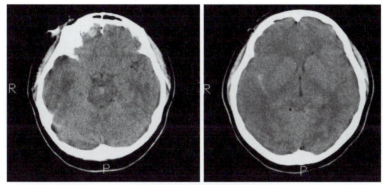

図2　来院時CT像
右シルビウス裂にくも膜下出血，気脳症を認める．

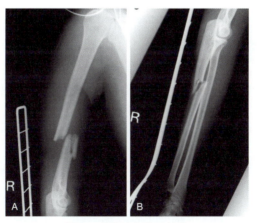

図3　来院時上肢X線像
A：右上腕骨骨折　B：右尺骨骨折

〈入院後経過〉

輸液と輸血によりバイタルサインは安定．第4病日の頭部CTで，右内頸動脈領域に低吸収域の出現を認めた（図4）．第7病日，CTにて脳底槽の描出不良と正中偏位を認めた（図5）．吸入Xeによる脳循環測定を施行したところ，右大脳半球の再灌流所見を認め（図6），

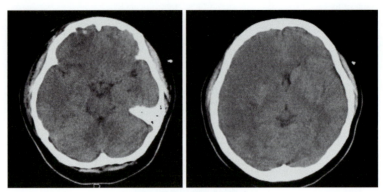

図4　第4病日CT像
右大脳に低吸収域を認める.

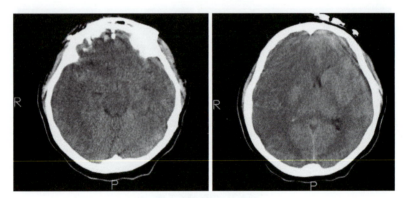

図5　第7病日CT像
脳底槽の描出不良，わずかに正中偏位あり.

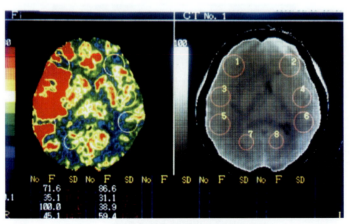

図6　第7病日 XeCT による脳循環測定
右半球の贅沢灌流を認める.

外傷による内頸動脈閉塞→再開通を疑った．意識レベルは GCS13（E3VTM6）に改善したため，抜管した．第14病日の CT で右大脳半球の低吸収域消失（図7）．第16病日 MRI，MRA 施行，明らかな血管閉塞や脳血管攣縮の所見は認めなかった．第20病日には，

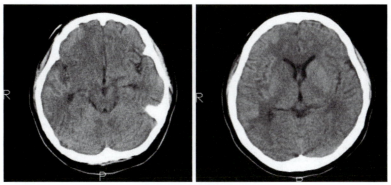

図7　第14病日CT像
右半球の低吸収域は消褪している．

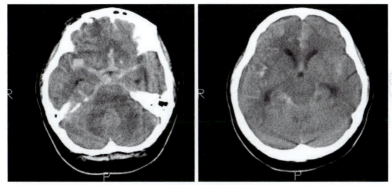

図8　第20病日CT像
大量のくも膜下出血を認める．

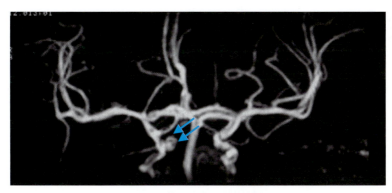

図9　第16病日MRA像
頭蓋内動脈の狭窄・閉塞などはないが，右内頸動脈に動脈瘤を認める．

　意識レベルGCS14（E4V4M6）に改善．ところが同日，排便中突然の意識障害出現し，昏睡状態となる．CTにてmassiveなくも膜下出血を認めた（図8）．間もなく自発呼吸停止．第21病日，心室性の不整脈から心室細動となり，蘇生を試みるも不成功にて心停止．剖検は得られなかった．第16病日のMRAをよく見ると右内頸動脈に動脈瘤を認め，これが破裂したものと考えられた（図9）．

考 察

○外傷性脳動脈損傷

この症例は多発外傷症例で，外傷性脳動脈損傷により，内頸動脈の閉塞→再開通→仮性脳動脈瘤の破裂による死亡というまれな経過をたどった症例です．来院時のCTでは外傷性くも膜下出血の所見が認められました．意識障害があり，びまん性脳損傷と考えて保存的に治療を行いました．ところが，数日後右大脳半球に低吸収域が出現し，右内頸動脈の閉塞を疑って脳循環測定を施行しましたが，むしろ再灌流によるHyperemiaの状態を呈していました．

骨盤骨折などにより，血管造影検査が困難だったため，MRIとMRAで脳実質および脳血管の検査を行ったところ，左右の頭蓋内主幹動脈の描出は良好で脳血管攣縮の所見も認めませんでした．右上肢の骨折の手術時期を検討していたところ，突然くも膜下出血を発症，MRAを再検してみると，右内頸動脈に動脈瘤を認めました．外傷による仮性動脈瘤が破裂し大出血を起こして不幸な転帰に終わった残念な症例です．

○損傷機転と仮性動脈瘤の形成

閉鎖性頭部外傷後に頭蓋内内頸動脈損傷が加わることは比較的まれな病態であり，頭蓋骨骨折を呈した頭部外傷のうち内頸動脈損傷を合併したものは0.43％に過ぎず，また外傷性脳動脈瘤は全脳動脈瘤の0.15〜0.4％との報告もあり，脳神経外科医にとっても遭遇する機会はまれとされています．頭蓋内内頸動脈の損傷を受けやすい部位は，頭蓋底の側頭骨岩様部，海面静脈洞部および硬膜内移行部の3カ所で，損傷機序は，頭蓋底の骨折部位に近接しているためか，もしくは，血管可動性が変化する移行部に回旋力がかかるためと考えられています．本症例では，受傷時に動脈壁に損傷が生じ，動脈解離による閉塞に至ったものと考えました．外傷から虚血症状出現までは受傷後24時間以内に約80％とされており，また外傷性脳動脈瘤の80％は仮性動脈瘤で，受傷後2〜3週間後に破裂リスクのピークを迎え，破裂した場合の死亡率は32〜54％で，予後は不良と報告されています．

○診断と治療

外傷性脳動脈瘤の診断は一般的に困難とされています．特徴的な血管造影所見である経時的な瘤サイズの変化，造影剤の停滞所見，瘤壁の不整，広いneckや，neckの欠損などが知られていますが，外傷後初めて発見された未破裂脳動脈瘤の場合は，外傷に起因して発生したものかどうかの判断は，年齢や部位，外傷機転から可能性を考えるほかはなく，真の鑑別は困難です．外傷性脳動脈瘤は仮性動脈瘤のため正常壁を持っておらず，一見正常に見えるneck近傍の血管も損傷している可能性があります．そのため通常瘤内コイル塞栓術やclippingのみでは根治困難であり，親動脈の塞栓術やトラッピング手術が必要で，バイパス術の併用も考慮する必要があります．

研修医と指導医の会話

指導医「このケースではCT所見の推移を見てみましょう．入院時のCT所見はいかがですか？」

研修医「右のシルビウス裂にくも膜下出血を認めます．気脳症と頭蓋底骨折もありますね．明らかな血腫や脳挫傷の所見はありません．正中偏位はなく脳底槽も描出されています．脳ヘルニアの所見はないと思います．」

指導医「そうですね．意識障害の原因は何が考えられますか？」

研修医「神経外傷としてはびまん性軸索損傷．全身的には低血圧性ショックも原因と考えられます．」

指導医「そのとおりですね．では，この症例で受傷数日後に出現した低吸収域は脳梗塞の所見ですか？」

研修医「そう思いました．外傷性の内頸動脈損傷あるいはくも膜下出血後の脳血管攣縮かと思ったのですが．脳梗塞の所見とは違うのでしょうか？」

指導医「でも，XeCTでは脳血流はむしろ増加していますね．これはいわゆる贅沢灌流と呼ばれる状態で，虚血後の再灌流に起因する脳浮腫を見ているのだと思われます．数日後には消失しているのがその根拠となります．」

研修医「確かに，臨床症状はむしろ良くなっていますし，CT所見でも，脳溝や脳槽がはっきり見えていますね．」

指導医「この症例は，受傷時に内頸動脈損傷による動脈解離などに起因する一過性の血行障害が起こっていた可能性がありますね．血流の再開により贅沢灌流現象が生じてCTで脳浮腫による低吸収域の所見を呈したのでしょうね．」

研修医「なるほど．意識障害の原因は，外傷による脳血管の閉塞も鑑別する必要があるのですね．」

指導医「この症例の脳動脈瘤の部位はどこですか？」

研修医「くも膜下出血を起こしているので硬膜内の内頸動脈と考えられます．」

指導医「外傷性内頸脳動脈瘤の好発部位の1つですね．このほかの好発部位は海面静脈洞部や側頭骨岩様部ですが，これらの部位に発生した動脈瘤が破れるとどうなりますか？」

研修医「海面静脈洞内に破れるとCCF（内頸動脈－海面静脈洞瘻）になります．」

指導医「頭蓋底骨折があると副鼻腔内に破れて激しい鼻出血をきたすこともありますね．この症例のように多発外傷でショック状態の場合には呼吸循環の安定化がまず第一に優先されますが，意識障害の背景には多彩な神経外傷の病態が潜んでいることがあり，注意が必要です．」

研修医「破裂する前に治療はできなかったのでしょうか？」

指導医「（苦笑）その当時は，外傷性の内頸動脈瘤にまでは思いが至りませんでした．何が原因でこのように致死的なくも膜下出血が起こったのかわかりませんでした．画像資料を見直したら診断はすぐついたのですが，MRAで確認したときは，時

すでに遅しでした.」

文献

1) 辻上智史, 出井　勝, 三原千恵ほか：頭部外傷により遅発性頭蓋内内頚動脈解離を呈した症例. 日職災医誌 2004；52：52-57
2) 村上　優, 森谷淳二, 渡邊啓太：頭部外傷の既往を有する若年性脳動脈瘤に瘤内コイル塞栓術を行った1例. 脳神経血管内治療 2013；7：106-110

大庭　正敏　おおば　まさとし

1980年東北大学卒業. 広南病院脳神経外科, 東北大学脳神経外科にて研修. 日本脳神経外科学会専門医, 日本救急医学会専門医, 日本脳卒中学会専門医.

外傷診療 mnemonics ⑦

頭文字 D と切迫する D

語呂の考案：坂本哲也 先生　帝京大学医学部附属病院 救命救急センター
文：有嶋拓郎　鹿児島大学大学院 救急・集中治療医学分野

[解説]　頭文字 D はイニシャル・ディと読むのが通のようです. 車の漫画が流行するのは外傷に携わる人たちにとっては複雑でもあります. せめてレース場の物語であってほしいのですが・・・. イニシャル D は「Drive」と思っていたら「Dream」とのこと,「Death」でないのはせめてもの救いでした. 一方, 切迫する D は低下した, あるいは急速に低下する意識レベル, 四肢麻痺, 瞳孔不同, 徐脈を伴う高血圧など頭部外傷による脳ヘルニアを示唆する兆候で頭文字の D は「Disability」を示します. 切迫する D は夢を追いかける状態が危機に瀕していると解釈すると不思議なことに Dream でも意味が通りそうな気がします.

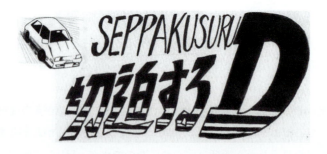

外傷パンスキャン
「時間を意識した撮影，読影と戦術の立て方」

昆　祐理　Yuri Kon
松本　純一　Junichi Matsumoto　聖マリアンナ医科大学 救急医学
今　明秀　Akihide Kon　八戸市立市民病院 救命救急センター

> **Key Note**
> - 外傷CTの読影は3段階読影で行う.
> - 第1段階読影のFACTでは緊急度の高い所見を拾い上げる.
> - FACTが終了すれば終了ではない．続けて第2段階読影を行う必要がある.

はじめに

　外傷診療におけるCTの有用性を示す報告はすでに多く出版されており，本邦でも2013年に改定された『外傷初期診療ガイドラインJATEC第4版』において，画像診断の項目が追加された[1,2]．そこでは，切迫するDがあった場合，頭部CTと同時に体幹を撮影することが許容され，また，FACT（Focused assessment with CT for Trauma）を含む三段階の読影方法が紹介されている．これは，情報量の多いCTからできるだけ短時間に，緊急度の高い損傷から評価していこうとする読影手順であり，時間の重要性が強く意識されたものとなっている．外傷診療は「時間との戦い」であることは言うまでもないが，CT検査やその読影であっても，その戦いの中にいることを忘れてはならない．検査や読影だけではなく，検査前の準備も含め，すべてのプロセスが時間との戦いである．本稿では，時間を意識した外傷パンスキャンの撮像方法，読影手順と，読影結果を生かした治療戦略の立て方について解説する．

外傷パンスキャンの撮像方法

　CT検査の適応やプロトコールは，施設ごとにハード面やソフト面を考慮して決定されているものと思われる．CT撮像のためにはバイタルサインの安定が大前提であるが，ER内にCTが装備されている特別な施設や，蘇生に必要なマンパワーや装備が十分に確保されているなど，恵まれた環境下ではバイタルサインが不安定であってもCTが行われるこ

表1　忘れがちな金属とその対策方法

注意する金属	対策方法など
バックボードに付いているベルトの金具	アンパッケージのときに外す． 救急隊に協力してもらう．
アクセサリー：ネックレス 　　　　　　　ピアス	カラーに隠れて見えないこともあり，現場で外してもらうなど救急隊と連携． 看護師に協力してもらう．耳以外にも注意（臍など）．
ヘアピン	看護師に協力してもらう． カツラなどに付随している物にも注意．
モニター類	X線不透過のコードの用意．CT室内で動脈拍動を触知するなどして代用． 体温計を挟んだままのことも少なくなく，要注意．
その他	ポータブルX線写真で確認できた異物は極力取り除くことをチームで共有．

とがあるかもしれない．どのような環境下であったとしても，CTはあくまでも検査でしかなく，それに費やされる時間は最小限に留めるとともに，十分な準備をして検査に臨まなければならない[3]．われわれは，おおよその目安として，非常に急いで検査を行う場合は7分，そうでなくても基本的には10分以内で検査を行うことを目指して行動している．ここでいう検査時間とは，CT室に入室してから，スキャンを行って退室するまでの時間である．短時間で検査を済ませるためには，蘇生環境の整ったERで前もって準備しておく必要があり，搬送中のトラブルを防ぐという観点からも重要である．CTに行く前の準備の中には，蘇生に必要な用具一式の用意はもちろん，アーチファクトを引く金属（表1）の除去，輸液の補充やルートの長さの調節など，細かなことも含まれる．各種デバイス，ルート類の整理や移動時間短縮のため，ボード固定型点滴棒（SISM社，バックボードツリー™）も開発されている（図1）．

CT検査は，予測された損傷だけでなく予測されなかった損傷の発見にも寄与するが，かといってすべての症例にCTを行うわけにはいかず，施設の状況に合わせたプロトコールを話し合っておくべきである．当院では，重症外傷患者搬送の連絡が入った時点で放射線科医やIVR医はERへ向かうようなシステムとなっているが，おおむねのプロトコールとしては図2のように撮影している場合が多く，症例に応じてアレンジしている[4]．

外傷パンスキャンの読影

CT画像情報は，治療方針を左右する重要な情報源である[4]．画像情報を外傷診療の中で迅速に治療に反映させるためには，大量の画像情報から漫然と損傷部位を探すのではなく，効率的に緊急度の高い所見から評価していく必要がある．その具体的読影手順として，DIRECT研究会※で提案された三段階読影法が，『外傷初期診療ガイドラインJATEC改訂第4版』やPTLSでも取り上げられるようになった．今まで外傷パンスキャンの系統立っ

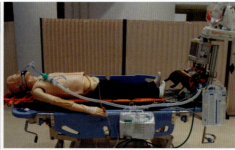
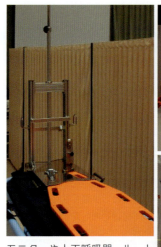
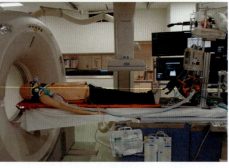

モニターや人工呼吸器，ルートやチューブ類を整理し，バックボードの足側に装着する架台．バックボードを持つだけで，ルートなどのデバイスも一緒に移動可能．

図1　バックボードツリー
（第49回日本腹部救急医学会総会　松村洋輔ほか：安全で迅速な検査・移動を可能とするバックボード装着型多用途架台（Backboard Tree）の臨床使用より引用）

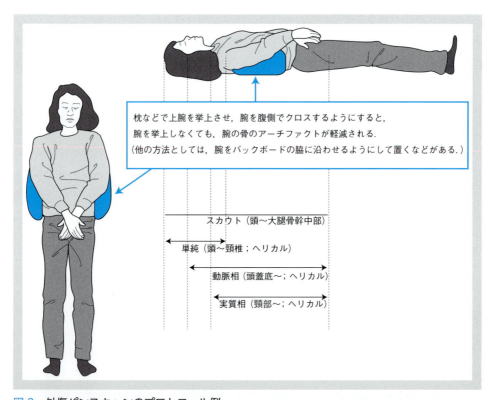

枕などで上腕を挙上させ，腕を腹側でクロスするようにすると，腕を挙上しなくても，腕の骨のアーチファクトが軽減される．
（他の方法としては，腕をバックボードの脇に沿わせるようにして置くなどがある．）

スカウト（頭〜大腿骨幹中部）
単純（頭〜頸椎；ヘリカル）
動脈相（頭蓋底〜；ヘリカル）
実質相（頸部〜；ヘリカル）

図2　外傷パンスキャンのプロトコール例

た読影方法は確立されていなかったが，この読影方法は一つの標準的方法になりつつある．本稿では，この三段階読影手順について，一部具体例を提示して解説する[2,6,7]．

> ※ DIRECT 研究会
> DIRECT とは「Diagnostic and Interventional Radiology in Emergency, Critical care and Trauma」の頭文字をとったものである．DIRECT 研究会は救急診療における画像診断と IVR に関して，その普及と質の向上により救命率の改善に寄与することを目的とした研究会である．内因性救急疾患や外傷の画像診断セミナー，IVR ハンズオンセミナーなどを開催している．症例は以下の URL 参照．
> DIRECT 研究会ホームページ　http://direct.kenkyuukai.jp/

＜第１段階読影＞

　第１段階では，緊急度の高い損傷を迅速に評価するために，焦点を絞ったCT読影（Focused Assessment with CT for Trauma：FACT）を行う．FACT で見るべきポイントは以下のとおりである（図3）．

①緊急開頭が必要な頭蓋内血腫の有無を見る．ここでは大きな損傷がないかどうかをざっと確認するにとどめ，軽微なくも膜下出血や脳挫傷，転位を伴わない頭蓋骨骨折などは評価しない．

②大動脈弓部〜峡部で，大動脈損傷や縦隔血腫の有無を見る．大動脈損傷の約９割は大動脈峡部に好発するため，全大動脈を追う作業はここでは行わない．大動脈狭部は水平断像で左肺動脈が見えるレベルの辺りに相当するため，大動脈弓部が見えてから左の肺動脈が見えるレベルまで，大動脈の輪郭は丸く追えるかどうか，縦隔血腫がないかどうかに注目する．左肺動脈が見えるレベルまで見たら③のプロセスに移行する．

③②が終わったレベルで肺実質が評価しやすい肺野条件に変更し，広範な肺挫傷の有無を見ながら尾側に下りていく．

④肺底部まで到達したら，血気胸の有無，心囊血腫の有無を確認する．

⑤その後，一気に骨盤底のレベルまで下り，ダグラス窩・膀胱直腸窩の液体貯留（＝腹腔内血腫）の有無を見る．④が終了した後，つい上腹部臓器の損傷を評価しがちであるが，上腹部には見るべき臓器が多く，ここで停滞してしまうと全身を見渡すのが遅くなり，緊急度の高い他部位の所見を捉えることが遅くなる懸念がある．FACT では，緊急度・治療の優先度の高い「ヤバい」所見から拾い上げて，その症例にどれくらいの時間の猶予があるのかを見極めながら読み進めていく必要がある．上腹部に出血源があって，ここまで血腫が溜まっているのであれば，大量の出血を示唆する「ヤバい」所見であるため，まずこの場所に血腫がないかどうかを評価する．この場所に下りてくる途中で，もし上腹部に所見が見つかったとしても心に留めながら後で評価するとして，骨盤底までためらわずに下りてきて，緊急度の高い所見の評価をまず行う．

⑥続いて，骨も見えるような条件（濃度）に変更し，骨盤骨折，後腹膜や椎体周囲の血腫の有無を見ながら上腹部まで上がっていく．骨や筋肉は左右対称な構造であり，左右差を見比べながら見ると，所見が拾い上げられやすく，受傷エネルギーの方向を推察する

①緊急開頭が必要な頭蓋内血腫の有無

正常像　　　　　　　　　　positive

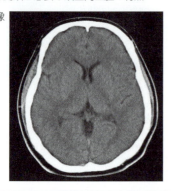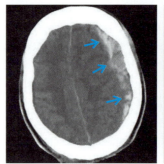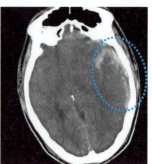

②大動脈弓部〜狭部に好発する大動脈損傷

正常像　　　　　　　　　　positive

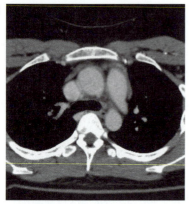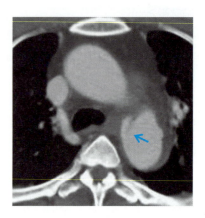

③広範な肺挫傷の有無

正常像　　　　　　　　　　positive

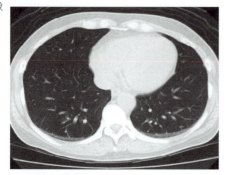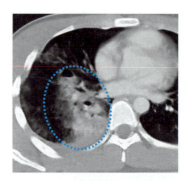

④肺底部で血気胸，心嚢血腫の有無

positive

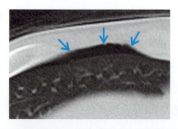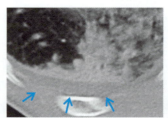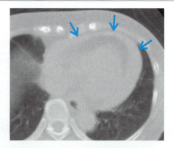

図3　FACTで見るべきポイント
（DIRECT研究会　第27回，28回シラバス一部引用）

⑤ダグラス窩/膀胱直腸窩の腹腔内血腫

正常像

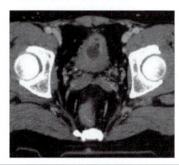

positive

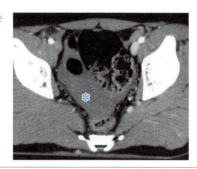

⑥骨盤骨折，後腹膜血腫や椎体周囲の血腫
正常像

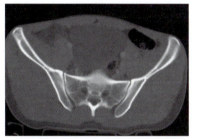

positive

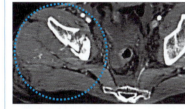
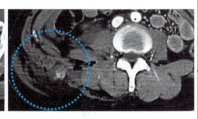

⑦腹部実質臓器損傷，腸間膜血腫の有無
正常像

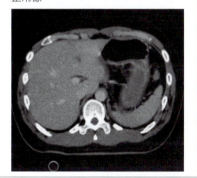

positive

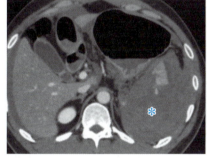
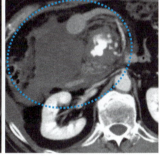

図3 のつづき

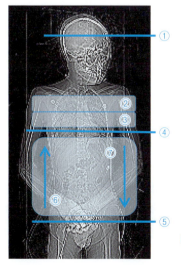

図4　FACTの読影手順
（DIRECT研究会　第27回，第28回シラバス一部引用）

こともできる.

⑦上腹部まで到達したら，実質臓器（脾臓・肝臓・腎臓・膵臓）の損傷の有無を見ていく．臓器を評価するときには，肝臓であれば肝臓だけに注目し隅から隅まで目を配り，次に脾臓も同様に隅から隅まで見ていく，といったように臓器一つ一つを注目して見ていくと見逃しが少ない．このときに，⑥で受傷エネルギーの方向がわかっていれば，エネルギーの加わった側の臓器から評価していくと良いだろう．最後に臓器周囲や腸間膜に血腫がないかどうかを見て，FACT終了となる.

FACTを行っている中で，活動性出血として造影剤の血管外漏出像（extravasation）が目に入った場合は所見として捉えてかまわないが，正確な判定には動脈相と実質相を見比べなければわからない場合も多く，FACTでは能動的にextravasationを探すことはしない．しかし，extravasationは，今まさに出血している事実を示す重要な所見であるため，FACTでこのような結果を得た場合には，FACTで評価できていない領域も含め，速やかに次の第2段階読影を行う．

FACTは迅速読影手順であり，これに費やせる時間は3分以内としている．3分を目安とした理由は，CTのコンソール上で検査と並行して画像を評価する際に，ERに戻るか，それとも手術室や血管撮影室に向かわなければいけないのか，といった大まかな方向性を患者がCTを終えて退室するまでに決定したいためである．FACTの読影手順を図に表してみると図4のようになる．この方法では，画像閲覧時のページングの往復回数を少なくすることで，時間が無駄にならないよう工夫されている．もし，上記の手順に従わずに損傷を探して無目的に全身を上下して観察することがあれば，時間が浪費されることとなる．実際には，上記手順でスムーズに評価できるよう十分経験を積めば，FACTでの評価項目に入っていない部分にも気づくようになり，短時間でより多くの所見を拾い上げられるようになるはずである（例えば，頭部から胸部に下りていく途中で頸部血腫に気づいたり，肺挫傷内のextravasationに気づいたりできるようになるかもしれない）．

外傷診療はチーム医療であり，画像情報もチーム全体でそのつど共有することが大切である．これまでは「パッと見た感じ，何もなさそう」といった具合で情報共有がなされてきたかもしれないが，この形だと，どことどこに損傷がないのか，互いに共有できていなかったかもしれない．しかし「FACT, negative」や「FACTでは肝損傷とダグラス窩に血腫あり」などと表現することで，簡潔に正しい情報共有ができるようになるという利点もFACTには期待できるのである．

<第2段階読影>

第2段階読影では，FACTで評価していない，あるいは十分に評価しきれていない，緊急処置を必要とする損傷を探していく．FACTで評価していない代表的な損傷は，活動性出血（extravasation, pseudoaneurysm），腸管損傷，脊椎・脊髄損傷などである．これらを検索するときには，受傷機転や画像所見からメカニズムを推察し，水平断像だけではなく，多断面構成画像も用いながら，想起される損傷を見ていくとよい[6]．症例ごとに個別

の損傷を評価していく過程である第2段階読影の手順をFACTのように提示することはできないが，ここでは，メカニズムを考えながら読影する手順につき，実症例を用いて解説する．

症例提示

患者：60歳代，女性．
受傷機転：路上歩行中にワゴン車と接触した後，run overされて受傷．

〈Primary survey〉
　BP 151/56 mmHg，HR 81 bpm，SpO$_2$：77％（10 L/分），RR 48回/分
A：口腔内出血により気管挿管
B：右血気胸あり，右胸腔ドレーン留置
C：FAST陰性（ただし，脾周囲評価困難）
D：E4V4M6（挿管前）
E：体温34.6℃，左大腿変形腫脹あり

　Primary survey終了時のバイタルサインは，BP 117/53，HR 95，SpO$_2$：100％であり，高エネルギーによる多発外傷が疑われるため，外傷パンスキャンを施行した．FACTの結果は図5のとおりである．

　第2段階読影ではまずFACTが陽性であれば，その損傷部位に活動性出血がないかどうかを探していく．活動性出血があったなら，その出血部の組織密度（空間としての窮屈さ，緩さ），被膜断裂の有無などを確認し，バイタルサインや凝固障害の有無と合わせて検討しながら治療戦略を立てる．治療戦略を立てるうえでの必須検討項目は，慌ただしい診療の最中でも忘れることがないよう，ABCDEFGSとしてまとめられている（表2）．

　画像情報と臨床情報から認められた損傷部位ならびに想定されるメカニズムは図6に示すとおりで，本症例では，右側では上半身に圧迫が加わり，骨盤部では左側に強い圧迫を受けたようである．四肢では肉眼的に，左前腕の変形腫脹が認められたことから，右側から上半身に車が衝突し，患者は左手をつくようにして倒れ，さらに左骨盤レベルがrun overされたことがメカニズムの一つとして推察される．その他にもいくつかのメカニズムが推察される可能性はあるが，画像情報や臨床情報と照らし合わせながら，より筋道の通るメカニズムを推察し，起こるべき損傷を見落とさないようにする．本例であれば，体の右側や骨盤部，大腿にかけて血腫などないかあらためて目を配り，腸管損傷がないかどうか，力が加わった部分の筋肉内に血腫*がないかどうかなどを検索していくこととなる．本症例では強く力が加わった右肩周囲の筋肉内に血腫が認められたので，活動性出血がないかどうか動脈相と実質相で見比べ，表2の項目を検討した．腸管損傷に伴う腹腔内遊離ガス像を検索し，全脊髄の損傷を検索した（腸管損傷や脊髄損傷は認めなかった）．第2段階読影で確認した損傷を示すと図7のとおりになる．このようにして，画像情報からメカ

①頭部：開頭が必要な頭蓋内血腫（−）

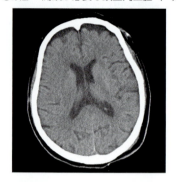

⑤ダグラス窩腹腔内血腫（−）

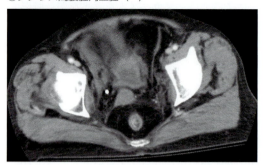

②大動脈損傷（−）

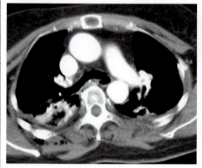

⑥左骨盤骨折（＋）

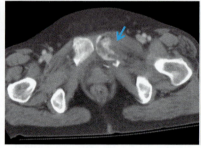
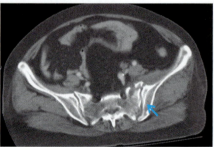

③広範な肺挫傷（＋）

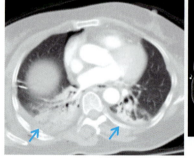

⑦肝損傷（＋）右副腎損傷（＋）

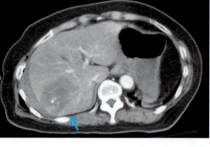
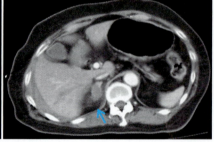

④右血気胸（＋）心嚢血腫（−）

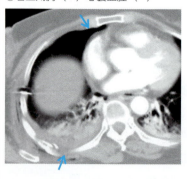

⑦肝損傷以外の腹部実質臓器損傷/腸間膜血腫（−）

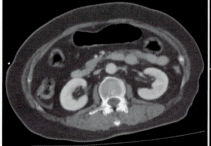
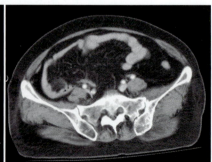

図5　FACT 結果

表2 "ABCDEFGS"
"所見の緊急性"を把握し,"今後迫り来る危機"を予測して二,三歩先ゆくmanagementを考えるための検討項目

・Age	年齢
・Bleeding points/space	活動性出血の数と空間
・Coagulopathy	凝固系破綻,線溶亢進型DIC
・Drug & history	易出血性の基礎疾患,内服薬
・Event to study time	受傷後の経過時間
・Form of organ injury	損傷形態,被膜破綻の有無
・Grade of energy/GCS	エネルギーの大きさ/GCS
・Shock & vital signs 　(Speed of extravasation)	循環動態の推移 　(活動性出血の出方/スピード)

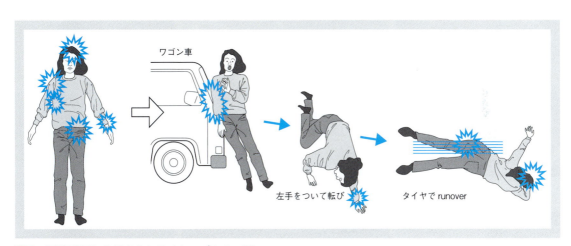

図6 画像所見から想定されるメカニズムの一例

ニズムを推察⇔推察されたメカニズムに沿って損傷部位を検索・評価していくということを,多断面構成画像も用いて行っていく.

　第2段階読影で認められた複数の損傷に対して,その中でも何を優先すべきか,ABCDEFGSを検討して治療戦略に役立てていく.特にextravasationは今まさに出血している緊急度の高い所見であり,extravasationを見たらABCDEFGSのうち画像情報から確認できるBFの項目を検討して治療戦略に役立てていく.出血に対する治療戦略を立てるうえで,施設ごとで得意な治療手段をとることが時間短縮の手段の一つではあるが,これをもとに治療戦略を立てると,より効果的な止血戦略が立てられる.本症例の実際の治療戦略については,IVRの稿を参照いただきたい.

* **筋肉内血腫**
　筋肉内の血腫にextravasationが認められる場合,その所見が凝固障害を意味することがある.筋肉内は組織密度が比較的高めであり,筋肉内の出血はある程度の時間が経過すれば本来止血するものと思われる.本例のように筋肉内でextravasationがみられる場合には止まるはずの出血が止まっていない,つまり,凝固障害があるのではないか,と考えマネージメントを早

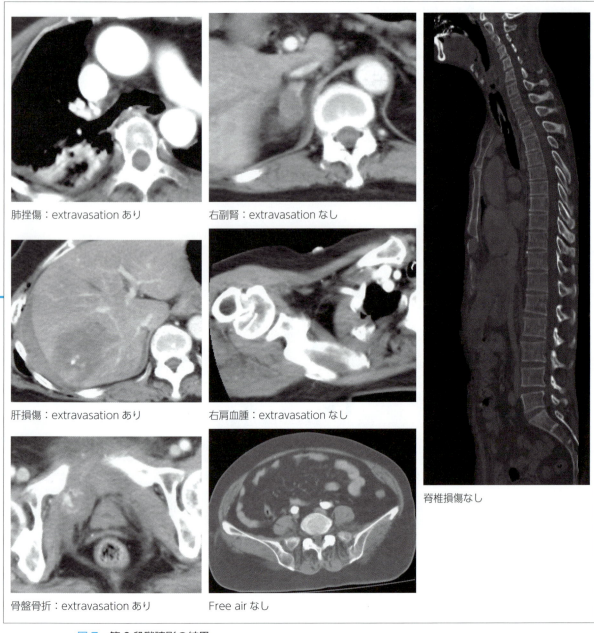

図7 第2段階読影の結果

めに開始できる（ただし，組織挫滅が激しい場合には凝固障害とは関係なく，筋肉内の活動性出血はみられ得る）．われわれの施設では採血の結果が出るよりも先に外傷パンスキャンが撮像されることが多く，第2段階読影でこの所見を拾い上げたときには，凝固障害を想定したマネジメント（具体的には新鮮凍結血漿：FFPのオーダーと解凍の開始）を行っている．

また，肩・頸部・大腿などの皮下，筋肉内に活動性出血が認められながらも，他部位の止血のために手術や血管撮影が行われる場合には，覆布がかかることで血腫の継時的変化を体表から観察することが困難になってしまうことがあるため，圧迫を行う，他部位の処置中も注意して覆布の中を観察する，必要であれば塞栓を追加する，などの対策を講じる必要がある．

治療に直結する読影は第2段階読影までである．見逃しチェックの第3段階読影は，止血治療中やICUに患者が入室した後など，落ち着いてからでかまわない．場合によっては翌日，放射線科医に読影依頼することでもいいだろう．

おわりに

現場に求められるのは，第2段階読影までである．第1段階目のFACTは読影するポイントがいくつか決まっているため機械的に評価していくことが可能であるが，第2段階目以降は，決まった評価ポイントがないため，その読影は救急医が行うことになる．救急医療の現場では，外傷のみならず，救急全般において画像診断は救急医に求められている．外傷診療や救急診療に画像診断は不可欠であるが，残念ながら将来的にも放射線科医の関与は限定的であると予想せざるを得ず，外傷診療・救急診療にあたる救急医は，画像診断能力の向上に努めなくてはならない．より質の良い外傷診療ならびに救急診療には，画像診断の力の向上が不可欠であると言っても過言ではないだろう．

文献

1) Huber-Wagner S, Lefering R, Qvick LM et al：Effect of whole-body CT during trauma resuscitation on survival：a retrospective, multicentre study. *Lancet* 2009；**373**：1455-1461
2) 日本外傷学会，日本救急医学会：外傷初期診療ガイドラインJATEC改訂第4版．へるす出版，東京，2012
3) 松本純一：Trauma Radiology―外傷診療における画像診断とIVR―．画像診断 2013；**33**：1512-1516
4) 水沼仁孝：外傷パンスキャンの実際．臨床画像 2012；**28**：26-37
5) van Vugt R, Kool DR, Deunk J et al：Effects on mortality, treatment, and time management as a result of routine use of total body computed tomography in blunt high-energy trauma patients. *J Trauma Acute Care Surg* 2012；**72**：553-559
6) 一ノ瀬嘉明，松本純一，船曳知弘ほか：外傷パンスキャンの読み方．画像診断 2013；**33**：1517-1526
7) 一ノ瀬嘉明，松本純一，船曳知弘ほか：時間を意識した外傷CT診断；Focused Assessment with CT for Trauma（FACT）からはじめる3段階読影．日外傷会誌 2014；**28**：21-30

昆　祐理 | こん　ゆり

2004年3月弘前大学医学部医学科卒業．八戸市立市民病院救命救急センターでの勤務経験から，救急領域における放射線診療の必要性を感じ，2012年4月から聖マリアンナ医科大学救急医学・放射線医学にて研修し，現在に至る．救急専門医，JATECインストラクター．

MEMO

情熱外傷診療

3 ER手技を確実に

輪状甲状靭帯切開
「気道確保の最後の砦」

吉岡 勇気 徳島赤十字病院 高度救命救急センター
Yuki Yoshioka

> **Key Note**
> - 輪状甲状靭帯切開では，左手が重要．
> - 喉頭を固定し，位置を見失うな！
> - 12歳以下では切開は禁忌．
> - 輪状甲状靭帯穿刺を行う．

輪状甲状靭帯切開の実際

　輪状甲状靭帯切開は外科的気道確保が必要な際に行われる．すなわち，気道緊急であり，経口（または経鼻）気管挿管が行えないときである（CVCI＝Cannot Ventilate, Cannot Intubate）．12歳以下の小児では禁忌であり，その場合は輪状甲状靭帯穿刺を行い酸素化を図る．その後必要であれば，気管切開を行い気道確保を行う．

　最近の輪状甲状靭帯切開を検討したいくつかのReview articleによると，輪状甲状靭帯切開の気道確保の成功率は90％を超えるとのことである（ただし，病院前での施行も含む）[1]．

　側面図（図1）を参照すれば，輪状甲状靭帯が皮膚表面との距離が最も短い部位である

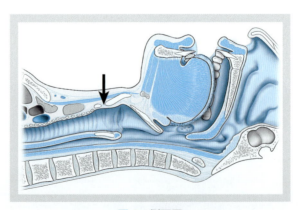

図1　側面図
輪状甲状靭帯が皮膚表面と気道との距離が最も近い．

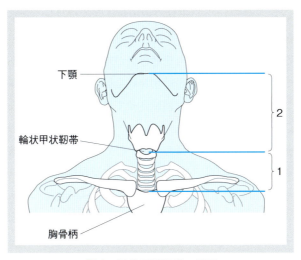

図2　輪状甲状靱帯の位置

ことがわかる．気管切開では，皮膚表面から気管までの距離がより長くなるため，緊急の外科的気道確保では推奨されていない．

輪状甲状靱帯の位置は，甲状軟骨と輪状軟骨を皮膚より触診することでその間に触れることができる．しかし，極端な肥満や短頸の患者では触知できない場合もある．その場合は，下顎から胸骨切痕までを2：1に内分する位置が，おおよその輪状甲状靱帯のメルクマールとなる（図2）．

〈必要物品〉

必要物品は下記のとおりである．
・＃10もしくは11　メス
・内径6〜7 mmの気管切開チューブ（または同サイズの気管チューブ＋スタイレット）
・ペアン鉗子　などの鉗子類
・固定用のテープ類
・BVM（Bag-Valve Mask）などの気道管理カート一式

〈手技〉

可能であれば，頸部を広めに消毒を行う．外傷では頸椎保護に努めるため，頸部伸展は行わない．覆布をかける．術者は患者の右側に立つ（右利きの場合）．左手掌を患者顎にのせるようにしておいて，中指・母指にて甲状軟骨を左右から挟み込んでおき，示指にて輪状甲状靱帯を触診，固定する．左中指・母指は喉頭と正中位を把握しておくため，輪状軟骨と甲状軟骨を把持しておく．この左手での喉頭固定は，靱帯切開とチューブ留置を完遂するまで継続し，外してはならない．

＃11メスにて約2 cmの縦切開にて皮膚を切開する．深く切開する必要はない．横切開よりも縦切開のほうが静脈損傷をきたしにくく，出血量が少なくて済む（JATEC™では横

切開と記載されている．経験が少ない医師は縦切開のほうが安全）．皮下組織を縦切開すれば，すぐに輪状甲状靱帯が見えてくる．今度は横切開にて，輪状甲状靱帯を約1.5 cm切開する．呼吸停止でなければ，切開孔より患者呼気が呼出されてくる．あれば，モスキート鉗子や曲ペアン鉗子などを用いて，靱帯の切開孔を拡張する．それら鉗子がなければ，メスをひっくり返して柄を切開口に挿入し回転させて拡張する（推奨しないとする成書もある[1]）．指を挿入して拡張する方法もある．ほかに，滅菌した鼻鏡を用意しておき，鼻鏡を切開口に挿入して拡張することもできる[2]．鉗子がある場合は鉗子を横方向に開いたまま頭側に倒し，患者顎にのせるようにして左手で保持しながら，拡張された切開孔へチューブを挿入する．内径6 mmの気管切開チューブ（なければ同サイズの気管チューブ（ETT＝Endotracheal Tube）にスタイレットを挿入したもの）を用いる．気管切開チューブは先端が鈍なプラスチック製の内筒が入っており，挿入しやすい．通常のETTでも挿入できるが，固定を皮膚にテープで行うため，固定性が悪く容易に深くなってしまい，片肺挿管となるので注意が必要である．ETTを挿管する場合は深さは4〜5 cm程度で十分である．チューブ挿入の際，初心者は足側に先端を向けようとしがちである．切開孔からまずは真下（患者背側）に挿入することがコツである．

カフを膨らませた後，BVM（Bag-Valve Mask）を装着し換気する．胸郭挙上の視診，5点聴診，EtCO$_2$モニターなどにより，通常のETTの場合と同様に気道確保の確認を行う．

〈合併症〉

ある報告によると，ERで行われた輪状甲状靱帯切開122例のうち，28.7％の症例でなんらかの合併症を認めた[3]．

出血は通常静脈性であり，圧迫により止血できる．チューブを挿入することで切開部にもある程度の圧がかかるため，術中出血したとしても挿入後は止血していることがほとんどである．ごくまれに甲状腺動脈の分枝を傷つけて動脈性に出血することがある．チューブ挿入後も出血が続くようなら，適宜結紮など止血する．

チューブの皮下や縦隔への迷入は必ず気づかなくてはならない．この場合，BVMで換気していてもバッグは硬く感じられ，皮下気腫が生じてくる．もちろん胸郭挙上はなく，聴診上も呼吸音は聞こえない．すぐにチューブを抜去し，再挿入する．ETTを挿入する場合，口側にETT先端が向いてしまうこともありえる．この場合，まずGEB（Gum-Elastic Bougie）を切開孔より挿入し，それをガイドにしてETTを挿入すればよい．

気管や，食道など喉頭にある器官を損傷してしまうこともある．また，まれであるが，気胸を合併することもある．

長期間，輪状甲状靱帯切開により気道確保した場合は，のちに気管狭窄をきたすことがある．したがって，長期間の外科的気道確保が必要な症例では，輪状甲状靱帯切開に引き続き，気管切開術を施行する．

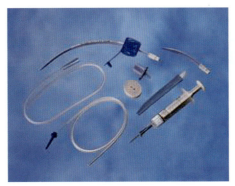

図3　ミニトラックⅡセルジンガーキット®
(Smiths medical社)

輪状甲状靱帯穿刺について

　輪状甲状靱帯に14Gのサーフロ針にて穿刺を行い，外筒を留置し，酸素化をはかる手技である．細いサーフロ針を留置するため，換気は十分できず，高二酸化炭素血症をきたす．靱帯切開を行えない12歳以下の小児では，代わりにこの靱帯穿刺を行う．

　穿刺の際に便利な輪状甲状靱帯穿刺キットも発売されている（図3）．

〈必要な物品〉
・14Gのサーフロ針
・2.5 mLのシリンジ

〈手技〉
　患者左側に立つ（右利きの場合）．可能であれば，消毒・局所麻酔を行う．左手にて患者の甲状軟骨・輪状軟骨を母指，中指で把持する．示指にて輪状甲状靱帯を触知する．気管に対して30〜60度の角度で輪状甲状靱帯をシリンジを装着したサーフロ針で穿刺する．陰圧をかけながら足側に向けて穿刺を行う．シリンジ内に空気が引けることを確認したら，外筒のみを留置する．外筒にシリンジを装着し抵抗なく空気が引けることを確認する．

　ジェット換気を行える施設はなかなかないかもしれない．その場合，高流量100%酸素を直接留置した外筒に装着する．1秒装着し（酸素を送り込み）4秒間解放することを繰り返し行い，酸素化を図る．

　気管切開術などの確実な気道確保ができ次第，穿刺したサーフロ針は抜去する．

症例提示

患者：50歳代，男性．
　山奥で木伐採に従事していた．切り倒した木が自分の方向に倒れてきて受傷．一緒に作

業していた仲間により救急要請された．顔面から出血あり．受傷から救急隊の接触まで時間がかかることが予想されたため，防災ヘリが要請された．しかし，山中では現場の同定が困難であり，現場付近までヘリは到達したものの，ホイストによる救助はできなかった．救急隊がようやく接触（受傷後1時間）．発語はなんとか可能であったが，下顎を中心に顔面外傷あり，気道管理に注意を払いつつ，防災ヘリでのピックアップの段取りを進めた．ランデブーポイントでホイストにより患者収容．ヘリ収容直後，心停止となった．CPRが行われながら，当院へ搬送された．体幹部外傷なし．経口気管挿管は下顎動揺強く不可能であり，輪状甲状靱帯切開を行い，6.0 mm のETTを留置した．しかし，心拍再開することなく，死亡された．

考察：現場への医師投入ができれば，現場で輪状甲状靱帯切開を行い，救命できた可能性が高い．Aiでは上顎下顎骨の骨折と外傷性SAHを認めたのみであった．

参考文献

1) Kenneth Mattox, Ernest Moore, David Feliciano：Trauma, Seventh Edition. McGraw-Hill Professional, 2012
2) http://www.youtube.com/watch?v＝NtIBZfWuRtg
3) Dunham CM, Barraco RD, Clark DE et al：Guidelines for emergency tracheal intubation immediately after traumatic injury. *J Trauma* 2003；55：162-179

吉岡　勇気 よしおか　ゆうき

2003年大阪大学卒業．八戸救命にて救急医修練．2013年春より徳島へ．
徳島で"劇的救命"一緒にやりませんか．

MEMO

胸腔ドレナージ
「B（呼吸）の異常を解除せよ」

野田頭達也　今　明秀　八戸市立市民病院 救命救急センター
Tatsuya Nodagashira　Akihide Kon

Key Note
- 胸腔内へ示指を挿入し，安全かつ確実にチューブを挿入する．
- 緊張性気胸のサインを見逃さずに速やかに挿入する．
- 合併症，チューブトラブルには十分に気をつける．

はじめに

胸部外傷における胸腔ドレーン留置は，致死的胸部外傷の蘇生に必要な治療手技であり，胸部外傷治療の基本の手技である．確実かつ迅速に挿入できるように習熟しなければいけない．

[目的]
胸腔内圧上昇による閉塞性ショックを解除する．胸腔内の空気，血液などを排出し肺を膨張させる．

[適応]
緊張性気胸，大量血胸，開放性気胸，低酸素をきたす気胸，陽圧換気が必要な気胸など．

[禁忌]
絶対的禁忌はない．癒着がある場合は慎重に挿入する．

[手技の実際]
①挿入部位は，第4-5肋間，中腋窩線の前方，大胸筋を避ける．上肢を挙上すると肋間が開き操作が容易となる（図1）．
②挿入部位周囲を十分に消毒，被覆する．
③挿入部位の皮下，肋骨上縁，胸膜まで局所麻酔を行う．経静脈的に鎮痛薬を併用してもよい（図2）．
④皮膚切開は，示指が挿入できる程度（約3～4cm）とし，肋間のやや下方に横切開を行う．

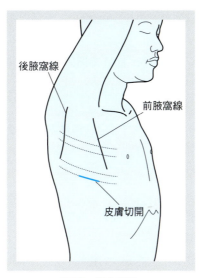

図1 挿入部位

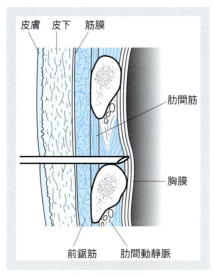

図2 局所麻酔

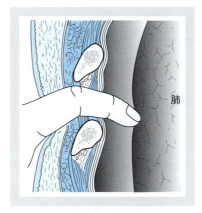

図3 胸腔内に示指を挿入

⑤ペアン鉗子で鈍的に剝離していく．筋膜を鈍的，鋭的に破り，肋骨上縁で肋間筋を剝離，胸膜を鈍的に突き破る．鉗子が深く入ると肺損傷，心血管損傷の危険がある．胸膜を突き破り鉗子を開くと，空気あるいは血液が噴出する．

⑥示指をルートに沿って挿入していく．筋膜の切開が不十分だと示指が肋間に入らない．肋間が狭く入らない場合は小指を挿入する．胸腔内に指が挿入されたら，癒着の有無，凝血塊の有無などを確認する．骨折がある場合は，指を傷つけないように気をつける（図3）．

⑦28 Fr または 32 Fr の胸腔ドレーンを挿入する．チューブをペアンで把持しルートに沿って胸腔内へ挿入する．内筒は先端が出ないようにする．

⑧チューブ内の液体の呼吸性変動，曇り（fogging），空気の流出入音などで胸腔内に注入されているのを確認する．
⑨ドレーンバッグに接続する．water seal で開始．必要に応じて持続吸引（−10〜15 cmH$_2$O）する．
⑩皮膚縫合，ドレーンの固定を確実に行う．
⑪胸部X線写真を撮影する．バイタルサイン，血液ガス，SpO$_2$ などで治療効果を確認する．

[合併症]

感染症（膿胸，刺入部感染），チューブ迷入，胸腔内臓器損傷，腹腔内臓器損傷，横隔膜損傷，肋間動静脈，神経損傷など．

チューブトラブル（接続はずれ，チューブ閉塞，屈曲，事故抜去など）に注意する．

症例提示

患者：30歳，男性．胸部外傷．

〈病院前〉

6:20 飲酒運転で電柱に衝突．屋根が潰れ，シートとの間で頭部，下肢を挟まれた状態．ドクターカーで現場出動．

A：評価困難，B：呼吸音清，左右差なし，C：橈骨動脈触知，頻脈，D：E1V1M5，救助中に酸素投与，静脈路確保．屋根を除去したところで，発語あり，意識 E4V5M6 に改善．

7:08 救命救急センターに搬入．

〈Primary survey〉

A：発語あり，気道開通

B：左呼吸音減弱，呼吸数36回，SpO$_2$ 90%（O$_2$ 10 L リザーバーマスク）

C：血圧 138/59 mmHg，脈拍 132/分，全身冷汗，FAST 陰性
　胸部X線写真（図4）で，左血気胸，縦隔が右へシフト，右鎖骨骨折を認める．骨盤X線写真は，異常なし．ただちに，左第5肋間から胸腔ドレーン 32 Fr を挿入，air の噴出あり，出血量 1,000 mL．

D：E4V5M6.

〈診断〉

左血気胸，左第1肋骨骨折，右鎖骨骨折，右肩甲骨骨折，右第2肋骨骨折，左坐骨骨折
ISS：29，TRISS Ps：96.2%

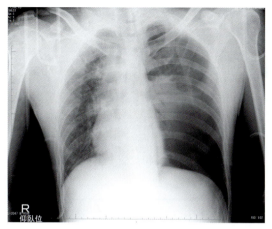

図4　搬入時胸部X線写真
気胸があり縦隔が右へシフトしている．

〈経過〉

経過良好で5日目にドレーン抜去し，12日目に退院した．

参考文献

1) 日本外傷学会，日本救急医学会：外傷初期診療ガイドラインJATEC改訂第4版．へるす出版，東京，2012

野田頭　達也　のだがしら　たつや

1988年自治医科大学卒業．青森県立中央病院で研修，大間病院，弘前大学第二外科，野辺地病院などを経て現職．外科専門医，救急科専門医．

骨髄内輸液
「針1本で危機打開」

光銭　大裕　東京都立多摩総合医療センター 救命救急センター
Daiyu Kohsen

> **Key Note** 骨髄内輸液のポイント
> - 躊躇しないことが患者の命を救います．
> - 急いでライン確保が必要であるがラインキープできない時が適応です．
> - 少しの練習で誰にでもできます．
> - 注意すれば合併症は少ないです．

症例提示1

患者：1歳5カ月の女児，心肺停止．

　心疾患術後で他院で治療中であった．深夜，呼吸をしていないことに母親が気づき，救急要請した．現場到着時，心肺停止状態，初期波形はPEAであった．

　当院搬入直後に骨髄穿刺を施行し，搬入後2分でアドレナリン0.1mg投与，6分後に心拍再開した．

A：骨髄針の適応

　心肺停止だけが適応ではありません．危機的状況でラインがとれない，「急いでライン確保が必要であるがラインキープできない時」が適応です．

　意識がある場合は局所麻酔を使用することもあります[3]．

B：骨髄穿刺の禁忌＝ほぼ末梢ライン確保と同じ

- 穿刺場所の感染，ひどい汚染
- 一度骨髄穿刺をトライした骨
- 骨折している，もしくは疑いがある骨

一度骨髄穿刺して抜けた，失敗した，骨折している骨に穿刺して輸液するとどうなるか…

1度穿刺した骨の穴

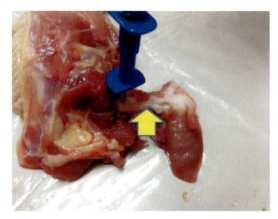

輸液すると…

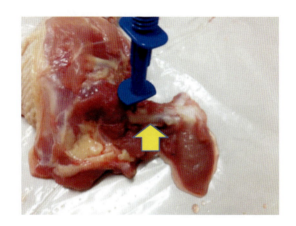

骨に開いた穴から輸液が漏れる

C：選択され得る穿刺の場所

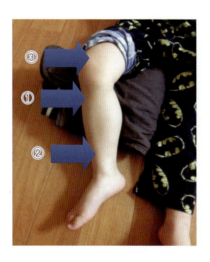

①脛骨近位部：脛骨粗面から1〜2 cm遠位で内側の平坦な場所．場所がわかりやすく，穿刺も容易で，固定もしやすく，最もポピュラーな場所です．

②脛骨遠位部：足関節内果から1〜2 cm近位で平らなところ（下の写真）．学童でも成人でも手動の骨髄針で穿刺可能．

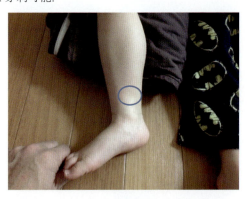

③大腿骨遠位部：筋肉や軟部組織が厚くやや難しい．（両側の脛骨においてすでに骨髄路確保が失敗していたので大腿骨遠位部を選択した．下の写真．）

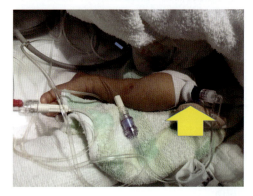

④上前腸骨棘（いわゆる腰骨の出っ張り）

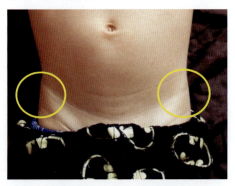

⑤上腕骨近位部：痛みも少なく，穿刺しやすいとされますが，手動の骨髄針では難しいです．下の写真のように患者の手をへその上に置き，上腕骨を近位へ触りながら結節を探します．結節を触れたら，そこから1cm近位が刺入点です．穿刺時は45度横から穿刺します．

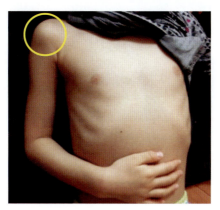

⑥鎖骨：第一選択ではないが，合併症なく有効であったという報告もあります[10]．

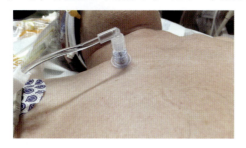

＜合併症＞

　重篤な合併症として骨折，骨髄炎，コンパートメント症候群などがあります．
・頻度は骨髄炎0.4％，骨折0.1％[11]，コンパートメント症候群0.6〜0.8％[1,12]．
・一番多い「外に漏れる，皮下に漏れる」という薬剤漏出の頻度は0.6％〜3.7％[11]．
・成長板損傷，脂肪塞栓は理論的には起こりえますが報告はありません[2]．

[対策]

　漏出は合併症の中では頻度として多く，それに引き続く軟部組織損傷，コンパートメント症候群の発生を最小限にするために穿刺部の観察を怠らないことが大切です．
　漏出が起こってしまったら，RICE（安静，冷却，圧迫，挙上）で対処します[3]．

〈手技の練習〉

　少々値段は張りますが，大きめの骨付きの鶏肉で練習するとより実践的です．
　骨髄針にはいくつかの種類はありますが，使いやすいものであれば何でもよいでしょう．

①針先を骨にコツっとあてたまま（大事なコツです），針先が動かないように錐で穴を開けるイメージでグリグリと回しながら押します．

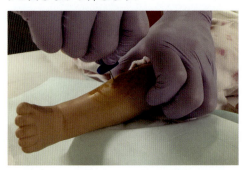

②ドスっと抜けて抵抗がなくなったら手を離してみます．支えなしでも骨髄針が立っているか？（グラグラしていたら刺さっていない）．支えなしで立っていれば，内筒を抜きます．

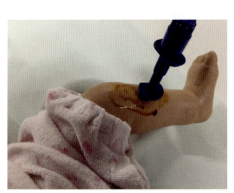
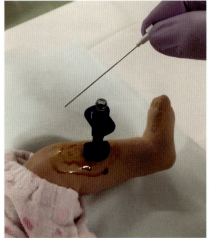

③点滴を接続し10 cmのシリンジでフラッシュしてみます（骨髄は組織で満たされているので，フラッシュしないで点滴を解放してもふつう滴下はありません）．

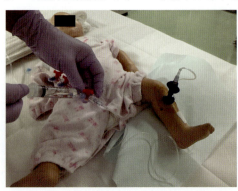

④漏れがないか，腫れてこないか，点滴が流れるか，「漏れ，腫れ，流れ」をチェックします．（骨髄針刺入部の背側も確認します）．

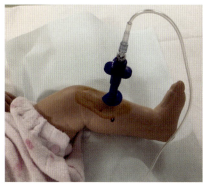
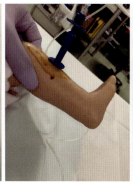
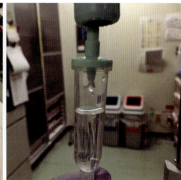

「　漏れ，　　　　　腫れ，　　　　　流れ　」
を確認する

　静脈から投与できる薬は何でも投与可能です．軟部組織に漏れると皮膚損傷を起こす可能性がある薬剤も使用するので，きちんと入っているか確認は大事です！
①針は立っているか？
②10 cm シリンジで点滴をフラッシュして，「漏れ，腫れ，流れ」を確認．
③入った後も観察を怠らない．

症例提示 2

患者：2 歳の女児．救急搬送，痙攣持続のまま初療室に搬入された．
　四肢末梢も冷たく，末梢ライン確保できず，EZ-IO® を使用し骨髄針でラインを確保施行し，ミダゾラムを再投与した．

　小児，成人に関わらず EZ-IO® は手動式の骨髄穿刺より成功率が高いと言われています[4,5]．病院の初療室や病院前診療のセッティングでも 1 回の成功率が高く，成功までの時間も早いと言われています[6〜9]．合併症が手動式よりも多いという報告はありません．実際に使用してみると，簡単で早い印象があります．やり方の基本は手動式と同じです．

〈EZ-IO® を使用した手技の実際〉

バイダケア社 EZ-IO® 骨髄輸液路確保用骨髄ニードル穿刺システム
（写真提供：アイ・エム・アイ株式会社）

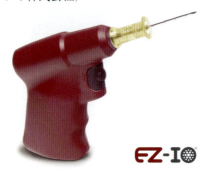

皮膚をすばやく消毒して，針の長さを選択します．一般に体重で針を選択しますが，皮膚が厚くて使用中に抜けることがあり，皮膚の厚さで選択したほうが抜けません．

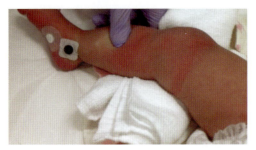

骨にコツっと針を当てたまま（これは大事なコツ），機械本体の重みで穴を開けるようなイメージでドリルのスイッチを押します．抵抗がなくなったらドリルを止めます（強く押しすぎると深く刺さります）．

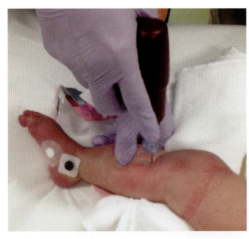

機械を外してみてしっかり針が立ってグラグラしなければ内筒を抜いて点滴を接続します．
EZ-IO® の固定キットも有用です．

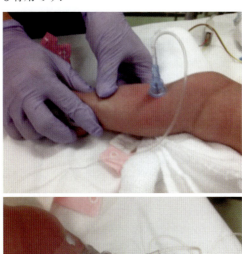

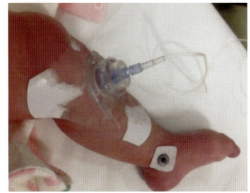

①針は立っているか？
②10 cm シリンジで点滴をフラッシュして，「漏れ，腫れ，流れ」を確認する．
③入った後も観察を怠らない．

まとめ

- 骨髄穿刺は「急いでライン確保が必要であるがラインキープできない時」が適応．
- 骨髄針が入っているかの確認は，
   ⇒ 支えなしで骨髄針が立っているか？
   ⇒ 10 mL フラッシュして，「漏れ，腫れ，流れ」を確認．
- 骨髄針が入った後も継続観察を怠らない．
- 他のルートが入ったら，可能な限りすぐに抜く．

参考文献

1) Rosetti VA, Thompson BM, Miller J et al：Intraosseous infusion：an alternative route of pediatric intravascular access. *Ann Emerg Med* 1985；**14**：885-888
2) Nagler J, Krauss B：Videos in clinical medicine. Intraosseous catheter placement in children.

N Engl J Med 2011 ; **364** : e14

3) Vizcarra C, Clum S : Intraosseous route as alternative access for infusion therapy. *J Infus Nurs* 2010 ; **33** : 162-174
4) Brenner T, Bernhard M, Helm M et al : Comparison of two intraosseous infusion systems for adult emergency medical use. *Resuscitation* 2008 ; **78** : 314-319
5) Horton MA, Beamer C : Powered intraosseous insertion provides safe and effective vascular access for pediatric emergency patients. *Pediatr Emerg Care* 2008 ; **24** : 347-350
6) Olaussen A, Williams B : Intraosseous access in the prehospital setting : literature review. *Prehosp Disaster Med* 2012 ; **27** : 468-472
7) Leidel BA, Kirchhoff C, Bogner V et al : Comparison of intraosseous versus central venous vascular access in adults under resuscitation in the emergency department with inaccessible peripheral veins. *Resuscitation* 2012 ; **83** : 40-45
8) Davidoff J, Fowler R, Gordon D et al : Clinical evaluation of a novel intraosseous device for adults : prospective, 250-patient, multi-center trial. *JEMS* 2005 ; **30** : suppl 20-23
9) Paxton JH, Knuth TE, Klausner HA : Proximal humerus intraosseous infusion : a preferred emergency venous access. *J Trauma* 2009 ; **67** : 606-611
10) Iwama H, Katsumi A, Shinohara K et al : Clavicular approach to intraosseous infusion in adults. *Fukushima J Med Sci* 1994 ; **40** : 1-8
11) Barlow B, Kuhn K : Orthopedic management of complications of using intraosseous catheters. *Am J Orthop（Belle Mead NJ）* 2014 ; **43** : 186-190
12) Hallas P, Brabrand M, Folkestad L : Complication with intraosseous access : scandinavian users'experience. *West J Emerg Med* 2013 ; **14** : 440-443

光銭　大裕 こうせん　だいゆう

2004年東京慈恵会医科大学卒業．東京慈恵会医科大学柏病院にて初期研修．2006年4月より八戸市立市民病院救命救急センター，2012年4月より東京都立小児総合医療センター救命救急科，2015年4月より東京都立多摩総合医療センター救命救急センター．救急専門医，総合内科専門医．

心嚢開窓術
「胸骨裏の心嚢にハサミで穴を開けろ」

今　明秀　Akihide Kon　八戸市立市民病院 救命救急センター

> **Key Note**
> - 目標の心嚢は胸骨の背側．剣状突起の頭側ではない．胸骨まで剝離する．
> - 心タンポナーデでは心膜と心臓の間が血餅で充満している．盲目的にハサミで心膜を切っても心臓を傷つけない．
> - 胸骨裏の心嚢に穴を開ける．

はじめに

　心タンポナーデは緊急処置しないと，心停止する．静脈留置針を用いた心囊穿刺で心囊液吸引が不十分なときは，代替方法を考えなければならない．

　3つの方法がある．①静脈留置針にガイドワイヤーを入れて透析ブラッドアクセスカテーテルに入れ替える．②左前側方開胸して，心膜を切開開放する．③剣状突起下の皮膚を切開して，心囊に至る心囊開窓術．

　ここでは，心囊開窓術を解説する．救急室では，手術室と違い，筋鈎が用意できないこともある．筋鈎なしで完結できる方法を提示する．

準備する器具

　処置前に心エコーで大量の心囊液貯留を確認する．消毒し，ドレープをかける．ショック状態で行う手技なので局所麻酔は省略できることが多い．心電図モニタ，除細動装置を用意する．手術器具はメス，ハサミ（刃先の曲がったクーパー曲剪刀が適している．剝離操作もできる），無鈎鉗子だけでいい．血餅に備えて内腔の広い胸腔チューブを用意する．

基本的事項とコツ

[体位]
- 仰臥位で行う（心囊穿刺で上体を挙げるのとは違う）．
- 右側に立つ．

[手術手技]

図1参照：ショックなので無麻酔．皮膚切開は剣状突起を挟んで上下に約8 cmの正中切開を置く．深さは胸骨表面，剣状突起の白い骨膜が見えるくらいまで．腹部は白線まで．

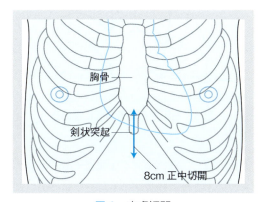

図1　皮膚切開

図2参照：皮膚切開創をハサミの先で左右に分けて剣状突起表面を明らかにする．剣状突起の尾側の筋膜白線をハサミで正中切開する．腹膜手前で止める．剣状突起の先端に付着する腹直筋の一部をハサミで切り離す．

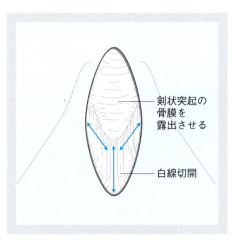

図2　白線を正中切開

図3 参照：剣状突起の先端から剣状突起の背側に右示指をこじ開けながら進める．左右には，腹直筋が見える．右示指は最初指の掌側を天井側に向けて胸骨正中線の裏に進める．胸骨の背側に癒着している心膜を剥離することになる．示指は指の根元が隠れるまで深くMP関節まで入れる．

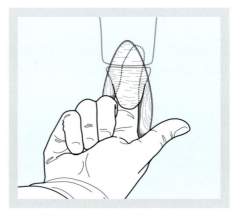

図3　右示指を胸骨背面に進める

図4 参照：右示指を天地反転し，指の掌側を床側にする．術者の右肘を術者の脇から離すようにすると，自然と右示指先は，胸骨正中を外れて患者の右側（肝臓側）に進む．右示指は反時計回りに動かしながら剥離操作を進める．反時計回りに剥離を進めることで，右胸膜損傷を防ぐ．正中近くまで至っている右胸膜を正中から右側へ剥離圧排する．反時計回り剥離は心臓外科の手術書には書いていない．米国のTrunky，日本の葛西が唱えている．胸骨の背側に癒着し背側に触れるのが心膜で，タンポナーデでなければ張りがないので，認識しにくいが，血腫で充満しているタンポナーデでは硬く触れる．注意すると，弱い心拍動が指先に触れる．

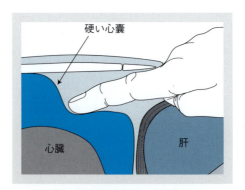

図4　右示指掌側で心囊を触れる

図5 参照：右示指で剣状突起から心膜までの距離，角度を覚えておく．術野のそばに，クーパー曲剪刀と，鉗子で先を把持している28 Fr. 胸腔チューブを用意しておく．

右示指を創から抜き，すぐに右手にクーパー曲剪刀を持ち創に進める．ハサミの先はわずかに開いておく．ハサミの弯曲は天井に凸になるように進める．わずかに開いたハサミの先に心膜の抵抗を感じる．ハサミを押してみると硬さを感じる．ハサミを心膜に押し付けたままで，ハサミの先を追加でさらに開く．押し付けたままハサミを閉じて切る．心タンポナーデでは心膜と心臓の間が血餅で充満している．盲目的にハサミで心膜を切っても心臓を傷つけない．

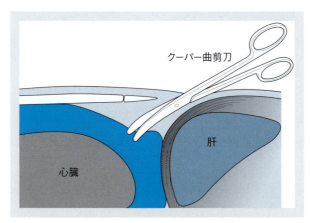

図5　クーパー曲剪刀で心嚢を切開する

　図6参照：パチンと音をハサミの先で感じる．心嚢内血液が創からあふれ出る．すぐにハサミの先を閉じた状態で今開けた穴に進める．間髪を入れずに進めないと，流出する血液で視野がとれなくなり，心嚢の張りが減るので，穴の位置がわからなくなる．ハサミの先を開いて穴の大きさを鈍的に拡げる．

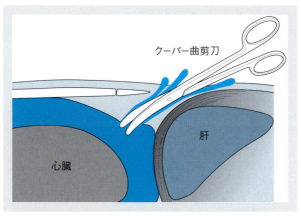

図6　クーパー曲剪刀を心嚢の穴に進める

図7参照：右示指を剣状突起の創から心膜の穴方向に入れる．成功していれば心嚢内に，弱く躍る心臓を触れる(dancing heart)．すぐに鉗子で把持した胸腔チューブを挿入する．筆者は血餅でも閉塞しないように胸腔ドレーン 28 Fr. を使用している．

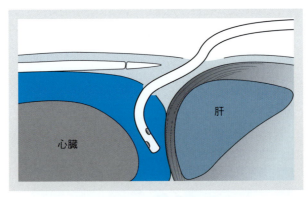

図7　チューブを心嚢内に入れる

図8参照：チューブにドレナージバッグ（採尿バッグ）を接続する．剣状突起周囲の創にガーゼを詰めて，テガダームまたは粘着ドレープで，創とチューブを一括して固定閉鎖する．心臓破裂修復目的に手術室へ移動する．

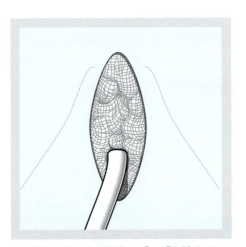

図8　創の止血目的にガーゼを詰める

今　明秀	こん　あきひで

北の救命救急センターに1人で赴任して12年．救急医20名の一大センターに成長した．ER 25,000人，ドクターヘリ450件，ドクターカー1,400件，受け持ち入院患者6,000人，病理解剖40件／年．

穿頭術

「頭部外傷治療における穿頭術：基礎と応用」

今野　慎吾　Shingo Konno
今　明秀　Akihide Kon　八戸市立市民病院 救命救急センター

> **Key Note**
> - 穿頭術による血液や髄液のドレナージは，安価で，早くできる手技である．
> - 頭部外傷の頭蓋内圧管理では，穿頭ドレナージ術が大変役立つ．
> - 穿頭ドレナージ術を行う際は，開頭術に発展する可能性を考えて行う．

はじめに

　頭部外傷治療で穿頭術が必要となる手技には，主に2種類ある．「穿頭血腫ドレナージ術」と「穿頭脳室ドレナージ術」である．両者とも頭蓋内圧管理が目的である．ドレナージの意義は，頭蓋内液体容積の減少化と頭蓋内圧（ICP）降下にあるが，安価であることや最も早く治療効果が得られることが最大の利点である．頭部外傷の頭蓋内圧管理において，穿頭術が必要となるタイミング，手技等について以下に紹介する．

穿頭術とは

　頭蓋骨に骨孔を開けることである．皮膚切開，骨膜を剥がし，骨に穴を開ける手技である．

解剖

　頭皮は，表皮，真皮，皮下組織，帽状腱膜，疎性結合組織，帽状腱膜下層，骨膜に分かれる．骨は，骨外板，板間層，骨内板に分かれる．頭蓋内に入ると，硬膜，くも膜，軟膜，脳表と存在する．側頭筋膜は2層あり，側頭部では浅側頭筋膜・深側頭筋膜（さらに深側頭筋膜は浅層と深層がある）だが，頭頂側に近づくと浅側頭筋膜は帽状腱膜，深側頭筋膜

は骨膜となる．側頭筋が側頭部に付着する部位には骨膜は存在しない．

側頭筋内に穿頭した場合，閉創時，浅側頭筋膜（帽状腱膜層の代わりに）を吸収糸で縫合し，表皮はスキンステープラーかナイロンで縫合する．側頭筋のない頭頂部寄りに穿頭した場合，帽状腱膜層を吸収糸で縫合し，表皮は同様に縫合する．

穿頭術の種類と適応

(1) ドレナージできる内容物で分類
・血液を排出・・・穿頭血腫ドレナージ術
・髄液を排出・・・穿頭脳室ドレナージ術

(2) 手技の内容で分類
・穿頭術のみ・・・急性硬膜外血腫（AEDH）の緊急血腫ドレナージ（減圧）．
・穿頭術＋硬膜切開・・・急性硬膜下血腫（ASDH），慢性硬膜下血腫（CSDH）の緊急血腫ドレナージ（減圧）．頭蓋内圧（ICP）センサーの脳実質内または硬膜下腔留置（圧測定）．
・穿頭術＋硬膜切開＋脳室穿刺・・・脳圧亢進時の緊急脳室ドレナージ（減圧）．外傷性急性水頭症の緊急脳室ドレナージ（減圧）．

初療室での穿頭術，手術室での穿頭術

初療室と手術室の決定的な違いは，初療室は屋外で処置するのと同じくらい清潔度が低いことである．他の違いは，初療室はワーキングスペースが狭いことである．

『重症頭部外傷治療・管理のガイドライン 第3版』[2]の中では，初療室または集中治療室において緊急穿頭術ないし小開頭術を行うことを考慮してよい場合として，①通常の開頭術を行う時間的余裕がないと判断される場合，②合併損傷などで移動することが不可能と判断される場合などと記載されている．

必要であれば血管撮影室で穿頭術を行う場合もある．例えば，重症頭部外傷＋骨盤骨折を合併した多発外傷症例では，重症頭部外傷に対し気道確保し全身麻酔が開始され，引き続き骨盤骨折に対するTAE（経カテーテル的動脈塞栓術）が行われる．その場合は，TAEと並行してICPセンサー設置し，ICPが高値であればそのままの術野で脳室ドレナージ術を施行している（症例提示）．

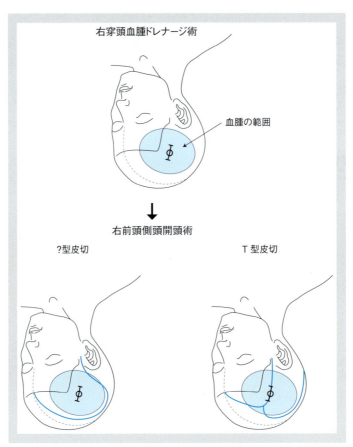

図1　穿頭術の皮切と開頭手術の皮切例

穿頭の部位と手技

<位置>

- 穿頭血腫ドレナージ術・・・血腫直上であればどこでも良い．開頭手術に発展する可能性を常に念頭に置き，穿頭位置，皮切の形を考える（図1）．

- 穿頭脳室ドレナージ術・・・使用頻度の最も多い，側脳室前角穿刺について記載する．前角穿刺の骨孔の位置は，Kocher's point を用いる（図2）．頭部正中線上，nasion より約11 cm 後方，そして約2.5〜3 cm 側方（耳寄り）の点である．または bregma（正中線と冠状縫合の交点）を見つけたら，これより約3 cm 前方，そして約2.5〜3 cm 側方（耳寄り）の点でも同一である．冠状縫合の約3 cm 後方には運動野が存在する．bregma は，nasion から約13〜14 cm 頭頂側に位置する．頭部外傷では頭皮下血腫で正中線がわかりにくい場合があり，その際は，両側外耳孔をメジャーで結びその中点を数ヵ所頭部にマーキングし，中点を結ぶと正中線が得られる．

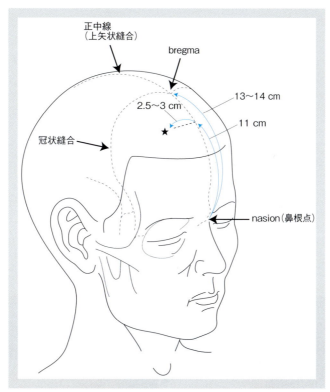

図2 右側脳室ドレナージ術（前角穿刺）の穿頭位置
★：穿頭位置：Kocher's point

<皮切>

皮膚切開（皮切）は，穿頭術がうまくいかず万が一開頭手術になったときのために，開頭術の皮切に支障をきたさないような，穿頭術の皮切（皮切の形・大きさ）とするのが望ましい（図1）．

<体位>

・穿頭血腫ドレナージ術・・・仰臥位，上半身の下に肩枕を入れて，上半身ごと頭位を傾けて行い（例えば，右頭部の穿頭術なら，右肩枕入れて30〜45度上半身を傾け，頭部を左に傾ける），頭部は円座枕に載せ，上半身を15〜20度挙上する．外傷では頸部損傷も考え，なるべく頭部だけを傾けることは避ける（図3）．フィラデルフィアカラーを装着している場合は，装着したまま処置を行う．

・穿頭脳室ドレナージ術，ICPセンサー設置術・・・仰臥位，頭位は正中位．上半身を15度〜20度挙上する．頭部は円座枕に載せる．

※上半身を15〜20度挙上することで，皮切部が心臓より高くなり，術野の静脈性出血を減らすことができる．

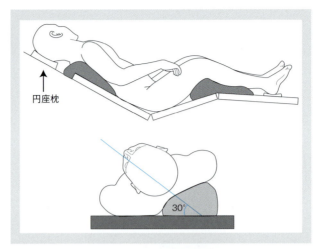

図3 右穿頭術の体位

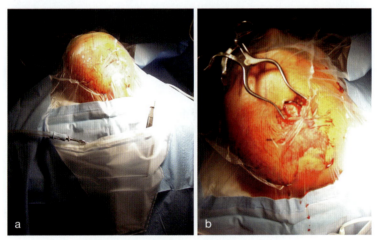

図4 清潔野作成と皮切（右穿頭脳室ドレナージの場合）
a：清潔野作成．頭部・顔面は透明ドレープで覆われた．執刀直前，穿頭部の左右を確認する．
b：皮膚を切開．開創器を付け，骨露呈．

＜清潔野作成＞

　時間が惜しいので，術者は手洗いせずに滅菌手袋を付け術衣を着用．余裕があれば，さらに滅菌手袋を装着し2重にすることを勧める．工夫としては，必要な手術器具を厳選することはもちろんではあるが，時間効率を上げるため清潔野を覆う"覆い"の枚数を減らした．術者が1人で広げられる大きさの，中心部分に大きな透明ドレープのついた清潔な覆い（紙性）を1枚だけ顔面・頭部に敷き，術者1人分の清潔野を作成する（図4）．粘着のある大きめの透明ドレープでそのまま顔面・頭部を覆うため，挿管チューブの位置，頭部のマーキング，目・鼻・耳介がよく見える．

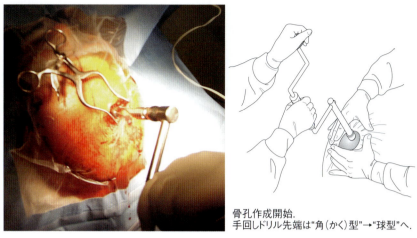

骨孔作成開始．
手回しドリル先端は"角（かく）型"→"球型"へ．

図5　骨孔作成

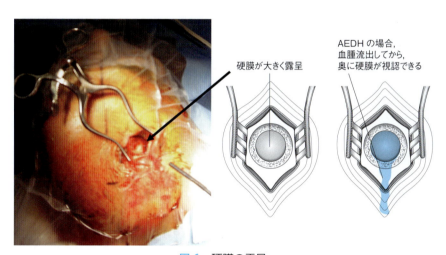

硬膜が大きく露呈

AEDHの場合，
血腫流出してから，
奥に硬膜が視認できる

図6　硬膜の露呈

<執刀>

執刀開始直前に，術野の左右が正しいかを確認する．

1％エピネフリン入りキシロカインで頭皮に局所麻酔する．10番メスで骨膜まで一気に切開し，開創器（自在鉤）で開創する．剥離子で穿頭部の骨膜を剥離．手回しドリルを用いて穿頭開始．初めは先端が"角（かく）型"の第1錐で穿頭（図5）．骨外板，板間層，骨内板と進み，硬膜がわずかに露呈するぐらいに骨を円錐状に削る．次に先端が"球型"の第2錐で穿頭．円錐状の骨孔をさらにドーム状に削り，硬膜が円形に大きく露呈するまで削る．

→急性硬膜外血腫（AEDH）であれば，これで漿液性血腫が排出できる（図6）．

硬膜上の極薄の骨内板は，鋭匙・モスキートを用いて除去．骨孔の断面に骨蝋を塗り込み骨からの出血を止血．バイポーラで硬膜表面を焼灼し止血．硬膜フックで硬膜表層を

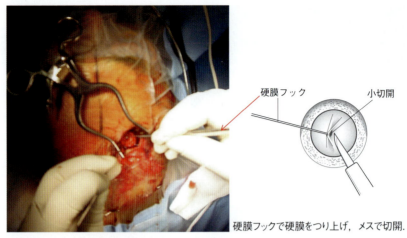

図7 硬膜を切開

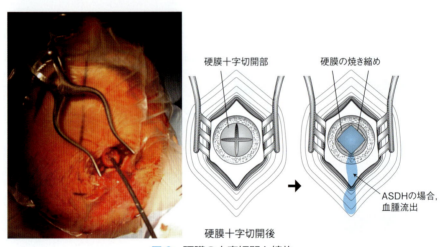

図8 硬膜の十字切開と焼灼

引っかけてつり上げ，つり上がった硬膜を15番メスを用いて2〜3 mmの長さで切開（図7）．硬膜ゾンデまたは硬膜剥離子を硬膜切開部から硬膜下にしのばせ，直上の硬膜を15番メスで切開する．これをさらに3方向行い，硬膜を十字切開する．硬膜切片の断面を，バイポーラで焼灼し，さらに硬膜切片を焼き縮める．

→急性硬膜下血腫（ASDH）であれば，これで漿液性血腫が排液できる（図8）．

脳室ドレナージはさらに手技が続く．

硬膜十字切開で露呈した脳表のうち，脳回で血管の無い部分を出力を落としたバイポーラで軟膜・脳表ごと焼灼する．11番メス先端で焼灼した脳表を極わずかに切開し，その切開部分をバイポーラでさらに焼灼し止血．ここから，脳室穿刺針または内筒入り脳室ドレナージチューブで脳室穿刺する（図9）．脳室穿刺の基本は，「骨孔−同側内眼角ライン」と「骨孔−同側外耳孔ライン」を基準線とし，この2本のラインの方向を外れないように穿刺

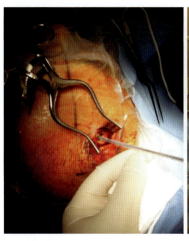 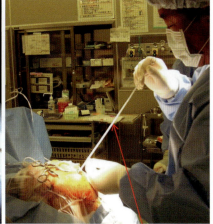

内筒付き脳室ドレナージチューブで脳室穿刺　　　脳室穿刺する瞬間

図9　脳室穿刺

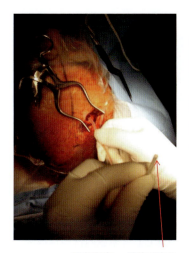 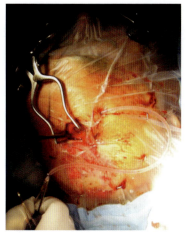

脳室穿破し，髄液が流出　　　皮下を通しドレーン留置完了

図10　脳室穿破とドレナージ

する．また，「骨孔−nasion ライン」と「骨孔−同側外耳孔ライン」の2本を基準線として穿刺しても良い．正常大の脳室であれば，脳表から4〜6 cm で脳室穿破する．

皮下に脳室ドレーン後端を通し脳室ドレーンを固定する（図10）．
閉創：帽状腱膜を3-0 バイクリルで縫合，表皮は3-0 ナイロンでマットレス縫合，またはスキンステープラーで縫合し終了．

＜穿頭術の合併症＞
・感染
・髄液漏

- 脳内出血
- 痙攣
- 手技に伴う急性硬膜下血腫，急性硬膜外血腫．

穿頭術に続く開頭手術の必要性

　外傷急性期は侵襲の大きい手技は避けるのが基本である．高山ら[1]によると，頭部外傷では，凝固能の指標であるフィブリノーゲンが受傷6時間で低値のピークになり，線溶活性の指標であるFDPとD-dimerは受傷3時間でピークになり減少していく．よって，凝固能低下は受傷6時間でピークとなり，線溶活性は受傷3時間でピークとなると述べている．つまり，受傷から6時間は出血傾向があり侵襲の大きい手技は避けたい．

　しかし，脳ヘルニア兆候が出ている症例や，穿頭脳室ドレナージ術を施行しても頭蓋内圧が上昇し脳灌流圧が維持できない症例では，積極的に開頭手術を行うしかない．

　穿頭術から開頭手術へ拡大，または変更する可能性を考え，穿頭術の皮切が開頭術の皮切へ応用できるほうが良い．図1に，よく使用する頭部外傷手術の皮切を紹介した．

頭蓋内圧値の評価

　『重症頭部外傷治療・管理のガイドライン 第3版』[2]の中では重症頭部外傷では，ICP測定の適応について p.41〜p.44 に記載されている．また，小児重症頭部外傷のICP測定の適応については p.129〜p.131 に記載されており，これらを参考に診療を進める．

　実際の重症頭部外傷の治療の場では，まず，頭部CTで頭蓋内占拠性病変があれば全身麻酔下でこれを除去するのが前提である．術中か術後より脳温管理が開始され，術後それでも ICP≧20〜25 mmHg の場合，
①頭部挙上30度維持し，頭部が屈曲し静脈灌流の妨げがないことを確認．
②全身麻酔の麻酔深度を深める．呼吸を $PaCO_2$ 30〜35 mmHg に調節する．
③高浸透圧利尿剤（マンニトールまたはグリセオール）の静脈内投与を開始．
④脳室ドレナージ術施行（これが留置できればかなり有効）．
⑤減圧開頭術（内減圧術，反対側の外減圧術など）施行の検討．
⑥軽度脳低体温療法，または脳平温療法施行（普通は，術後すでに開始されている）．
⑦バルビツレート療法施行．

　なるべく侵襲の少ない内科的治療から進めていくが，なかなか頭蓋内圧管理が困難な場合は，早めに見切りをつけて外科的治療に踏み切ることが重要である．バルビツレート療法は循環動態が不安定になることが多く，注意が必要である．

　ICPを測定する catheter tip transducer には，「fiberoptic sensor」と「microsensor」の

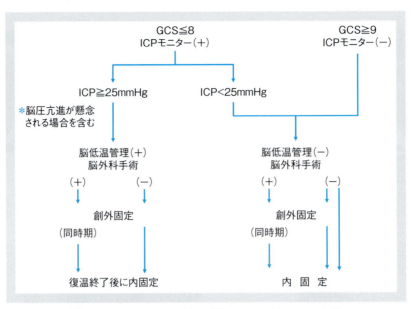

図 11　閉鎖性下肢骨折を合併した頭部外傷の治療方針

2 種類がある．fiberoptic sensor は Camino プレッシャーモニタリングカテーテル，microsensor は Codman ICP マイクロセンサーに代表される．前者は，ICP と "脳温" が測定できるのが最大の特徴であり，頭蓋骨にボルトで固定するタイプは装着が早く扱いやすい．慣れれば，10 分以内に装着できる．しかし，光ファイバー技術を使用していることでカテーテルが折れると故障する．後者は，ICP しか測定できないが，先端のチタン性センサーの歪みゲージにより圧測定し，ゼロ点の狂いが前者より少ない．また細い金属線をナイロンで巻いたカテーテルのため折れないという特徴をもつ．単位は両者とも mmHg である．

ICP をモニターすることで，多発外傷で治療方針が立てやすくなる．下肢外傷と頭部外傷の多発外傷における治療方針の例を紹介する（図 11）．

症例提示

TAE と穿頭術

患者：73 歳，男性
診断：＃1. びまん性脳軸索損傷
　　　＃2. 外傷性 SAH，ASDH
　　　＃3. 不安定型骨盤骨折
　　　＃4. 左横隔膜損傷
　　　＃5. 左上腕骨開放骨折
　　　＃6. 左足関節脱臼骨折
主訴：交通事故

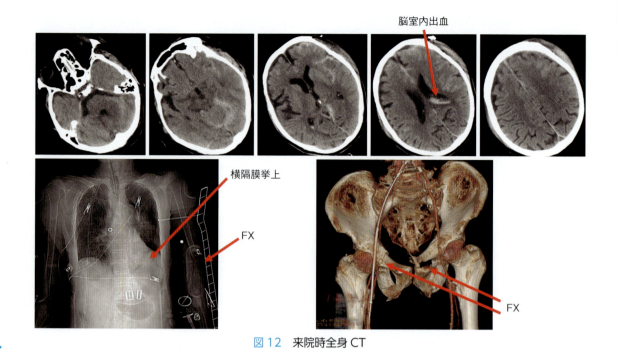

図12　来院時全身CT

病院前：夜間歩いて帰宅途中，時速50 kmの軽自動車と衝突してはね飛ばされた．現着時JCS 300，呼吸微弱．ドクターカー要請．ドクターカー接触時，A：気道開通，B：下顎呼吸，RR12，SpO$_2$測定不能→気管挿管，両側胸腔開放（明らかな気胸なし），C：橈骨動脈微弱，FAST 陰性→急速輸液開始，サムスリング装着，アドレナリン投与，トラネキサム酸1 g投与．D：GCS E1V1M1，瞳孔 R 5 mm（＋）L 5 mm（＋）．

来院時所見：

<Primary Survey>

A：挿管済み

B：SpO$_2$ 90％（100％酸素），呼吸音左右差なし，皮下気腫なし，胸郭動揺なし．

C：FAST（－），前額部挫創から少量出血あり，活動性出血なし．X線写真：右気胸＋，両側恥坐骨骨折＋．BP 65/19 mmHg，HR 85．

D：GCS E1VTM1，瞳孔 R 6 mm（－）L 6 mm（－）

採血：Hb 9.5 g/dL，PLT 14.8万 μL，FIB 166 mg/dL，FDP 140 μg/mL，D-dimer＞40 μg/mL

動脈血液ガス分析：pH 6.952，CO$_2$ 53.7，O$_2$ 126，BE －20.2，HCO$_3^-$ 11.2，Lac 10.8，Glu 350

来院後経過：

初療室で右胸腔ドレーン留置，右鼠径部からIABO（大動脈遮断バルーンカテーテル）留置，大量補液，RCCとFFP投与開始，前額部の出血はステープラーで閉創，sBP＞90

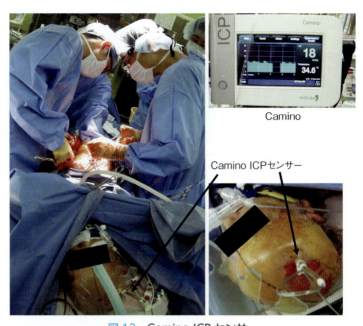

図13 Camino ICP センサー
全身麻酔下で腹部手術中．Camino ICP センサー：ICP18mmHg，脳温34.6℃と表示．

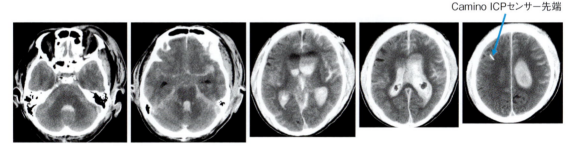

図14 受傷8時間後 頭部 CT（Camino ICP センサー）

mmHg になり全身 CT 施行．
全身 CT では，
頭部：外傷性 SAH，テント下 ASDH，左側脳室内出血，頭蓋骨骨折，前頭蓋底骨折，胸部：両側気胸あり，腹部：Free air あり，骨盤：両側恥坐骨骨折，仙骨骨折あり（図12）．左胸腔ドレーン留置追加して血管撮影室へ移動．骨盤骨折による両側内腸骨動脈損傷に対し TAE 施行．同時進行で，右 Camino ICP センサー留置した．ICP は 14 mmHg．BP120 台．TAE 後に再度頭部 CT 施行し，保存的加療継続．
腹部 free air に対する開腹手術は，手術室の都合ですぐに入室できず，集中治療室で1時間半待機（ICP は 15～17 mmHg）．手術室入室し開腹手術施行，同時に，整形外科で，左上腕骨開放骨折の洗浄・デブリードマンが行われた．腹部手術所見は，横隔膜損傷に対して横隔膜の修復が行われた．その後，骨盤に創外固定を行った．手術室では ICP14～18 mmHg で安定（図13）．

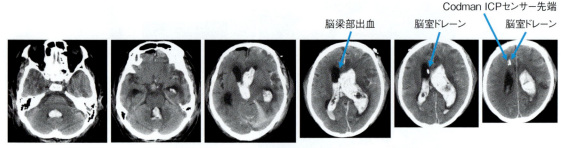

図15　右脳室ドレナージ後　頭部CT（Codman ICPセンサー）

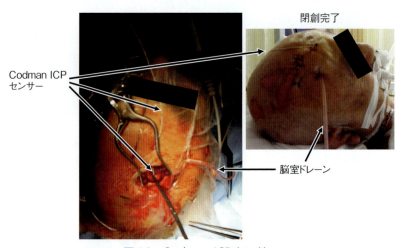

図16　Codman ICPセンサー
脳室ドレナージチューブに沿わせてCodman ICPセンサーを脳内に挿入．

術後経過：

集中治療室へ帰室．術後1時間（受傷8時間後）すると，ICP＞25 mmHgとなってきたため頭部CT再施行．脳梁部挫傷から脳室内出血が増量し，急性非交通性水頭症となっていた（図14）．手術室で緊急右穿頭脳室ドレナージ術を施行し水頭症を解除し，ICP＜10 mmHgとなった（図15）．神経集中治療含めた全身管理を継続した．

※頭部CT室で移動時にCamino ICPセンサーが壊れたため，右脳室ドレナージ時に，Codman ICPセンサーを脳室ドレーンチューブに沿わせて脳内に留置した（図16）．

→ICPセンサーで持続モニタリングすることで外傷性急性水頭症が診断でき，穿頭脳室ドレナージ術で緊急減圧できた．

おわりに

穿頭術は脳神経外科基本手技の一つであるが，救急医・外傷医が少し手を伸ばせば，習得できる技術と考える．また，諸事情により頭部外傷をICPセンサーを使用できずに管理

せざるを得ない施設は多いが，重症頭部外傷は頭蓋内変化をモニターせずに管理できないと考える．

参考文献

1) 高山泰広，横田裕行：頭部外傷に伴う凝固・線溶系障害．救急医学 2013；37：1621-1625
2) 日本脳神経外傷学会，日本脳神経外科学会 編：重症頭部外傷治療・管理のガイドライン第3版．医学書院，東京，2013
3) 宝金清博：脳血行再建術．中外医学社，東京，2000，pp.46-50
4) 寺本 明，新井 一，塩川芳昭ほか編：スキルアップを目指す脳神経外科医のための手術手技実践書シリーズ NS NOW No.8 脳神経外科基本手術．メジカルビュー社，東京，2009，pp.20-30，pp.40-92
5) 白馬 明，大畑建治，馬場元毅：Surgical Anatomy of the Skull Base．三輪書店，東京，1996，pp.2-5，pp.44-45

今野　慎吾　こんの　しんご

1997年 北里大学医学部 卒業．1997年 同大学 脳神経外科学 入局．2008年 北里大学医学部 救命救急医学（現在は，救命救急センターから救命救急・災害医療センターへ名称を変更）へ転属．2014年4月より現職．日本脳神経外科学会専門医，日本救急医学会専門医，ISLSファシリテーター．

大動脈遮断バルーン
(REBOA：Resuscitative Endovascular Balloon Occlusion of the Aorta)

「重症外傷診療に欠かせない強力な武器を使いこなせ！」

丸橋　孝昭　北里大学医学部 救命救急医学　　今　明秀　八戸市立市民病院 救命救急センター
Takaaki Maruhashi　　　　　　　　　　　　Akihide Kon

> **Key Note**
> - 安全かつ確実に大動脈遮断し出血を制御する．蘇生処置により新たな損傷を作ってはいけない．
> - 大動脈遮断したら（あるいは遮断する前から）根治的な止血術を見据える．

はじめに

　従来，心停止が切迫した外傷による出血性ショックの蘇生に際して蘇生的開胸，引き続き大動脈クロスクランプによる大動脈遮断が行われてきました．REBOA※は先端にバルーンのついたカテーテルで，セルジンガー法で大腿動脈から逆行性に挿入し，バルーンを拡張（inflate）することで，非観血的に大動脈遮断を行い，遮断部遠位の出血を一時的にコントロールすることができます．

　※本書の元となったERマガジンの特集では大動脈遮断バルーンをIntra-aortic balloon occlusion：IABOとしましたが，近年血管内デバイスによる大動脈遮断手技がREBOA：Resuscitative Endovascular Balloon Occlusion of the Aortaとして世界で脚光を浴びているため，現在の流行と今後の展望を鑑み，本項では名称をREBOAへ変更・統一しました．

　開胸・大動脈遮断に比較すると，遮断までの時間はかかりますが，①侵襲が小さい，②低体温を予防できる，③外科手技に精通していなくても十分に挿入可能である，④バルーンへの注入量をコントロールすることで完全遮断〜部分遮断まで調節することができるという特徴から，現在急速に広まり適応を拡大しています．

　実際の症例を提示しながら，REBOAの有効な使用法を確認します．

症例提示

患者：39 歳，女性．
自動車単独の交通事故，道路脇の電柱に正面衝突し受傷．

〈Primary survey〉
A：口腔内出血あり，会話可能
B：呼吸数 36 回/分，SpO_2 100%（10 L リザーバー），呼吸音左右差なし
C：血圧測定不能，大腿動脈が弱く触知，橈骨動脈触知不可，脈拍 100 回/分，FAST 陽性（モリソン窩，脾周囲），顔面・口腔内外出血あり
D：GCS E3V4M6，不穏状態，瞳孔不同なし，明らかな四肢麻痺なし
E：体温 34.8℃

〈胸部 X 線〉（図 1）

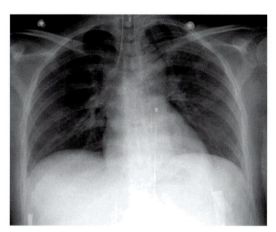

図 1

〈蘇生〉
末梢ライン 2 本確保し，フェンタニル 0.1 mg，マスキュラックス 6 mg，ケタラール 40 mg 投与による鎮静下に経口気管挿管した．挿管直前に意識レベルは GCS E1V2M4 まで低下．
加温した未交差濃厚赤血球の急速輸血を開始した．
橈骨動脈に観血的動脈カテーテル挿入し，乳酸値の計測と血圧モニタリングを開始した．
エコーガイド下に両大腿動脈にシース留置，左大腿シースから REBOA 挿入・スタンバイ．
急速輸血で収縮期血圧 120 mmHg 台，脈拍 100 回/分台と安定したため pan-scan CT を施行した．

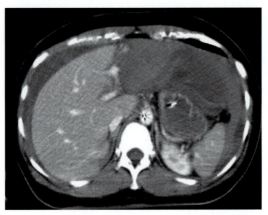

図 2

〈CT〉（図 2）：大量の腹腔内出血，肝外側区域造影不良，血管外漏出像あり，free air なし．

CT 後 REBOA 一部拡張（partial inflate：10 mL）し手術室へ移動した．

（結果的に腹腔内出血の non responder に pan-scan CT を施行した．バイタルが不安定な状態での CT 撮像の判断や REBOA 使用下の CT 撮像に関しては，現在賛否が分かれるトピックスである．一般的には CT を省略して止血術に向かうべきであるが，本症例では切迫する「D」があり，頭部外傷の合併も考慮し REBOA スタンバイで CT を優先した．）

全拡張（full inflate）で完全遮断し開腹すると，腹腔内出血 1,500 mL 貯留していた（図 3）．

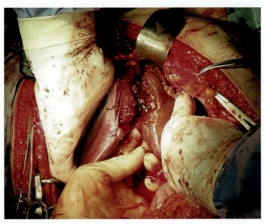

図 3

肝外側区域切除，肝周囲ガーゼパッキング（ダメージコントロール手術）で止血した．REBOA 全収縮でき血管造影室へ移動した．

右大腿シースから血管造影カテーテルを挿入し，肝動脈塞栓術（TAE）を施行した（図 4, 5）．

左肝動脈の大量血管外漏出像，ゼラチンスポンジ＋コイルで塞栓した．

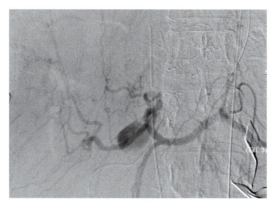

図4 腹腔動脈造影：左肝動脈より大量の血管外漏出像あり．

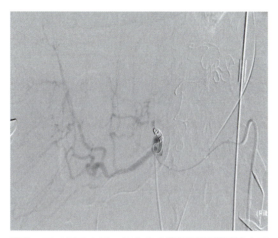

図5 マイクロカテーテルを血管外漏出部近傍まで進め，ゼラチンスポンジ＋コイルで塞栓．血管外漏出像は消失．

TAE後右大腿シース，REBOA留置したまま集中治療室へ入院した．

〈診断〉肝損傷Ⅲb，脾損傷Ⅰ，舌挫傷，顔面外傷

24時間の輸血量は濃厚赤血球24単位，新鮮凍結血漿24単位，血小板20単位輸血

ISS 20，予測救命率83.4％

〈入院後経過〉

第2病日 REBOA抜去．

第3病日 Planned reoperationでガーゼ除去，閉腹した．

第6病日抜管，第15病日退院．

〈適応〉
・骨盤骨折,腹部外傷,胸部外傷など外傷性出血性ショック
・肝細胞癌破裂,胃・十二指腸潰瘍など内因性疾患による出血性ショック

　大動脈遮断による直接的な出血制御だけでなく,今回紹介した症例のように大量の腹腔内出血が存在する場合,開腹によりタンポナーデ効果が失われ急速に心停止に至るおそれがあるため,開腹に先立ち大動脈遮断を行うことがあります.

　さらに最近では,前置胎盤,弛緩出血などの産婦人科領域での報告が増加しています.また,腹部大動脈瘤破裂や血管損傷に対してはREBOA使用は添付文書上,禁忌に該当しますが,透視下に慎重なガイドワイヤー操作でREBOAを破裂・損傷部より近位まで挿入し,バルーンにより血流を遮断することで出血を制御しながら根治的治療(人工血管置換術やステントグラフト内挿術)を行うこともあります.

準備から挿入

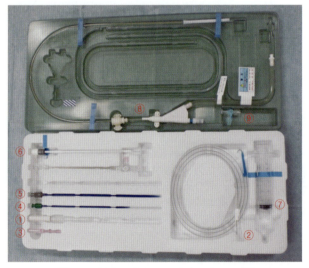

図6　REBOAカテーテルキットの一例
(ブロックバルーン™セット　泉工医科工業株式会社)

　実際の手技時の使用順に番号を振りました.
　①セルジンガー針(17 G),②ガイドワイヤー(J型 0.032 inch, 145 cm),③スカルペル,④ダイレーター(8 Fr),⑤ダイレーター(10 Fr):シースにセット用,⑥シース(10 Fr),⑦ロックシリンジ(20 mL),⑧バルーンカテーテル本体(スタイレットは装着されている状態),⑨三方活栓
　(写真は,済生会横浜市東部病院 救命救急センター 折田 智彦先生よりご提供)

　REBOAが挿入されるようなショックあるいは心停止が切迫した重症外傷患者では透視

室までの移動が困難なため，実際には非透視下で盲目的に挿入することが多いのが実情です．しかし，本項では，冒頭の Key Note に記したように「安全」かつ「確実」な手技を重視して，透視下での挿入手順について説明します．

① 両側大腿部を広く消毒します（解剖学的に，より直線的な左大腿動脈を第一選択とします）
② マキシマルプリコーションを行い，清潔野を確保します．
③ 大腿動脈よりシースを留置します（手技の詳細は本書 p. 204〜を参照）．
④ カテーテルのセントラルルーメンから装着されているスタイレットをいったん抜去し，ヘパリン加生理食塩水でエア抜きした後，代わりにガイドワイヤーを挿入します．
一度バルーンを拡張するとその後の挿入が困難となるため，バルーンのリークテストはしてはいけません．
⑤ シースからカテーテルをゆっくり挿入します．透視下に確認しながらガイドワイヤーとともにカテーテルを進めていきます．
カテーテルを進めるときは必ずガイドワイヤーを先行させることが最も重要です．
⑥ カテーテル先端を IABP と同様，左鎖骨下動脈 2 cm 以上遠位の位置に留置します．
⑦ ガイドワイヤーを抜去し，スタイレットを再装着します[※]．
⑧ 注入ポートに三方活栓をつけ生理食塩水を注入，バルーンを拡張し大動脈を遮断します．
⑨ 上肢に観血的動脈カテーテルが留置されていれば反応性に動脈圧の上昇が確認できます．

※ 7 Fr. REBOA である RESCUE BALLOON® の添付文書では，「スタイレット再装着は行わない」とされています．しかし，この記載は上肢から挿入することを想定して加えられた文言であることに留意する必要があります．通常どおり，鼠径部から挿入する場合には，バルーン拡張後，自己圧に押され先端位置がずれてしまう場合があるためにスタイレットは再装着を基本とします．

〈注入量の目安〉（表 1）

血圧を見ながらバルーン容量を変化させ，完全遮断〜部分遮断まで調整することができます．

表 1　バルーン注入量の目安

血管内径	許容注入量
20 mm	25 mL
25 mm	35 mL
30 mm	45 mL

〈遮断時間〉

一般的に 30 分以内とされています．
止血処置完了まで時間がかかるときは，バルーン収縮と拡張を繰り返すことで末梢に血

液を灌流させ阻血・再灌流障害の防止に努めることが大切です．

　根治的止血が完了した後，急速にバルーンを収縮し遮断を解除すると血管床の増加から後負荷，前負荷が急激に低下し再度循環虚脱となる可能性があるため遮断解除は必要量の輸液を追加しながらゆっくり行うようにします．

〈抜去〉
①バルーンを十分に収縮させます．
②バルーンの部分がシース先端に来るまでカテーテル全体を引き抜いてきます．
③シースと一緒にカテーテルを抜去し圧迫止血を行います．

　止血を完了し，その後の集中治療で凝固障害の改善を図った後，REBOAを抜去すれば圧迫止血のみで十分に止血可能です．

〈合併症〉
・大動脈損傷：抵抗があるのに強く押しすぎたとき，体動により屈曲したとき，ガイドワイヤーを勢いよく引き抜いたときに起こりうるとされています．
・大動脈解離：外傷性大動脈損傷の合併や穿刺手技によりカテーテルを偽腔に留置した場合．
・阻血・再灌流障害：カテーテル先端が大動脈弓部にかかると上肢，脳血流まで遮断される可能性があります．
　若年者や動脈硬化の強い高齢者では血管内腔が小さく，シースがwedgeしてしまい挿入側の下肢血流障害→コンパートメント症候群が起こりやすくなります．
　血流の遮断時間や留置期間が長くなれば当然ながら下肢虚血や再灌流障害のリスクが高くなります．
・バルーンの破損，拡張不良：石灰化が強いとバルーンの破損，カテーテルの屈曲の原因となります．またカテーテルが屈曲したりねじれたりしているとバルーンが十分に拡張しないため大動脈遮断が不十分になります．
・カテーテル迷入，実質臓器損傷：透視下でのガイドワイヤー先行挿入，J型ガイドワイヤーの使用などで回避することができます．
・出血，感染など

トピックス：細径（7 Fr.）大動脈遮断カテーテル　RESCUE BALLOON®（図7）

　十分な耐久性と大動脈遮断効果を維持しながら細径化することで，挿入時の合併症を減らすことができたとする報告もあり，その有用性が期待されています．
　長所と短所を理解し，使用に関していくつかの注意点に留意します．

従来REBOAとの比較
＜長所＞
・さらに侵襲が小さく，挿入時合併症が減少
・下肢阻血の発生率が低下する可能性

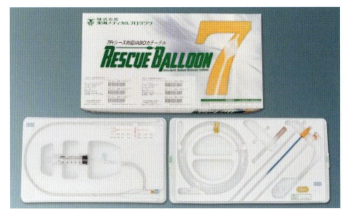

図7　RESCUE BALLOON®（株式会社東海メディカルプロダクツ）

　※ショック時には循環血液量の減少により血管径はさらに小さくなることを念頭に置く必要があります．
・上腕・腋窩動脈から順行性に挿入可能
　※大動脈弓部から下行大動脈へのカテーテルの誘導は盲目的には困難であり，透視下での挿入が必須です．このとき，コブラ型カテーテルなどを用いて下行大動脈へ誘導します．なるべく遠位までガイドワイヤーを進めておくとカテーテル本体の挿入が安定します．
　この場合，本体挿入後のスタイレット再装着は不要です．

＜短所＞
・バルーン拡張後，自己圧に押されバルーン位置低下（特に細径REBOAで顕著）
　※図8A，Bは，バルーン拡張前後のカテーテル位置の変化を示しています．
　スタイレットを装着しても，（自己圧にもよるが）概ね1〜2椎体分押し戻されることを考慮する必要があります．スタイレットを装着しない場合さらにバルーンの安定性は悪くなるため，必ずスタイレットを装着してからバルーンを拡張します．
　※このスタイレットは落下したり，不潔になったりしやすいため注意して扱う必要があります．

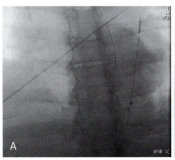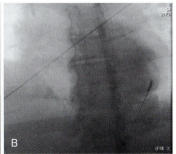

図8

まとめ

- 動脈触知可能なうちに大腿動脈にシースを留置（重症外傷ではできれば両側に）
- 動脈触知困難となれば速やかに蘇生的開胸

開胸した場合も脈拍が確認できた段階でREBOAに切り替えます．

　大動脈遮断に満足せず，手術・TAEなど適切かつ速やかに根治的止血を完了し，できる限り短時間で遮断を解除することが最も大切です．

参考文献

1) 廣橋伸之：大動脈遮断用バルンカテーテル挿入．救急診療指針 改訂第4版．へるす出版，東京，pp.233-235
2) 松本　尚：大動脈遮断．ダメージコントロールサージェリー．診断と治療社，東京，2013, pp.41-46
3) 安達普至：石原　晋．大動脈バルーンオクルージョン．救急医学 2006；30：273-276
4) 安達普至：腹腔内大量出血，大動脈バルーンオクルージョン．救急医学 2008；32：675-677
5) 金子高太郎：大動脈オクルージョンカテーテル．救急医学 2007；31：883-886
6) Cobern CC, et al：Emergency department thoracotomy. In：Feliciano DV：Trauma 6th ed. McGraw-Hill, 245-259, 2007
7) Teeter WA, Matsumoto J, Idoguchi K et al：Smaller introducer sheaths for REBOA may be associated with fewer complications. *J Trauma Acute Care Surg* 2016；[Epub ahead of print]

丸橋　孝昭　まるはし　たかあき

2008年新潟大学卒業，同大学病院で研修．2010年より八戸市立市民病院救命救急センター勤務，2014年同センター医長となり常時30〜50名の入院患者を統括した．2015年4月より現職である北里大学医学部救命救急医学・助教に着任．
日本救急医学会救急専門医，救急集中治療，救急IVRを担当．さらに病院前救急診療（ドクターカー）指導医として後期研修医を指導．

情熱外傷診療

4 止血術を急げ

Damage Control Surgery
「第一段階は迅速・簡略化手術」

今　明秀　八戸市立市民病院 救命救急センター
Akihide Kon

Key Note
- 第一に Abbreviated treatment（迅速・簡略化手術）を行う．
- 続いて，ICU で死の三徴の補正をする．
- 24〜72 時間後に 2 回目の手術 Planned reoperation に持ち込む．

はじめに

Damage control surgery（DCS）はタオルパッキングにより止血をする手術だけを指す言葉ではない．以下の 3 つの要素から成り立つ．

1. Abbreviated treatment：初回手術は簡略化した迅速な止血手術である．
2. 生理学的機能の回復：ICU で循環異常，凝固異常，低体温の補正を行い，24〜72 時間後に 2 回目の手術を可能にする．
3. Planned reoperation：止血を確認，消化管再建，閉創を行う．

1. 初回手術 Abbreviated treatment

1 適応

DCS の第一段階は，Abbreviated treatment（迅速・簡略化手術）である．どのような症例を適応とするのかの判断が重要だ．
①代謝性アシドーシス
②低体温
③凝固障害
　以上の「死の三徴」が判断材料となる[1]．
　Abbreviated treatment（迅速・簡略化手術）では，通常の手術操作を単純化し迅速に手術を終了する．主な迅速・簡略化手術を部位別に述べると，頸部では，総頸・内頸動脈損傷に対する止血術．胸部では，心縫合，大血管縫合，肺挫傷に対する非解剖学的肺切除な

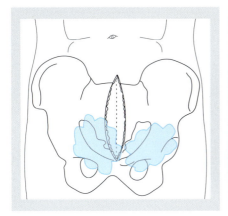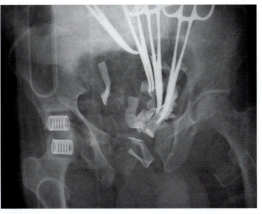

図1　骨盤後腹膜タオルパッキング
①下腹部正中切開で筋膜まで切開する．②腹直筋を左右に分けると，後腹膜からの出血が流出してくる．③指を恥骨と膀胱の間に進めると後腹膜腔に至る．指先に骨盤骨折を触れる．④左右の後腹膜腔にタオルやガーゼを挿入する．

ど．腹部では肝損傷に対する止血術，脾臓や腎臓損傷に対する摘出術．出血性ショックを伴った管腔臓器損傷の一時閉鎖．骨盤骨折に対する骨盤後腹膜パッキング（図1）．さらに頭部外傷合併時の体幹部止血優先，などである．

2 迅速・簡略化手術の"実行場所"

手術室で行う止血手術が安全である．しかし，手術室までの移動ができないほど，心停止が切迫しているときは，救急室で手術開始することがある．

3 迅速・簡略化手術の"決断"

腹部大量出血に対する開腹止血手術は，止血までの時間が救命の重要な要素である．危機的状況ではCT検査を省略し，O型緊急輸血を開始し，下行大動脈遮断（左開胸または遮断バルーン（本書p.184〜参照））をすることが必要なこともある（図2）．

4 迅速・簡略化手術の"体位"

体幹部損傷の止血術が主になるので，体位は仰臥位が望ましい．鋭的頸部損傷では，頸髄損傷を合併することは少ないので，頸部伸展体位をとることが可能である．伸展位により術野が展開しやすくなる．

5 迅速・簡略化手術の"皮膚切開"

迅速・簡略化手術の主目的は蘇生的止血術である．短時間で手術を終える必要がある．そのためには広い適切な術野の確保が必要だ．頸部から膝まで両脇は十分背側まで広く消毒し，あらゆる事態に対応できるように備える．必要に応じて創を延長するか，新しい切開を追加する．早く確実に出血部位に到達し，すぐに止血処置することが優先される．

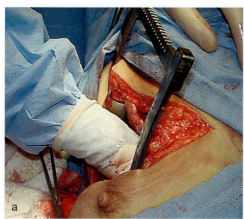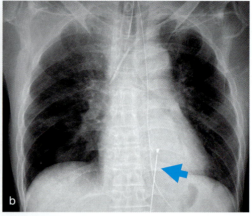

図2　大動脈遮断
a：左開胸大動脈遮断．胸椎の左に下行大動脈がある．食道と区別するために，経鼻胃管を入れてもらうとわかりやすい．大動脈は術者の指でつまみ，ケリー鉗子で胸膜を貫き，サテンスキー鉗子で遮断する．視野がとれないときは，指でつまんで用手クランプに留める．
b：Intra-aortic balloon occlusion (IABO)．胸部大動脈遮断バルーン（ブロックバルーン）による遮断を行うことにより，救命率が上がる．左大腿動脈より9 Fr. カテーテルをセルジンガー法で挿入する．

6 「頸部外傷」の迅速・簡略化手術
(1) 診断と戦略
　ショックと活動性出血，拡大する血腫，皮下気腫または創部からの気泡を認めたら，主要血管および気管食道損傷を考える．救急室で動脈出血は指による圧迫止血，または創からフォーリーを挿入することによる出血コントロールを行う．続けて迅速に手術室へ移動する．

(2) 手術
　内頸動脈の止血，再建が困難なときは，一時的シャントチューブを置く．シャントチューブとしては，点滴のエクステンションチューブや，胸腔ドレーンを利用する．致死的状況なら結紮も躊躇しない．止血が不十分と判断したときは，手術室から直接血管造影室へ移動して，Interventional radiology (IVR) を追加する．気管損傷には，損傷部から気管チューブを挿入して気管切開孔として管理する．

7 「腹部外傷」の迅速・簡略化手術
(1) 診断と戦略
　腹腔内出血に対して，開腹術を行うか，Transcatheter arterial embolization (TAE) を含めた非手術療法とするかは，循環動態が安定しているかどうかで決定する[2]．ER 入室時にショックで，初期輸液療法に反応しない腹部外傷の non responder はすぐに手術を決断すべきである．腹腔内出血による出血性ショックに，輸液と輸血をパンピングで急速投与しながら CT 検査をすることは，患者の予後を悪化させる．
　緊急開腹術の優先順位は①止血，②損傷部検索，③汚染のコントロール，④修復である．出血が腹部とそれ以外にある場合は，腹部手術は止血術と汚染のコントロールにとどめ，

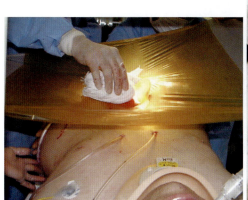
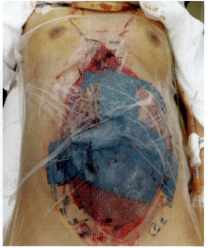

図3　Open abdomen management
Vacuum pack closure で一時閉創した．腸管の表面を小腸アイソレーションバッグや生理食塩水輸液の空バッグで覆う．必要に応じてスポンジを挟み，吸引チューブを留置する．その上に IVH バッグを載せる．さらに大きめの粘着フィルムドレープを貼る．

続けて他部位の止血術に移る．

(2) 閉腹

パッキングしたガーゼやタオルによる腹腔容積増加，蘇生に要した輸液による腸管・腸間膜の浮腫，貯留する滲出液により腹腔内圧は上昇する．腹腔内圧上昇を避けるために創は閉鎖せずに，Open abdomen management とすることが多い（図3）．腸管をストマ目的に皮膚外に出すことは，初回手術では行わない．腹腔内圧が上昇し，腹壁が膨隆したときに，ストマに出した腸管の筋膜貫通部に緊張がかかり壊死するからだ．24〜72時間後に，Planned reoperation（Staged laparotomy とも言う）を行う．

8 「多発外傷」の迅速・簡略化手術

出血が腹部とそれ以外にある場合は，多くの場合で優先順位は腹部手術にある．

(1) 骨盤骨折と腹腔内出血

ショック状態ではまず開腹止血術を行う．続けて開腹のまま骨盤後腹膜タオルパッキングと骨盤創外固定術を行う（図4）[3,4]．正中切開で開腹されている場合には，恥骨より頭側約10 cmの腹膜を腹直筋後鞘から剝離し背側に圧排する．骨盤骨折による後腹膜出血があると，出血が溜まっている後腹膜腔に容易に手を入れることができる．内腸骨動脈 TAE は手術終了時点で，ショックで持続輸血が必要なときに行う．

(2) 胸部大動脈損傷と腹腔内出血

大動脈損傷の患者は事故現場で死亡することが多いが，生命徴候があって病院へ搬入さ

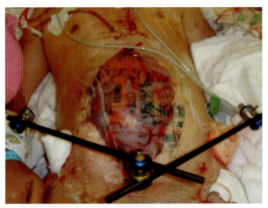

図4 骨盤骨折と腹腔内出血
ショック状態ではまず開腹止血術を行う．続けて開腹のまま骨盤後腹膜タオルパッキングと骨盤創外固定術を行う．写真は，Open abdomen managementと創外固定でICUに帰室した患者．

れたときは，大動脈の外膜が保たれている場合で，その場合の最優先は腹部になる．腹部止血を迅速・簡略化手術で行い，いったんICUへ入室する．大動脈損傷は待機的手術に延期する．脳挫傷，脊髄損傷，肺挫傷が合併するときは，人工心肺で使用するヘパリンでこれらが悪化するので，ヘパリンを使わないステント内挿術を選択する．

（3）大量血胸と腹腔内出血

胸腔ドレナージの排出量で先にどちらを手術するか決める．手術時の体位は仰臥位で行うと，両者の同時手術が可能だ．開腹手術と開胸手術を同時に行うと体温が低下するので，体温管理が必要である．

（4）重症頭部外傷と腹腔内出血

意識障害がGCS 8以下の重症頭部外傷と腹腔内出血性ショックでは，気管挿管と陽圧呼吸で，酸素化と換気を適正に保ち，輸血と輸液で循環を補助しながら，脳の二次損傷をできるだけ防ぐ．先に腹部を迅速・簡略化手術で止血し，腹部の手術後にCT室へ移動する．頭部CT撮影後に手術室あるいは救急室で穿頭術（本書p. 170～参照）または開頭術を行う．

（5）心臓破裂と腹腔内出血

多発外傷では多くの場合に腹部止血手術が優先されるが，唯一の例外は心臓破裂である．心臓破裂の心タンポナーデに対しては救急室で心嚢開窓術（本書p. 164～参照）を行い，その後に，手術室で胸骨縦切開で心臓に達し修復する．それから開腹止血術を行う．

（6）緊急IVR

以上，これまで培ってきた経験から米国をはじめとした外傷専門医施設で行っているDCS時の迅速・簡略化手術を述べた．国内では，ＣＴ，大動脈遮断バルーンカテーテル，

IVRの技術とスピードが急速に進化している．止血をすばやくすることで救命する目的が達成できるなら，迅速・簡略化手術にこだわらず，Damage control interventional radiology（DCIR）に勝機があることもある．

2. ICUで生理学的機能の回復

初回手術の迅速・簡略化手術の後で，ICUに入室し死の三徴を補正する．低体温に対しては，ERから加温輸液装置を用いて輸液や輸血をし，温風やブランケットを用いて体表を加温する．凝固異常に対しては，血小板数>5万/μL，PT-INR<1.5を目標に新鮮凍結血漿と血小板製剤の投与を行う．アシドーシスの改善には輸血，輸液による末梢循環不全からの離脱が重要で，重炭酸投与は行わない．

3. 2回目の手術はPlanned reoperation

24～72時間の間に2回目の手術を行う．止血タオルを除去し，消化管再建，可能であれば定型的閉創を試みる．腸間膜浮腫などにより閉創が不可能なら一時閉鎖法を繰り返す．一時閉鎖法としてはVacuum pack closureを行うことが多い．Open abdomen management管理中には消化管穿孔の合併症が5～25%起こり，それを防ぐためにもできるだけ早期に定型的閉創を目指す[5]．経腸栄養はOpen abdomen management中も可能である．

4. 閉創後に腹部コンパートメント症候群

腹部コンパートメント症候群（Abdominal compartment syndrome：ACS）は腹腔内圧上昇によって末梢臓器の損傷が引き起こされる臨床状態である．認識されずに放置されると，この低灌流状態から消化管虚血，腎不全，多臓器不全症候群が生じる．腹腔内圧上昇は横隔膜の挙上を起こし，結果として呼吸困難と心臓への血液還流の減少が生じ，心拍出量の低下とさらなる末梢臓器循環の悪化が起きる[6]．ACSの死亡率は減圧治療がなされなかったものではほぼ100%で，死亡率を減らすには積極的な早期発見と治療にかかっているのだ．

ACSは，手術やIVRなどの治療を必要とすることが多い腹部骨盤部の外傷や疾患に起こる．例えば，腹部大動脈瘤術後や腹部外傷に対するDCSの術後に起こる．大量の輸液蘇生（晶質液>10Lまたは濃厚赤血球輸血>10単位）を行った患者はACS発症のリスクが上がる．

ACSのマネジメントには4つの基本原則がある．それは，腹腔内圧（intra-abdominal pressure: IAP）の継続的モニタリング，バランスのとれた輸液蘇生，内科的マネジメント

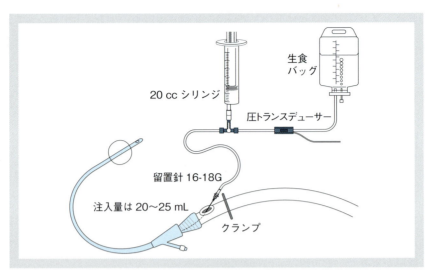

図 5　膀胱内圧測定法
16-18 ゲージ針または同サイズの静脈留置針をフォーリーの連結管の吸引ポートに挿入する．吸引ポートがないときは，チューブに直接刺入する．動脈ラインの圧チューブに取り付ける．Foley カテーテルの採尿バッグへの連結管を吸引ポートより少し遠位でクランプする．20 mL の生理食塩水を三方活栓から Foley カテーテルに注入する．仰臥位の状態の患者の中腋窩線のレベルでゼロ点校正をする．注入後 30〜60 秒で圧を測定する．

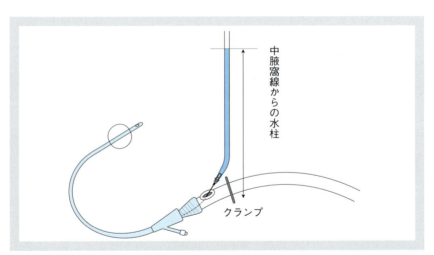

図 6　膀胱内圧測定法　簡便方法
生理食塩水 25 mL を満たしたシリンジを接続した延長チューブを採尿バッグの吸引ポートに刺入した静脈留置針に接続する．膀胱内に 20 mL の生理食塩水を注入する．生理食塩水を膀胱内に注入し始めると，採尿バッグチューブへ生理食塩水と尿が逆流してくるので，吸引ポートより遠位のチューブを鉗子でクランプする．シリンジを静かに外すと，垂直に把持した延長チューブ内を水柱が下がる．水柱の高さを呼気終末で測定する．10 cm 水柱は 7.4 mmHg に換算する．

法，手術療法である．IAP > 20 mmHg で生理学的異常のサインがある患者では減圧手術を行うべきである．IAP の測定として膀胱内圧測定が標準法であり，ベッドサイドで行える（図 5，図 6）．

ACS は IAP20mmHg 以上の上昇が持続し，かつ新たな臓器機能障害や臓器不全があるものと定義される．ACS に対して減圧開腹術を行ったときは，Open abdomen management で管理する．

症例提示

患者：21歳，女性．

〈病院前〉

横断歩道を歩行中に時速 70 km のワンボックスカーに跳ねられ，数メートル飛ばされた．直近の救急車と八戸ドクターカーが同時出動した．受傷 21 分後にドクターカーが現場到着した．

A：開通
B：呼吸数 40 回/分
C：冷汗あり．FAST 陽性．BP 110/40 mmHg，HR 130/分．
D：GCS12（E3V3M6）

静脈路 2 本確保し，輸液全開で八戸 ER に向かった．

〈ER〉

受傷 40 分後に ER 入室．

A：開通
B：呼吸数 40 回/分．胸郭動揺あり．肺挫傷あり．
C：BP 51/28 mmHg，HR 135/分．冷汗あり．FAST 陽性．骨盤骨折あり．
D：GCS13（E4V3M6）
E：体温 35.5℃

ガス分析：pH 7.288，BE －5.1 mmol/L，Lac 3.2 mmol/L

入室 24 分でレベル 1 を用いて緊急 O 型輸血を開始し，50 分後に開腹手術を開始した．

〈初回手術〉

肝右葉の破裂と右肝静脈からの出血を認めた．肝縫合と肝周囲ガーゼパッキングを行い止血し，Open abdomen management とした（図7）．血管造影室へ移動し，肝動脈 TAE を追加した．続けて pan-scan CT 検査をした（図8）．術中出血量 2,000 mL．

〈ICU で生理学的機能の回復〉

ICU で集中治療を開始した．腹部コンパートメント症候群の指標となる膀胱内圧は 14 mmHg で正常だった．初日の輸血量は RCC 18 単位，FFP 16 単位，PC 20 単位．肺挫傷による呼吸不全により，2 回目の手術は 3 日目になった．

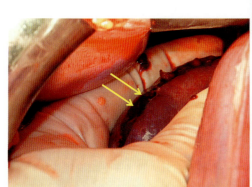
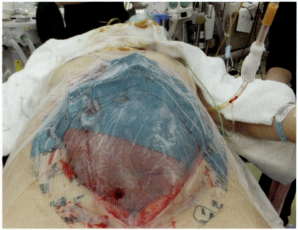

図7　初回手術

開腹すると，肝右葉が割れていた．まず，左手で割れている肝損傷部が近づくように圧迫した．肝門部血管を遮断しても，後方から静脈血が湧いてきた．左手を術野から抜いて，左手で用手圧迫しているときを再現するように，肝臓右側背側にガーゼを入れた．肝静脈あるいは下大静脈出血に対しては，肝臓を横隔膜に突き上げるように持ち上げる．この操作で静脈血の流出が治まった．この突き上げを再現するように，胃小弯にガーゼを入れた．肝外側区を同様に横隔膜に突き上げるように外側区と胃底部の間にガーゼを入れた．Open abdomen management とした．

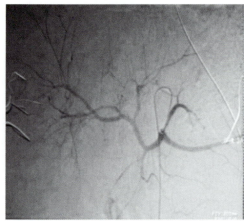
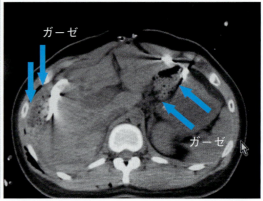

図8　迅速・簡略化手術に続く TAE

Open abdomen management で，血管造影室へ移動した．肝動脈造影後に TAE した．その後，CT 室で pan-scan CT 検査をした．CT では，肝周囲パッキングが写っている．肝臓右葉の破裂部が近づくように両側にガーゼが入っている．

〈Planned reoperation〉

3日目に止血のガーゼを除去した．止血は完了していた．しかし腹腔内の浮腫により閉腹はできず Open abdomen management を継続した．14日目に両側腹直筋鞘前葉反転法で閉腹できた（図9）．

TRISS：ISS 45，RTS 5.148，Ps 48.9％．劇的救命．

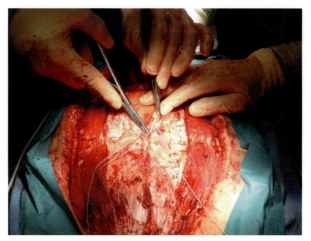

図9 Planned reoperation
第14病日，閉腹術施行した．両側腹直筋鞘前葉反転閉腹法．創の離開距離がおおむね15 cm以下になれば考慮してよい．左右の腹直筋の前葉を剥離し，正中に反転させて縫合する．

まとめ

Damage control surgeryの3要素は初回の迅速・簡略化手術，ICUで生理学的機能の回復，24〜72時間後のPlanned reoperation．重症外傷も救命可能となった．

文献

1) Asensio JA, McDuffie L, Petrone P et al：Reliable variables in the exsanguinated patient which indicate damage control and predict outcome. *Am J Surg* 2001；**182**：743-751
2) Pachter HL, Knudson MM, Esrig B et al：Status of nonoperative management of blunt hepatic injuries in 1995：a multicenter experience with 404 patients. *J Trauma* 1996；**40**：31-38
3) Cothren CC, Osborn PM, Moore EE et al：Preperitonal pelvic packing for hemodynamically unstable pelvic fractures：a paradigm shift. *J Trauma* 2007；**62**：834-839
4) Tötterman A, Madsen JE, Skaga NO et al：Extraperitoneal pelvic packing：a salvage procedure to control massive traumatic pelvic hemorrhage. *J Trauma* 2007；**62**：843-852
5) Garner GB, Ware DN, Cocanour CS et al：Vacuum-assisted wound closure provides early fascial reapproximation in trauma patients with open abdomens. *Am J Surg* 2001；**182**：630-638
6) Kirkpatrick AW, Roberts DJ, De Waele J et al：Intra-abdominal hypertension and the abdominal compartment syndrome: updated consensus definitions and clinical practice guidelines from the World Society of the Abdominal Compartment Syndrome. *Intensive Care Med* 2013；**39**：1190-1206

今　明秀　こん　あきひで

開腹も，開胸も，穿頭も，骨折創外固定も，TAEも，すべてを決断でき実行し，完結できる救急医が理想だ．スピードが命だよ．

外傷IVR
「時間を意識した治療戦略のために」

昆　祐理　Yuri Kon
松本　純一　Junichi Matsumoto　聖マリアンナ医科大学 救急医学
今　明秀　Akihide Kon　八戸市立市民病院 救命救急センター

Key Note
- 外傷IVRは緊急IVRにあらず．究極的に時間を意識し，外傷診療を理解して行う必要がある．
- IVRの基本操作と塞栓物質の特性を理解し，正しく安全な塞栓方法を理解する．

はじめに

　外傷IVR（Interventional Radiology）は，緊急IVRの一種ではあるものの，他の手技と同じような時間感覚でこれに挑むことは大きな誤りである．外傷診療においては時間が勝負であることは言うまでもなく，外傷手術と他の緊急手術とでは時間感覚が大きく異なることからもこのことは想像に難くないであろう．しかし，いまだにIVRにおいては，外傷IVR＝緊急IVRという時間感覚で手技が行われることは多く，それゆえに，「IVRへ行くと負け」という感覚をもつ外傷医も少なくない．

　本稿では，まず，IABO挿入など救急医に求められる最低限のIVR基本手技を解説した後，IVRを実際に行う救急医はもちろん，IVRを依頼する側としても共有しておきたい，塞栓に関する一般的な考え方や外傷IVR（Trauma IVR；以下TIR）の考え方について述べる．各臓器損傷に対する塞栓の実際については成書を参照していただきたい．

IVRの基本手技

　IVRは画像診断技術を応用したさまざまな手技を指すが，外傷診療においては，止血目的の動脈塞栓（transcatheter arterial embolization：TAE）や出血性ショックに対するIABO（intra-aortic balloon occlusion）カテーテル挿入などが代表的である．

　TAEやIABOを行う場合には，そのアクセスルートとしてシースを挿入・留置する．シースのサイズや長さはさまざまあり，留置部位，血管の状況や手技の目的によって使い

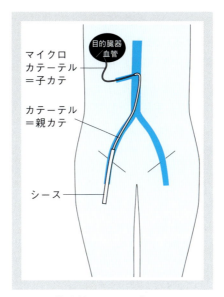

図1　目的血管までのアプローチ

分けられる．成人症例の多くは右大腿動脈からアクセスし，IABO の場合は IABO キット内のシース（7 Fr～14 Fr），骨盤領域を目的とした場合にはシース先端が外腸骨動脈に留まるシース（7 cm～11 cm），腹部実質臓器を目的とした場合にはシース先端が腹部大動脈に位置するように 23 cm～25 cm 長のシースを用いることが多い．多発外傷例では，骨盤と腹腔内臓器が同時に対象となることも多く，いずれのシースも使われる．ただし，救急外来で非 X 線透視下にシースを留置する場合には，7 cm～11 cm のものがより安全である．

　治療対象となる目的血管に到達するためには，シースからガイドワイヤーに沿わせて通常 4～5 Fr の親カテーテルを挿入し，腹腔動脈や上腸間膜動脈，腎動脈などの大動脈から直接分岐する血管の根部にかけて選択し，さらに末梢で分岐する目的血管に向けて親カテーテル内からさらに細いマイクロカテーテルを出して進めていく方法が用いられる（図1）．IABO のときも含め，カテーテルを進める際には，ガイドワイヤーを先行させてカテーテルをそれに追従させるように進めていく方法（over-the-wire techniques）が基本である．このとき，無理な力がガイドワイヤーやカテーテル先端にかかってしまうと血管損傷をきたすことがあり，ワイヤーやカテーテル操作時には無理な力がかからないように指先の感覚を研ぎ澄ませ，また透視装置を使用する場合であれば透視画像上のワイヤーの先端に目を光らせるようにする．シースやカテーテルからガイドワイヤーを出すときが，最も血管損傷をきたしやすいため，急ぐ際にも細心の注意を払う[1～3]．

　処置が終わり，カテーテルを抜去するときには，主要血管に不要な力がかからないように親カテーテルを血管から外し，カテーテルが伸びた状態でシースに収容するように抜去する．シースを抜去するときには，血管の穿刺部位を同定し，穿刺部とその前後での血管拍動を感じながら，4 Fr シースならば，最初の 5 分程度は強く圧迫し，その後徐々に圧を解除していきながら，血腫形成の有無を圧迫している指で感知しながら止血を行う．外傷患者では凝固障害により穿刺部の止血に時間がかかることが予測され，また不十分な止血

や再出血の場合の追加塞栓の可能性を考慮して，処置直後はシースを留置したまま次の治療戦略に移ることが多い．シースは全身管理中の動脈ラインとして使用することも可能であり，穿刺側の下肢虚血の問題がなければ，凝固能や全身状態が安定した後に抜去したほうが安全である．

最低限救急医に求められるIVR手技は，IVR医が病院に到着するまでの間に行われるシース確保，IABOカテーテル挿入，処置終了後のシース抜去かと思われる．その際には上記を参考にしていただきたい．

穿刺の基本

大腿動脈（第一選択としては右が多い）からシースを留置するときには，まず鼠径靭帯の1～2横指尾側で大腿動脈の拍動を触知し穿刺する．一般的な待機IVRでは，透視を併用し，大腿骨頭の下1/3～1/4をメルクマールに，X線不透過のモスキートペアンなどを用いて穿刺部位の目安とする（図2）．

TIRは，ERで外傷蘇生中にシースを入れるくらいのスピードで臨む必要がある．つまり，ERに透視設備がない場合は，非透視下での穿刺となる．実際の体表と透視画像を比べてみると図3のようになり，非透視下での穿刺は，皮膚のシワに左右されてしまい，尾側穿刺となりがちである．尾側穿刺では，下腹壁動脈などにワイヤーが迷入し不要な動脈損傷を引き起こしてしまったり，大腿骨頭部から小転子レベルでは大腿静脈が動脈の後方に回り込むため動静脈穿刺となる，などの合併症が生じやすい．頭側穿刺では腹腔内穿刺という重大な合併症があるが，「往々にして尾側穿刺になりがち」という事実を認識して，穿刺部位を決定する必要がある．右大腿動脈穿刺は外傷症例でのシース確保のみならず，PCPS挿入など救急医療現場において広く行われる手技であり，いずれの場合においても上記のとおり穿刺位置には注意したい．

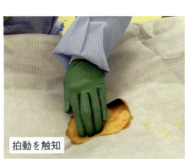
拍動を触知

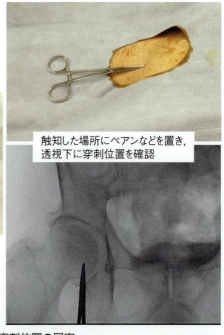
触知した場所にペアンなどを置き，透視下に穿刺位置を確認

図2　穿刺位置の同定

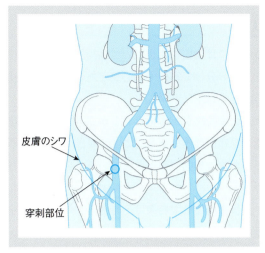

図3　体表から見る穿刺位置

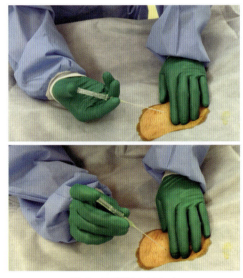

図4　穿刺針の持ち方

　穿刺部位を決定したら，図4のように穿刺針を保持し，ハブ端に置いている指（親指もしくは示指）で拍動方向を感知しながらセルジンガー法で穿刺する．前壁が貫かれたところでハブ内に血液が逆流するため，それを確認した後，後壁まで穿刺し，逆血が停止したことを確認する．内筒針を抜去し，逆血するところまで外筒を引き抜いていく．勢いよく逆血するところで外筒を保持しガイドワイヤーを挿入し，over-the-wire techniquesでシースを留置する．ガイドワイヤーの挿入の際に，少しでも抵抗を感じた場合にはそれ以上進めてはいけない．ガイドワイヤーを抜去し再度逆血を確認する．血管から外れてしまった場合には止血の後再穿刺をする．血腫が形成された場合などは対側を穿刺する，などのリカバリー方法をその場に応じて検討する．

塞栓の考え方

　出血部位を止血するためには塞栓物質を用いて塞栓を行う．塞栓物質はいくつかあり，それぞれ特性が異なり，使い分けて塞栓する必要がある．国内で使用されることの多い代表的な塞栓物質とその特性を以下に示す[4]．

- **コイル**：基本的には永久塞栓物質と考えることができる．局所の塞栓も可能で，適切に使用すれば臓器機能の温存が可能である．コイル単独では血管をすべて充填することはできず，完全塞栓のためには凝固能が保たれている必要がある．高価であり，手技の習熟が必要である．
- **ゼラチンスポンジ**：液体塞栓物質で効果は一時的とされている．液状であるため，ある程度カテーテルの遠位を塞栓することが可能である．目的血管の径やアクセスしているカテーテルの太さに応じて，スポンジシートをカットしたり，三方活栓につないだ2本のシリンジを用いて粉砕して使用する．造影剤と混合し，透視下に造影剤の停滞（血流の停滞を意味する）を確認しながら塞栓する．凝固能に依存し，再開通の危険がある．血管内投与が承認されたセレスキュー®が2013年11月より販売されている．
- **NBCA**：液体の永久塞栓物質である．患者の凝固能に依存せずに塞栓が可能である．血管内投与は承認されておらず，また，使用には手技の習熟が必要である．イオンと重合して固まるため，生理食塩水と重合して凝固してしまう．そのため，投与前にカテーテル内をブドウ糖液でフラッシュしておくことが必要である．NBCAは透視下に同定できないため，重合しない油性造影剤（リピオドールなど）と混合し，塞栓の範囲が遠く広い範囲であれば希釈倍率を上げ，近くで狭い範囲を塞栓したい場合は濃い濃度で使用するとよい．2012年12月にはIVR学会から血管内塞栓物質としてのガイドラインが出されている（http://www.jsivr.jp/guideline/NBCA/130107_NBCA.pdf）．

　上記の塞栓物質による塞栓のイメージを図で示すと，図5のようになる．

　外傷の場合，終動脈＊であれば同定された損傷血管1本の塞栓で止血は得られやすいが，骨盤など末梢での吻合が多い場所では，1本の血管の塞栓だけでは，側副路からの血流により止血が不十分となったり，仮性動脈瘤が形成されたりする危険がある（図6）．このとき，損傷血管より近位での塞栓が永久塞栓物質でされていると，残存する血管損傷部や仮性動脈瘤に対するアプローチが困難となってしまう．したがって，骨盤のような吻合の多い場所で両側内腸骨近位を永久塞栓物質であるコイルで塞栓しようとすると，1）凝固能に依存する塞栓であることから止血に時間がかかったり不十分となる危険があること，2）側副血行路の発達による再出血や仮性動脈瘤形成の危険があること，3）再アプローチが困難となってしまうこと，などが考えられ，こうした方法は効果の高い安全な止血戦略とは言えない．過去に骨盤骨折に対する両側内腸骨動脈コイル塞栓の有用性が報告されてはいるが[5]，凝固に依存しないNBCAを損傷部位まで到達するように希釈して塞栓するなど，他の有効な塞栓方法も理解しておく必要がある．逆に，末梢に温存したい臓器や血管がある場合には，そこに向かう血管を近位側でコイル塞栓し，さらにその近位側で液体塞栓物質

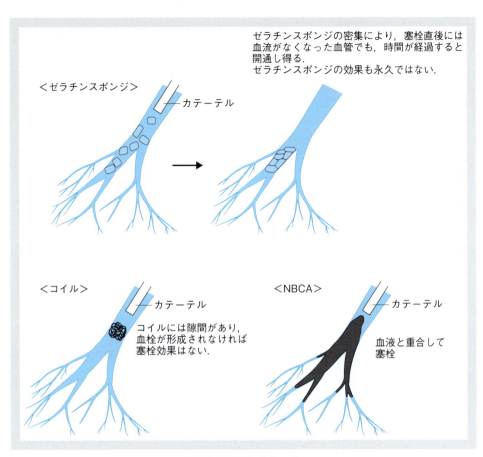

図5 塞栓のイメージ

を流す,などというコイルの使用方法(distal protection)もある(図7)[6].さまざまな損傷形態や場面に応じてより適切な塞栓物質をうまく使い分けて使用する必要がある.

> ＊終動脈：他の血管からの吻合のない動脈.心臓や脳,腎臓や脾臓などに多く,この血管が閉塞するとその先の臓器は梗塞をきたす.

外傷IVR

　TIRを行うには,IVRの基本的手技や塞栓物質の特性を理解し,凝固能や時間を強く意識する必要がある.IVRにおいてもDamage Controlの概念を取り入れた戦略で挑めるようにしなければならない[7].

　時間を強く意識するということは,
①多発外傷症例では,IVRチームを病院前情報で起動する.
②IVRを行うかもしれないことを見越して,Primary Survey中にERでシースを入れる.
③マッピング目的の撮影を省略する.
④1人の術者や1つの道具にこだわらない.

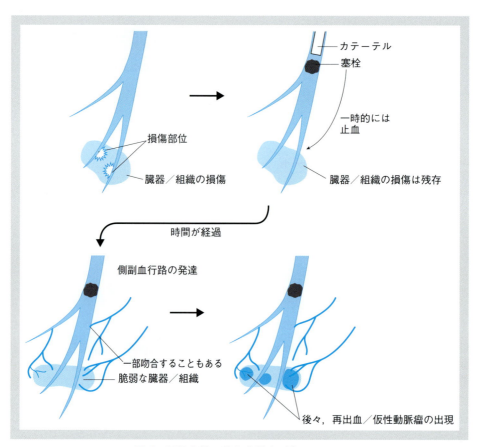

図6　近位塞栓に伴う合併症が生じるまで

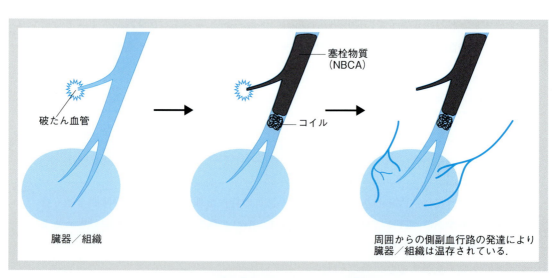

図7　臓器温存のためのコイル利用法

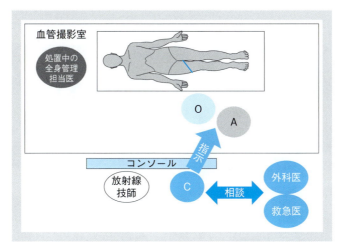

図8 COA System

⑤救命のためには，臓器機能温存は後回しで，ある程度広範囲の止血になってもかまわないと考える．
⑥塞栓に時間がかかったり，止血が完了できなければ，バルーンなどの一過性血流遮断で逃げて，他の治療手段に柔軟に移行する．

などが具体的な例として挙げられ，上記以外でも施設ごとに時間短縮の工夫が可能と思われる．

凝固能を考えた止血戦略とは，
①凝固補填は可能な限り早く開始し，大量輸血プロトコールなどを整備しておく．
②凝固能に依存しない塞栓物質であるNBCAを用いる．
③IVR手技中も手術における麻酔管理と同様，全身管理を誰かが集中して担当し，凝固の補填を含めた輸血・輸液管理を適切に行う．

などが挙げられる．

IVRにおいては，手技を行うOperator，助手（Assistant）に加えて，全体の指揮をとるConductorからなる，IVRチームで処置に臨む（COA System：図8）．COA Systemをとらず，術者が単独で血管撮影を判断しながら手技を行った場合，手技に没頭して全体のマネージメントが疎かになったり，止血範囲や血管解剖の把握が不十分となり不必要な血管撮影を繰り返し，時間を浪費してしまうなどの状況に陥る懸念がある．

COA System下では，ConductorはCT画像情報からpre-procedural planning（PPP）[8]を行い，「第4腰椎の下縁に両側総腸骨動脈の分岐があり，左内腸骨動脈は左前斜位25度に管球を振って背側に行く分枝」などの情報を客観的に伝え，処置中に検査データが判明し凝固障害が認められた場合，またCT画像より凝固障害が強く示唆された場合など「凝固障害があるため塞栓はNBCAを用意」といった指示を迅速に出していく．すると術者は迷いなく目的血管へ到達することに集中でき，助手も指示に応じて必要物品を準備し，結果的に止血完了までの時間を短縮することができる．また，Conductorの重要な役割の一つは，手術チームや全身管理チームと情報を共有し，IVRのみでは止血が十分に行えない

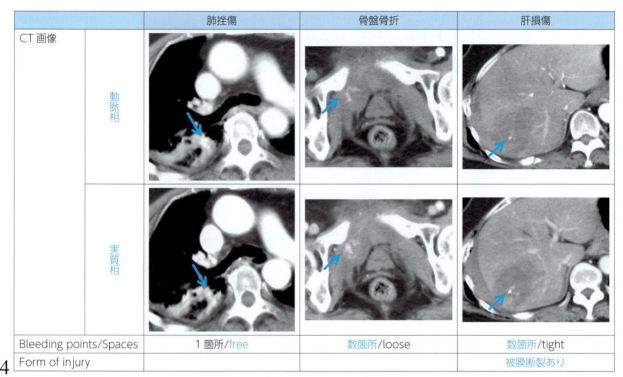

図9　FACT で拾い上げた損傷で extravasation を伴うものの比較

と判断した場合には「IABO を横隔膜レベルまで上げてバルーンを拡張させ，手術室に向かう」などと，IVR のみに固執しない治療戦略を臨機応変に実行することである．臨床情報や画像情報から止血までに与えられた時間を考えて治療戦略を講じ，救急医や外科医とディスカッションをしながらそのつど最適な治療法を選択するようにする．

　このような外傷の止血戦略を考えるうえでは，手術や IVR による物理的な止血と，凝固の補填による機能的止血の 2 本の柱を考えなければならない．Primary Survey で手術や IVR に踏み出さなければいけない場合もあるが，状態が許されて CT が撮像された場合，CT 画像情報は治療戦略を組み立てるうえで有用な情報源になる．CT 画像情報を有効に利用して治療戦略を組み立てる方法を，外傷パンスキャンの稿で解説した症例を通じて考えてみる．

　FACT で拾い上げた緊急度の高い損傷で extravasation を伴うものは，肺挫傷，骨盤骨折，肝損傷である．肺挫傷はフリースペースに複数の extravasation があるがその広がりは小さく，肺動脈などの低圧系の出血を疑う．強力な凝固補填により対処可能かもしれない．骨盤骨折は複数箇所の骨折に extravasation を伴い，その広がりは比較的大きいが，出血しているスペースは後腹膜内や筋肉内の loose space である．肝損傷の extravasation は腹腔内という free space には広がっていないが被膜断裂を伴っている（図9）．この 3 つの損傷について，止血までの時間的猶予を検討していく．

　物理的止血戦略を考えるとき，「手術か？　IVR か？」という議論を耳にするが，手術と IVR 治療は相補的なものであって，答えは二者択一のものではなく，双方を組み合わせ

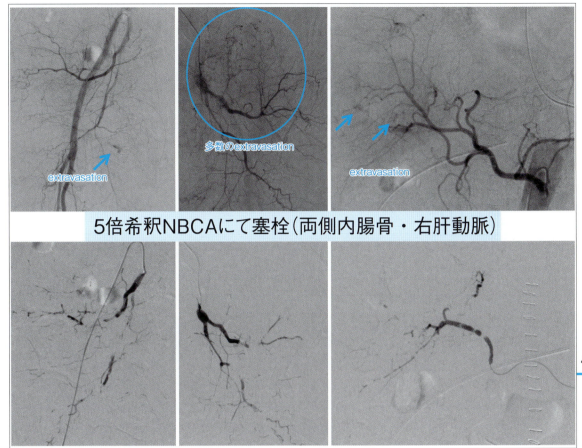

図 10　肝損傷骨盤骨折の TAE

て用いる方法も含めて施設によってその時点での最良の治療手段を選択すべきである．具体例として本症例の止血戦略を示す．施設背景は，ハイブリッド手術室はなく，手術も血管撮影も同じ時間で開始することが可能である．本症例はまず肝損傷に対する手術治療を行うこととした．その前に，骨盤骨折と肝損傷に対する一時的な止血のために ER で IABO を腹腔動脈より頭側に留置してから肝損傷の治療のため手術室へと向かい肝臓パッキング術を行った．手術室にも IVR 医が同行し，血管治療に向かうタイミングを逃さないように待機し，手術後すぐに骨盤骨折に対する TAE に向かった．血管撮影では両側内腸骨動脈を 5 倍希釈の NBCA にて塞栓を行った．また同時に肝損傷に対しても血管撮影を行い，追加塞栓を行った（図 10）．塞栓に要した時間は両側内腸骨動脈塞栓で 8 分，肝動脈塞栓に 7 分要し，合計 15 分で終了した．肺挫傷に関しては，血管撮影中に胸部を透視画面で確認し，肺挫傷の増悪が見られた場合には大腿静脈を追加穿刺し肺動脈にアプローチすることを検討した．本症例では肺挫傷の増悪はなく，輸血による凝固の補填と陽圧換気で乗り切ることができた．

　TIR は時間を強く意識して行うが，目的血管の選択・塞栓・確認後の造影も含めた 1 本あたりの処置の目標時間は 10 分以内である（先の例では両側内腸骨動脈と右肝動脈の 3 本

を15分で塞栓できているので，1本あたり5分ということになる）．血管選択に難渋した場合には，中枢側での塞栓や一時的なballoon occlusionなどを検討するなどして全体の手技時間が伸びないよう心がける．

手術と血管撮影が同時にできるハイブリッド手術室が完備されているような施設では同時に処置を行う，TIRに長けた施設では肝損傷も骨盤骨折もTAEを先行させるなど，施設ごとに治療をアレンジし，そのときの状況で最も早く確実に出血を制御する戦略をとっていく．

おわりに

本稿ではIVRを理解した外傷治療戦略を立てるうえでの必要な知識，TIRの実際について解説した．外傷症例はひとつとして同じものはなく，時間との戦いであるため，そのつど施設ごとの総力をあげて診療にあたらなくては救命が得られない．まさしく外傷診療はチーム医療ということだが，果たして今，そのチームのメンバーに外傷外科チームや，TIRチームは組み込まれているだろうか？ 外傷患者が来院し，諸検査や身体所見から治療適応と判断された後に，治療担当である外傷外科チームやTIRチームが召集されるようでは，不必要な待機時間が出てしまい，患者の到着前にすでに「負け」が決定されているようなものである．患者搬入前，ERチームはもちろん，外傷外科チーム，TIRチームが形成できるような人員を召集し，救急車の到着を待ち構えている状況が理想的である．そのためには，それぞれの治療を担当する医師と情報共有し，たとえ夜間に召集されover triageだったとしても「thank you for calling!」と言ってもらえるような関係の構築，システムの構築を各施設で検討いただきたい．

参考文献

1) 竹内義人，徳江浩之，祖父江慶太郎 ほか：私のベスト・セルディンガー法 いまさら聞けないIVRの基本 日本インターベンショナルラジオロジー学会雑誌 2010；25：10-16
2) 藤原寛康：自慢の技：腹部血管造影きほんのき．1．術前チェック，道具の準備とその扱い．第40回 日本IVR学会総会「技術教育セミナー」2011
3) 関 明彦：自慢の技：腹部血管造影きほんのき，3マイクロカテーテル操作，マイクロワイヤ操作，マイクロワイヤ形状づけ．第40回 日本IVR学会総会「技術教育セミナー」2011
4) 松村洋輔 ほか：塞栓物質の基本．第15回DIRECT研究会シラバスより
5) Velmahos GC, Chahwan S, Hanks SE et al：Angiographic embolization of bilateral internal iliac arteries to control life-threatening hemorrhage after blunt trauma to the pelvis. Am Surg 2000；66：858-862
6) 森本公平，澁谷剛一，対馬史泰 ほか：コイルによる血流改変術を併用した活動性動脈性出血に対するNBCA塞栓術．第40回日本IVR学会総会，2011
7) 松本純一：腹部外傷IVR（小児を含む）良質なTrauma IVRとは？ 臨床画像 2012；28：108-123
8) 妹尾聡美，一ノ瀬嘉明，松本純一：救急IVR領域における3D画像の有用性について．臨床画像 2013；29：1430-1444

| 昆　祐理 | こん　ゆり |

2004年3月弘前大学医学部医学科卒業．八戸市立市民病院救命救急センターでの勤務経験から，救急領域における放射線診療の必要性を感じ，2012年4月から聖マリアンナ医科大学救急医学・放射線医学にて研修し，現在に至る．救急専門医，JATECインストラクター．

外傷診療 mnemonics ⑧

タフな3X・・・TAF3X

語呂の考案：林　寛之 先生　福井大学医学部附属病院 総合診療部
文：有嶋拓郎　鹿児島大学大学院 救急・集中治療医学分野

[解説]　Preventable Trauma Deathを回避するためには胸部外傷をいかに正確に診断するか（rule outするか）がキモとなります．Trauma Manualではlethal six（致死的6つの病態）として紹介されています．Cardiac Tamponade, Airway obstruction, Flail chest, Open pneumothorax, Tension pneumothorax, Massive hemothoraxです．トリプルAは信用格付け，トリプルHは人気プロレスラー，トリプルXは致死的胸部外傷，いずれも超tough（頑丈）です．

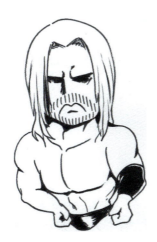

骨盤創外固定
「慣れれば簡単，でも適応は慎重に！」

岸本　正文　大阪府立中河内救命救急センター
Masafumi Kishimoto

> **Key Note**
> - 骨盤外傷に対する創外固定の適応を知ろう．
> - いつでもできるように器材を常備し，手技に習熟しておくことが重要．

はじめに

　骨盤外傷に対して創外固定は有用な治療手段である．ここでは治療上の位置づけ，適応，手技などについて詳細に述べる．

1. 骨盤外傷に対する創外固定の特徴

　骨盤は皮下に容易に触れる骨であり，創外固定のピン刺入は慣れれば困難な手技ではない．止血が得られ，早期に体位変換が可能となるなど利点が多いが，感染を起こしやすいなどの欠点も有しており，その適応は慎重に行うべきである．

2. 骨盤外傷に対する創外固定の位置づけ

　骨盤外傷に対して創外固定を使用する目的は下記の4つに分けられる．

(1) 急性期の止血

　骨盤外傷は出血をきたしやすい外傷で，治療上最も重要なのは出血のコントロールである．緊急止血処置は，骨折部の安定化と損傷血管の止血術に分けられる．創外固定は骨折部を安定化させ，骨や周囲軟部組織からの出血を抑制することができる．また，整復に伴う骨盤内容積の減少は，タンポナーデ効果を高めるために有用である．
　しかし，近年急性期の止血目的としてシーツやpelvic binderによる簡易固定法が主流に

なってきている．創外固定は，慣れた整形外科医であっても装着までに20〜30分の時間を要すること，骨盤内容積の減少によるタンポナーデ効果が疑問視されていること，などがその理由である．簡易固定法の有効性に関する高いレベルのエビデンスはないが，創外固定と比較して特別な手技を必要とせず，誰もが容易に短時間で装着可能であり，初期診療における固定法の第一選択となりつつある．

簡易固定法の欠点として，固定力が劣ること，圧迫による皮膚壊死や神経麻痺などの合併症を起こしやすいといった点があり，簡易固定法は短期間の固定法として使用するのが原則である．

創外固定は簡易固定法と比較して固定力が強く，皮膚への圧迫がなく，しかも長期間使用できるという特長を有するので，まだまだ有効な治療手段であると言える．

(2) 手術までの仮固定

骨盤骨折の機能再建に関する治療は，骨盤輪の不安定性の程度によって決定する．不安定型骨盤骨折に対しては，創外固定単独での治療は困難であり，手術による内固定が原則である．良好な機能予後のためには，特に後方要素の再建が重要とされており，仙腸関節や仙骨に不安定性が認められる症例は内固定の絶対的な適応である．受傷直後は出血のリスクが高く，待機的手術となることが多いが，手術時に転位が残存していると，周囲軟部組織が瘢痕化することにより整復が困難となる場合があり，受傷当初に可能な限り整復を行ったほうが望ましい．整復位の保持のためには，創外固定が便利である．不安定型骨盤骨折では，内固定までの橋渡し的な目的で創外固定を使用する．

(3) 根治的治療

部分不安定型損傷ではanterior flameによる創外固定単独での治療が可能である．また，全身状態が不良，骨盤部付近の感染創の存在など，内固定に踏み切れない症例では，創外固定単独で治療を継続する．創外固定の抜去時期は，画像上の仮骨の出現の有無に加えて，フレームを除去した後のピンを利用して安定性を確認してから決定する．創外固定期間が長期に及ぶと，ピン刺入部の感染を起こしやすく，ピン刺入部の観察や処置を怠ってはならない．

(4) 内固定の補強

高齢者では骨脆弱化のため，内固定単独では十分な固定が得られないことがある．その際の補強として創外固定を使用することがある．内固定を行う際，固定性に不安を感じたなら創外固定を併用してもよいが，手術創からできるだけ離れた位置に創外固定のピンを挿入するように心がけなければならない．

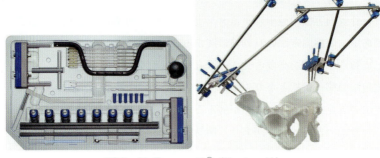

図1　Hoffmann Ⅱ®（Stryker社）

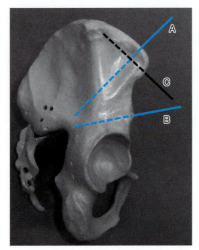

図2　ピンの挿入方法

3. 創外固定の適応と禁忌

　創外固定の適応は，上記の目的に合致しかつ創外固定により安定性が向上すると考えられる場合のみである．禁忌としては，ピン挿入部に骨折線が存在し十分な固定が得られない症例，ピン挿入部に開放創がある症例，などである．また極端に骨脆弱化がみられる高齢者も適応外となる．創外固定を行うかどうかの判断には迅速さを求められることが多いが，その適応は慎重に決定されるべきである．

4. 創外固定の種類

　各社から種々の創外固定器が発売されているが，Stryker社製のHoffmann Ⅱ®は，必要物品がセットになっており，便利である（図1）．
　ピンの挿入方法は，腸骨稜から腸骨翼の中に挿入するhigh route（図2：A），下前腸骨棘から股関節直上に挿入するlow route（図2：B），上前腸骨棘から腸骨稜に平行に挿入す

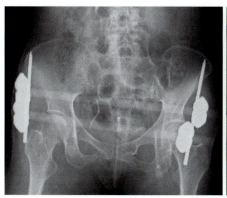
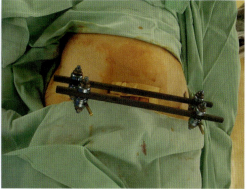

図3　Subcristal法

るsubcristal法（図2：C）がある．Subcristal法は最近行われるようになった方法で，比較的分厚い骨の中にピンを挿入することが可能であり，良好な固定性が得られる（図3）．
（北里大学病院救命救急センターの峰原宏昌先生からSubcristal法の画像をご提供いただきました．深謝申し上げます．）

5. 実際の手技

　どの位置やどの方向にピンを挿入するかは，後日行う内固定のアプローチ方法や，骨折型を考慮して決定する．創外固定のピン挿入部の感染のため，内固定ができなくなったという事態は絶対に避けなければならない．

　挿入前にCT画像にて骨盤の傾斜を確認し，理想的な挿入角度を把握しておく．

　最初に骨をドリルにて穿孔し，手で回転させながらピンを挿入する．骨外に出ると抵抗が消失するので，手ごたえを感じながら挿入することが重要である．確実に骨内に挿入されていることの確認は，ピンを動かして骨と一体化しているかどうかで行う．

　レントゲン透視は必ずしも必要ないが，慣れないうちは使用するべきである．C-armを回転させ，ピンが正しく骨盤内に挿入されていることを確認する．Low routeで挿入する際は，透視下に行うことが必須である．

　ピンを挿入した後，徒手的に整復を行い，フレームを組み固定する．その際は，体位変換時の邪魔にならないように工夫する．ジョイントを少なくしたほうが，強度の点で有利である．補強のバーを使用することによりさらに強固な固定となる．

6. 注意点

　骨盤外傷に対する創外固定の強度を過信してはならない．分厚い皮質骨が存在する大腿骨・脛骨に対する創外固定と比較して，その強度は明らかに劣っている．あくまでも仮固

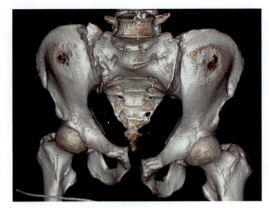

図4　受診時 3DCT

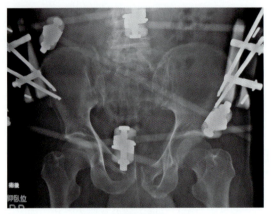

図5　創外固定後 X 線

定的な位置づけとして考えるべきである．整復する際はできるだけ骨自体に力を加えるようにし，ピン自体には力を加えないように注意する．患者を移動させる際に，創外固定のフレームを持って行うようなことをしてはならない．

　ピン挿入部の感染の頻度が高いので，できるだけピンの周囲は清潔に保つ．感染徴候がみられたら，ピンの挿入位置の変更や抜去も考える必要がある．

7. 症例提示

患者：50歳代，男性．

　ブロック塀が倒れ骨盤部を挟まれ受傷．循環動態は安定していた．画像診断にて不安定型骨盤輪損傷を認めた．恥骨結合離解に加えて仙骨骨折，右腸骨骨折，両側仙腸関節脱臼を認めた（図4）．受傷当日に創外固定にて整復固定を行った（図5）．受傷後4日目に観血的手術を行った．まず仰臥位にて恥骨結合離解を整復しプレートにて固定．次に腹臥位にて右腸骨骨折部を中空スクリューにて固定後，両側仙腸関節脱臼を整復しMプレートにて

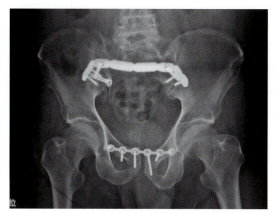

図6 術後X線

固定した．良好な整復位が得られた（図6）．

8. おわりに

骨盤外傷に対する創外固定は，その特徴を理解し，慎重に適応を決定すべきである．

文献

1) 日本外傷学会，日本救急医学会 監修：外傷初期診療ガイドラインJATEC改訂第4版．へるす出版，東京，2012
2) 日本外傷学会 監修，日本外傷学会外傷専門診療ガイドライン編集委員会 編集：外傷専門診療ガイドラインJETEC．へるす出版，東京，2014
3) Bottlang M, Krieg JC, Mohr M et al：Emergent management of pelvic ring fractures with use of circumferential compression. *J Bone Joint Surg Am* 2002；**84-A**：43-47
4) Solomon LB, Pohl AP, Sukthankar A et al：The subcristal pelvic external fixator：technique, results, and rationale. *J Orthop Trauma* 2009；**23**：365-369

岸本　正文　きしもと　まさふみ

1989年香川医科（現香川）大学卒業．大阪市立大学医学部附属病院初期研修．1993年豊昌会林病院整形外科，1999年より大阪府立中河内救命救急センター，2009年同副所長．日本整形外科学会専門医，日本救急医学会専門医，JATECインストラクター，日本DMAT隊員．

大動脈ステントグラフト
「大動脈損傷への新しい迅速低侵襲な治療法」

栗本 義彦　手稲渓仁会病院 大動脈血管内治療センター
Yoshihiko Kurimoto

Key Note
- 大動脈損傷の早期診断と対応法について.
- 胸部大動脈ステントグラフト内挿術（TEVAR）とは.
- 血管内治療の適応.

はじめに

　多くの鈍的外傷患者を受け入れる救命センターにおいても大動脈損傷は年間数例を経験する程度と発生頻度は少ないですが，致死的損傷であるため早期診断と対応法の理解は重要です．大動脈損傷例の多くは病院搬入前に死亡しており，搬入時バイタルサインを認める症例においても受傷後4時間以内に診断治療が終了できなければ大動脈損傷からの活動性出血を呈する症例を救命することは困難と報告されています[1]．しかし超急性期を経過した症例でも保存治療を継続した場合の早期死亡率は65％となっており[2]，一部の縦隔血腫を伴わない軽度の大動脈損傷例を除き可能な範囲で外科的な早期治療が必要な損傷と言えます．従来の開胸手術は多発外傷の多い本損傷においては超急性期に全身ヘパリン化を要し適応困難であることが多く，治療のタイミングは各患者さんの合併損傷および全身状態から個別に判断せざるを得ませんでした．新しい治療法としての胸部大動脈ステントグラフト内挿術（TEVAR：Thoracic endovascular aortic repair）が1990年代より本邦では臨床応用開始され，企業製ステントグラフトが使用可能となった2000年代以降は米国において[3]，遅れて2010年以降は本邦においてもTEVARが第一選択の外科治療法として報告され多発外傷の多い大動脈損傷ではありますが早期死亡率は従来の開胸手術15.8％に比較して5.6％と大きく改善されてきています[4]．低侵襲で良好な成績が報告されている胸部大動脈損傷に対するTEVARについて説明します．

診断と治療

　胸部X線写真にて大動脈仮性瘤や縦隔血腫による縦隔陰影の異常（胸腔内へ破裂してい

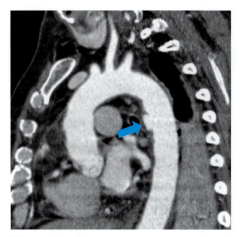

図1 Multiplanar reconstruction (MPR) 画像
縦隔血腫を認めない大動脈損傷（矢印）．

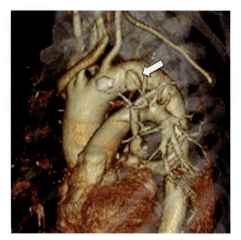

図2 Volume rendering CT 画像
大動脈損傷部（矢印）と頭部分枝との位置関係が明らかとなり術式の選択に有用である．

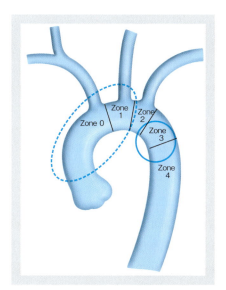

図3 ステントグラフト内挿術における Zone 分類

れば通常左血胸）で大動脈損傷を疑うことも多いのですが，TEVAR の適応を考える場合は CT 検査（通常造影）が必要です．大動脈造影や MRI 検査でも TEVAR での治療の判断は可能ですが，使用するステントグラフトのサイズや種類，システムのアクセスや留置位置を正確に決定するために CT が有用です．MPR（multiplanar reconstruction，図1）や Volume-rendering CT（図2）画像が病変部の確認治療に有効ですが，構成に若干の時間を要するために Axial（水平断）画像で緊急の場合は対応しています．通常臨床で経験する大動脈損傷は 90％が大動脈峡部ですが，上行大動脈から下行大動脈まで損傷の可能性はあります（腹部大動脈はきわめてまれです）．大腿動脈の露出だけによる単純な TEVAR で治療可能な損傷部は大動脈峡部を含めて図3における zone 3 から zone 4 の範囲です（実

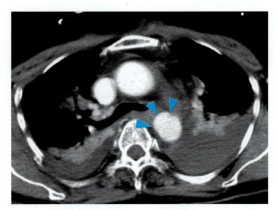

図4 搬入時 CT 画像
縦隔血腫を伴う大動脈峡部仮性瘤を認める（矢頭）．

線円）．zone 2 より中枢の損傷（点線円）の場合は，いわゆるハイブリッド手術と呼ばれる血管内治療と人工血管バイパス術などの外科治療（弓部大動脈より分岐する動脈を再建して弓部大動脈中枢からのステントグラフト留置を可能とする方法）を組み合わせた治療法もありますが，通常は従来の開胸人工血管置換術を検討します．このほか，大動脈損傷の形態以外にも若年例に対してはグラフトサイズの問題や長期の遠隔を考慮して私たちの施設では通常の人工血管置換術をお勧めしてきましたが，最近の企業製ステントグラフトの改良により若年例に対しても一部 TEVAR の選択肢も考慮しています．

症例提示

患者は 58 歳女性で，自家用車運転中にトラックとの衝突事故により受傷しました．他院を経由しフレイルチェストおよび出血性ショックに対して気管挿管および急速補液を施行されドクターヘリにて当院へ搬入されました．活動性出血であった骨盤骨折に対し外固定および内腸骨動脈の塞栓術を施行し，脳挫傷および硬膜下血腫に対し開頭止血術および外減圧術を施行し受傷日が経過しました．当院搬入時施行の CT にて大動脈峡部損傷の診断も得られていましたが（図4），受傷翌日の CT においても縦隔血腫の増大を認めず人工呼吸器からの離脱開始前の受傷後 9 日目に大動脈損傷に対するステントグラフト内挿術を企業製ステントグラフト導入以前のためハンドメイドのステントグラフトを作成し施行しました（図5）[5]．高次脳機能障害は残りましたがリハビリにて転院可能となりました．

術中 Tips & Pitfall

提示した症例のように受傷後数日経過した時点での TEVAR においては止血凝固系は治療されている状態ですが，多くは受傷後 24 時間以内に TEVAR を施行しています．受傷

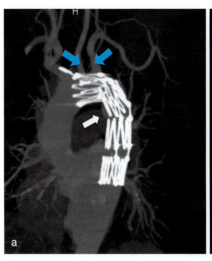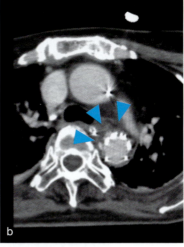

図5 ステントグラフト内挿術後CT画像
a：ステントグラフトがZone 1から留置され損傷部をカバーしている（白矢印）．左総頸動脈および左鎖骨下動脈はステントグラフトの開窓により血流が温存されている（色矢印）．
b：仮性瘤は造影されなくなり（矢頭），縦隔血腫も消失している．

直後は血小板および凝固因子は消費されており計測したACT（activated coagulation time）は大きく延長されていない検査値であっても少量のヘパリン投与にて予想以上のACT延長をきたすことがあります．ステントグラフトシステム挿入開始前のACTが150秒以上に延長されていれば単純な大腿動脈遮断により血栓形成によるトラブルは生じませんので，ヘパリンは未投与もしくは少量の投与にてACT再検する配慮が他損傷部からの出血を考慮すると大切です（慢性期のTEVARではACT 250秒で施行しています）．峡部損傷例では意図的に左鎖骨下動脈を閉塞させたzone 2からのステントグラフト留置が選択されることがあります．頸椎損傷合併例では右椎骨動脈解離等の合併例も含まれますので可能であれば左椎骨動脈閉塞のリスク評価があると有用です．従来の開胸手術では脊髄虚血からの対麻痺が問題になっていましたが，TEVARにおいても頻度は少ないものの広範囲にステントグラフトを留置した症例や左鎖骨下動脈犠牲閉塞例，骨盤骨折に対して両側内腸骨塞栓術施行例においてはリスクが上昇します．他損傷部位からの出血状況にもよりますがTEVAR直後は低血圧とならないような血圧管理が重要と考えられます．

術後止血効果判断

外傷慢性期仮性瘤に対するTEVAR症例においては造影CTでの瘤の血栓閉塞確認で十分ですが，受傷後急性期例においてはTEVARが有効に施行されたか判断困難な形態を経験します．峡部損傷例では遠位弓部大動脈内弯側にグラフトが良好に密着していることの確認がひとつの判断材料になります（図6）．弓部大動脈内弯とステントグラフト間に浮き（鳥の嘴に似ているためbird beakと呼ばれている）が残存した症例で遠隔期に仮性瘤への

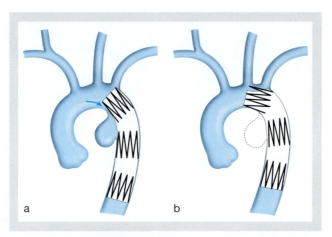

図6 峡部大動脈損傷に対するステントグラフト内挿術の留置法シェーマ（参考文献6より引用）
a：Zone 3 からの留置では弓部大動脈内弯に浮きが生じ治療効果が得られない可能性が生じる．
b：Zene 2 より中枢から留置するとグラフトと中枢ネックとしての弓部大動脈の密着効果が高まる．

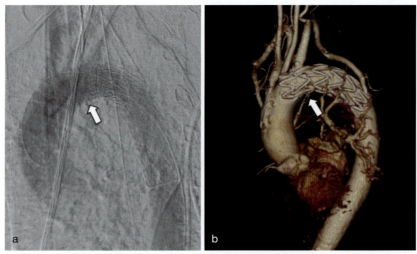

図7 企業製ステントグラフトによる大動脈峡部損傷治療
Conformable TAG（日本ゴア，a）および Valiant（先端部分はベアステントで人工血管の縫着なし，日本メドトロニック，b）による術後 DSA および 3D-CT 画像．弓部大動脈内弯側に良好にグラフトが密着している（矢印）．

血流が再開し大動脈気管支瘻を発症した経験があることからも，退院後の定期的な外来フォローは重要です．したがって，zone 4 の損傷症例を除き峡部損傷例では遠位弓部大動脈の屈曲部中枢から留置可能な形態が TEVAR の良い適応と考えられます．近年の企業製グラフトは弓部大動脈内弯への追従性が改善されており外傷性峡部損傷に有効となっています（図7）．

参考文献

1) Lang JL, Minei JP, Modrall JG et al：The limitations of thoracic endovascular aortic repair in altering the natural history of blunt aortic injury. *J Vasc Surg* 2010；**52**：290-297
2) Arthurs ZM, Stames BW, Sohn VY et al：Functional and survival outcomes in traumatic blunt thoracic aortic injuries：an analysis of the national trauma databank. *J Vasc Surg* 2009；**49**：988-994
3) Demetriades D, Velmahos GC, Scalea TM et al：Diagnosis and treatment of blunt thoracic aortic injuries：changing perspectives. *J Trauma* 2008；**64**：1415-1419
4) Tagami T, Matsui H, Horiguchi H et al：Thoracic aortic injury in Japan-nationwide retrospective cohort study. *Circ J* 2015；**79**：55-60
5) Kurimoto Y, Asai Y, Nara S et al：Fenestrated stent-graft facilitates emergency endovascular therapy for blunt aortic injury. *J Trauma* 2009；**66**：974-978
6) 栗本義彦，浅井康文，樋上哲哉：外傷性大動脈損傷に対するステントグラフト内挿術．大動脈ステントグラフトにおける治療最前線．*Circulation up-to-date* 2008；**3**：61-67（377-383）

栗本　義彦　くりもと　よしひこ

1989年札幌医科大学卒業．ピッツバーグ大学およびマイアミ大学にて研究．札幌医科大学第二外科および救急医学准教授などを経て現職．心臓血管外科専門医，救急科専門医，循環器専門医．

外傷診療 mnemonics ⑨

FIXES　フィットネスでフィクセス

語呂の考案：米国の医師，詠み人知らず
文：有嶋拓郎　鹿児島大学大学院 救急・集中治療医学分野

[解説]　宿題，ハンカチ，鼻紙といえば登校前の忘れ物チェック．FIXES（**F**inger and tube into every orifice, **i**v & **i**m, **X** ray, **E**CG, **s**plint）は secondary survey 最後の忘れ物チェックとして便利な mnemonics です．それでもうっかりはつきものです．同じ動作を繰り返して体に覚え込ませるのは体育会系サークルでは伝統的手法です．フィットネスでフィクセス！

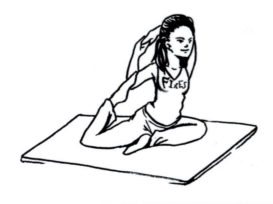

MEMO

情熱外傷診療

5 予測救命率を知っているか

外傷スコア（TRISS法）
「外傷の重症度を客観的に評価する」

吉村　有矢　Yuya Yoshimura
今　明秀　Akihide Kon
八戸市立市民病院 救命救急センター

Key Note
- 外傷の生理学的指標RTSは，GCS，収縮期血圧，呼吸数から算出する．
- AISをもとにして多発外傷の解剖学的重症度ISSを算出する．
- TRISS法で，RTS，ISS，年齢をもとに予測救命率を算出する．

外傷の重症度評価とは

外傷の重症度を客観的に評価する方法として，
(1) 外傷によるバイタルサイン，意識の変化を示した生理学的指標
(2) 損傷を受傷部位・臓器別の損傷形態や数によって分類した解剖学的指標
(3) それらを統合して算出される予測救命率
があります．

1. 生理学的指標

外傷患者の初期診療においては，まず最初に生命にかかわることを最優先し，生理学的徴候の異常を把握することが重要です[1]．

生理学的徴候による外傷重症度の客観的評価方法として，複数の項目を用いたTrauma Score（TS）が1981年にChampionらによって提唱されました[2]．これは収縮期血圧，呼吸数，努力呼吸の有無，毛細血管再充満時間，Glasgow Coma Scale（GCS）による意識レベルの評価など，複数の生理学的徴候の異常を点数化するものです．資源と時間が限られた病院前において，生理学的徴候をもとに外傷患者の重症度を簡単に点数化し，外傷センターへ搬送するべき重症外傷患者をトリアージするためのものでした．

現在，国際的に標準となっているのは，1989年に同じくChampionらが発表したRevised Trauma Score（RTS）です[3]．RTSはGCS，収縮期血圧，呼吸数から，それぞれのコードを決定し（表1），以下の計算式によって算出されます．

表1 RTS コード表

コード (点数)	意識レベル (GCS)	収縮期血圧 (mmHg)	呼吸数 (回/分)
4	13〜15	90以上	10〜29
3	9〜12	76〜89	30以上
2	6〜8	50〜75	6〜9
1	4〜5	1〜49	1〜5
0	3	0	0

(文献3)より引用)

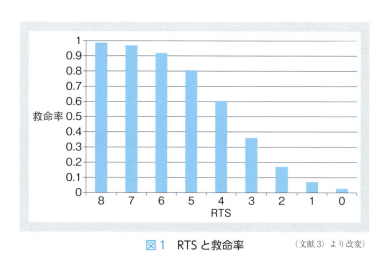

図1 RTSと救命率　　(文献3)より改変)

RTS = 0.9368×(GCSコード) + 0.7236×(収縮期血圧コード) + 0.2908×(呼吸数コード)

　RTS は最大値 7.8408 から最低値 0 で変化し，数値が高いほど生理学的重症度は低く，心肺停止では 0 となります．TS の問題点とされていた重症頭部外傷の過小評価を解決し，より簡単で，予後と相関する指標に改訂されました（図1）．

　RTS において最も係数が高い因子は GCS であり，意識障害，頭部外傷が外傷患者の予後に強く影響することを示唆します．また，各因子における RTS コードが 1 点低下すると患者の重症度は確実に上がり，予後が悪化します．つまり，外傷初期診療において，RTS コードが変化する「GCS13 点未満」，「収縮期血圧 90 mmHg 未満」，「呼吸数 30 回/分以上」という生理学的徴候を認めた場合，損傷の種類に関わらず「重症である」可能性を意味しています．

表2 AISコードの数値の意味と具体例

例：右大腿骨骨幹部開放骨折
AIS 90 コード：853422.3
8：下肢＝損傷区分
5：骨格＝解剖学上の構造
34：脛骨＝解剖学上の部位・損傷種類
22：開放骨折＝損傷程度
.3：重症度

表3 AISコードと重症度

1	Minor（軽症）
2	Moderate（中等症）
3	Serious（重症）
4	Severe（重篤）
5	Critical（瀕死）
6	Maximal（currently untreatable）（救命不能）

2. 解剖学的指標

(1) Abbreviated Injury Scale (AIS)

外傷の種類と解剖学的重症度の評価法は Abbreviated Injury Scale（AIS）が国際標準です．AIS は人体への損傷を形態や重症度によって分類するためのコードで，American Medical Association（AMA），Association for the Advancement of Automotive Medicine（AAAM）などによって，もとは自動車の車両設計における外傷の疫学的調査のために開発されました．約5年ごとに改訂が行われ，現在は AIS2005 Update2008 が最新版ですが[4]，本邦では AIS90-Update98 の日本語対訳版が出版され[5]，日本外傷データバンクなどに広く使用されています．AIS は外傷を9つの身体区分（「頭部」，「顔面」，「頸部」，「胸部」，「腹部および骨盤内臓器」，「脊椎」，「上肢」，「下肢」，「体表，熱傷，他の外傷」）に分類します．コードは6桁の整数と1桁の小数で構成され，整数部分は各損傷の種類を規定し，小数部分はその外傷の重症度を表しています（表2）．重症度は1〜6で，数値が大きいほど重症です（表3）．重症度6は，ほとんど救命不可能な重症外傷を表します．

(2) Injury Severity Score (ISS)

AIS が単一の損傷の解剖学的重症度を表しているのに対し，AIS をもとにして多発外傷の解剖学的重症度を評価するための方法が Injury Severity Score（ISS）です[6]．ISS は身体を AIS と異なる「頭頸部」「顔面」「胸部」「腹部および骨盤内臓器」「四肢および骨盤」「体表」の6つの部位に分け，それぞれの最大の AIS のスコアの中から上位3つを2乗して合算した値です（表4）．ISS の値は1〜75の範囲にあり，AIS 6の重症な損傷が1つでもある場合は，他の損傷の重症度にかかわらず，自動的に ISS は75となります．ISS が大きくなるほど重症であり，15を超えるものを一般的に重症外傷としています[7]．日本外傷データバンクによれば，外傷死亡の約90％が ISS15以上でした[8]．ISS は多発外傷における予後と相関し（図2），ISS が同じ数値でも，最大の AIS が大きいほど死亡率は高くなります[8,9]．

表4 ISS計算の具体例

ISSでの部位	損傷	AIS90コード	最大AIS	AIS²
頭頸部	急性硬膜外血腫・小頭蓋冠骨折 偏位なし	140632.4 150402.2	4 2	16
顔面	上顎骨骨折 LeFort II型 歯牙破折	250806.2 251404.1	2	
胸部	肋骨骨折・血気胸 右側第3〜5肋骨	450222.3	3	9
腹部および骨盤内臓器	肝損傷 実質深さ3cm以上	541824.3	3	9
四肢および骨盤	右脛骨骨幹部骨折	853420.2	2	
体表	全身の擦過傷	910200.1	1	(ISS＝34)

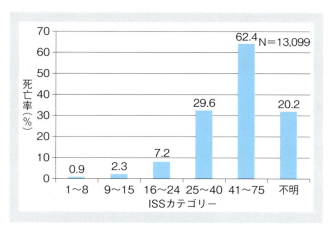

図2 日本外傷データバンクにおけるISSカテゴリー別の死亡率
(文献8)から引用)

3. 外傷の予後予測

(1) TRISS (Trauma and Injury Severity Score) method とは

　生理学的重症度RTSと解剖学的重症度ISSに加えて，年齢因子を組み合わせて，外傷患者の予測救命率（Probability of survival：Ps）を求める方法がTRISS method（TRISS法）です[11]．そのもとになったのは，1980年代に北米の130以上の施設が参加したMajor Trauma Outcome Study（MTOS）における外傷治療の成績です．これを分析したChampionらによってTRISS法は1990年に発表され[13]，その後，1995年にAIS90を採用して係数が更新されています[14]（表5）．この係数によるTRISS法が，現在最も広く使用されている外傷患者の予後予測の指標で，日本外傷データバンクでも採用されています．以下の計算式によって算出されます．

表5 MTOS1995によるTRISS法の係数

	b_0（定数）	b_1（RTS）	b_2（ISS）
鈍的外傷	−0.4499	0.8085	−0.0835
鋭的外傷	−2.5355	0.9934	−0.0651

（文献 13）より引用）

$$Ps = 1/(1 + e^{-b})$$
$$b = b_0 + b_1 \times (RTS) + b_2 \times (ISS) + b_3 \times (年齢因子)$$

　計算に必要な年齢因子は55歳以上では1，55歳未満では0と設定し，鈍的外傷と鋭的外傷で係数が異なります．計算式は複雑ですが，web上でも簡単に計算することができます[14]．算出された予測救命率は，患者が死亡した場合に，その死が避けられたかどうかを判定する1つの客観的指標となります．また，MTOS1995の治療成績と比較することで，各地域や施設における治療成績を客観的に比較，評価することが可能となり，外傷診療の質の評価の指標として有用です．

(2) TRISS法の問題点

　外傷の重症度評価ならびに予後予測，外傷診療の質の評価の指標としてTRISS法は国際標準であり，非常に重要です．しかし，問題点も数多く指摘されています[1]．

TRISS法の問題点
①単独部位で生命予後不良な外傷（重症頭部外傷や，重症腹部臓器損傷，骨盤骨折）ではISSが低く過小評価され，重症度を反映しにくい[15,16]．
②高齢者や小児に関する年齢因子が適切でない[16,17]．
③算出のためのデータ項目が多く，欠損しやすい[18]．
④受傷時併存症や合併症による生命予後への影響が考慮されていない[19]．
⑤AISの改訂，比較対象をMTOS1995から変更し係数を改訂することによってPsが変化する点[20]．
⑥TRISS法による予測救命率だけで判定を行うことの限界[21]．
⑦他施設からの転送の場合や，病院前の治療の影響が反映されない．

　本邦でも，日本外傷データバンクなど日本独自のデータを用いて，TRISSに代わる指標による予測救命率の検討が行われています[22,23,24]．既存の指標の改訂や，新たな予後予測の指標の開発が期待されます．

参考文献

1) 日本外傷学会・日本救急医学会 監修，日本外傷学会外傷初期診療ガイドライン第4版編集委員会 編集：外傷初期診療ガイドラインJATEC，改訂第4版．へるす出版，東京，2012

2) Champion HR, Sacco WJ, Carnazzo AJ et al：Trauma Score. *Crit Care Med* 1981；**9**：672
3) Champion HR, Sacco WJ, Copes WS et al：A revision of the trauma score. *J Trauma* 1989；**29**：623-629
4) Gennarelli TA, Wodzin E,(Eds)：The Abbreviated Injury Scale-Update 2008 Barrington, IL：Association for the Advancement of Automotive medicine；2008
5) 日本外傷学会, 財団法人日本自動車研究所 監訳：AIS90 Update98 日本語対訳版. へるす出版, 東京, 2003
6) Baker SP, O'Neill B, Haddon W et al：The injury severity score：A method for describing patients with multiple injuries and evaluating emergency care. *J Trauma* 1974；**14**：187-196
7) Knudson P, Frecceri CA, DeLateur SA et al：Improving the field triage of major trauma victims. *J Trauma* 1988；**28**：602-606
8) Japan Trauma Data Bank Report 2015（2010-2014）. https://www.jtcr-jatec.org/trauma-bank/dataroom/data/JTDB2015.pdf
9) Baker SP, O'Neil B：The Injury Severity Score：an update. *J trauma* 1976；**16**：882-885
10) Osler T, Baker SP, Long W：A modification of the injury severity score that both improves accuracy and simplifies scoring. *J Trauma* 1997；**43**：922-925
11) Boyd CR, Tolson MA, Copes WS：Evaluating trauma score：the TRISS method. Trauma Score and the Injury Severity Score. *J Trauma* 1987；**27**：370-378
12) Champion HR, Copes WS, Sacco WJ et al：The Major Trauma Outcome Study：establishing national norms for trauma care. *J Trauma* 1990；**30**：1356-1365
13) Champion HR, Sacco WJ, Copes WS：Injury severity scoring again. *J Trauma* 1995；**38**：94-95
14) Karim Brohi：TRISS-Overview & Desktop Caluculator. London, UK, March 10, 2007. http://www.trauma.org
15) Osler T, Baker SP, Long W：A modification of the injury severity score that both improves accuracy and simplifies scoring. *J Trauma* 1997；**43**：922-925
16) Champion HR, Copes WS, Sacco WJ et al：Improved predictions from a severity characterization of trauma（ASCOT）over Trauma and Injury Severity Score（TRISS）：Results of an independent evaluation. *J Trauma* 1996；**40**：42-48
17) Schall LC, Potoka DA, Ford HR et al：A new method for estimating probability of survival in pediatric patients using revised TRISS methodology based on age-adjusted weights. *J Trauma* 2002；**52**：235-241
18) 東平日出夫, 松岡哲也, 渡部広明 ほか：日本外傷データバンクにおけるデータ欠損の特徴. 日本救急医学会雑誌 2011；**22**：147-155
19) Bergeron E, Rossignol M, Osler T et al：Improving the TRISS methodology by restructuring age categories and adding comorbidities. *J trauma* 2004；**56**：760-767
20) Schluter PJ, Nathens A, Neal ML et al：Trauma and Injury Severity Score（TRISS）coefficients 2009 revision. *J Trauma* 2010；**68**：761-770
21) Karmy-Jones R, Copes WS, Champion HR et al：Results of a multi-institutional outcome assessment：Results of a structured peer review of TRISS-designated unexpected outcome. *J Trauma* 1992；**32**：196-203
22) Fujita T, Morimura N, Uchida Y et al：M-study from an urban trauma center in Tokyo. *J Trauma* 2010；**69**：934-937
23) 小関一英, 坂本哲也, 杉本勝彦 ほか：Trauma Registry によって構築した日本版 TRISS による外傷重症度評価法. 日本外傷会誌 2001；**15**：310-311
24) 木村昭夫：我が国における鈍的外傷患者の生存予測ロジスティック回帰式の検討：日本外傷データバンクの解析から. 日本外傷会誌 2010；**24**：15-20

5. 予測救命率を知っているか

吉村　有矢　よしむら　ゆうや

2008年広島大学卒業．八戸市立市民病院にて研修．救急科専門医，麻酔科認定医，日本航空医療学会認定航空医療指導者．

外傷診療 mnemonics ⑩

極寒の滝に打たれて我忘る，
　クールタキ（滝）には慈愛の響き

語呂の考案：**林　寛之** 先生　福井大学医学部附属病院 総合診療部
文：**有嶋拓郎**　鹿児島大学大学院 救急・集中治療医学分野

【解説】「心頭を滅却すれば火もまた涼し」は凡人には遠く及ばない境地です．荒行のひとつである滝行も見ているほうがガタガタ震えてきます．滝行を見ているだけでこのようになるのは凡人である証明みたいなものです．ショックの患者では低血圧や意識障害となる前に冷感（cold sense：cool）や頻脈（tachycardia）の段階があります．発見が遅れて修行僧が滝壺に沈んでしまう（低血圧と意識障害，低体温）前に（クールタキ）で素早く見つけてあげましょう．

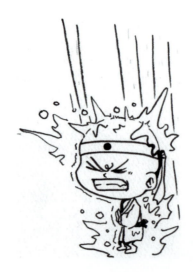

MEMO

Preventable Trauma Death
「外傷診療の質の向上を目指して」

吉村　有矢　Yuya Yoshimura　　今　明秀　Akihide Kon　　八戸市立市民病院 救命救急センター

> **Key Note**
> - TRISS Ps＞0.5 で死亡した症例を予測外死亡という．
> - 予測外死亡の peer review によって PTD を判定する．
> - PTD の最大の死因は出血である．
> - 病院前，ER での初期診療の過ちが PTD の要因となる．

防ぎ得た外傷死とは

　日本全国で不慮の事故，外傷によって死亡する若者は後を絶ちません．懸命に治療したにもかかわらず，ある外傷患者が死亡したとき，その患者は本当に救命することは不可能だったのでしょうか．本当に救命できないほどに「重症だった」「手遅れだった」のでしょうか．「もっと早く病院に運ばれていれば…」「もっと早く手術していれば…」「適切な治療ができていれば…」救命できたのかもしれません．

　実際は救命できなかった外傷患者のうち，治療過程に何らかの問題や改善すべき点があり，もし適切な治療が行われれば，死亡を回避できたと思われるものを，「防ぎ得た外傷死」Preventable Trauma Death（PTD）といいます．外傷診療の質の向上のためには，PTD を減らすことが最も重要であり，PTD の発生と頻度を客観的に分析する必要があります．

PTD の判定方法

　PTD の一般的な判定方法は，TRISS 法と peer review によるものです[1]．前述の TRISS 法によって算出された Ps は，患者が死亡した場合に，その死亡が避けられたかどうか（Preventability）を判定するための客観的基準となります．しかし，Ps だけによる preventability の判定には，その正確性や信頼性において限界があります．Karmy-Jones らは Ps＞0.5 にもかかわらず死亡した症例を，予測外死亡　unexpected death と定義しました[2]．予測外死亡に関して，外傷の専門家が複数集まって，その死亡の原因や治療内容について

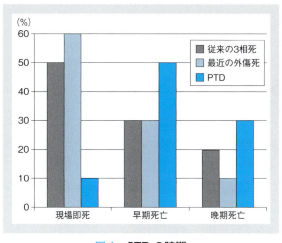

図1　PTDの時期

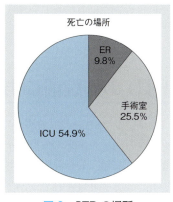

図2　PTDの場所

問題がなかったか協議することを peer review といいます．peer review の結果，もし適切な治療が行われたならば，死亡を回避することが可能であったとされた場合，PTD と判定します．

PTDの死因

外傷死の最も多い死因は重症頭部外傷であり，約半数を占めます．次いで出血による死亡が全体の20〜30％前後とされています．一方，PTDの死因は半数が出血による死亡であり，多臓器不全がそれに続き，頭部外傷によるPTDは少ないと報告されています[3,4]．

PTDはいつ，どこで起きているか

従来，外傷死亡の時期には「Trimodal death distribution」という3相性の分布があり，現場即死（1時間以内），早期死亡（1〜4時間），晩期死亡（1週間以降）と徐々に減少していくと言われてきました[5]．しかし，近年の医療の進歩により，外傷による晩期死亡は著明に減少し，外傷死亡の時期は2相性の分布に変化しつつあることが報告されています[6]（図1）．

しかし，現場即死の重症例にPTDはほとんどありません．PTDは，早期死亡を含む最初の24時間以内の死亡が51％と最多で，次が1週間以降の晩期死亡で31％を占めます[3]．

PTDの死亡場所を見てみると，9.8％がERで死亡し，25.5％が手術室で，54.9％がICUで死亡しており，ERにおいて早い段階で死亡する症例は比較的少ないです[3]（図2）．Sanddalらは，PTDの死亡の要因の37％が病院前，47％がER，16％がpost-ERにあると報告しました[7]．手術室やICUで死亡したPTDの大半は，病院前とERでの初期治療の失敗が

その後の死亡に直結しています．

PTDの病院前における要因

　PTDの病院前における最大の要因は，搬送先の誤り，重症度の過小評価などによるアンダートリアージです．そのほか，搬送時間の超過による根本治療開始の遅れと，病院前処置（気道管理，脊柱固定の過ち）によるものがあります．これらによって，病院前で患者が死亡することはまれですが，病院前の失敗は，病院到着後の治療で挽回することはときに困難になります．

　本村らは，平成21年の千葉県の交通事故死亡例を調査し，peer reviewを行っています．その結果，PTDあるいはPTD疑いと判定された16例のうち，9例が，まず2次医療機関へ搬送されていたことがわかりました．うち3例は，病院前の救急隊評価で重症と判断していながら2次医療機関へ搬送して死亡し，ほか6例も搬送先で死亡していました．病院前における過小評価とアンダートリアージが原因であるPTDが多数存在すると報告しています[8]．

　病院前におけるアンダートリアージを回避するためには，約50％のオーバートリアージを許容する必要があります[9]．明確な病院前トリアージ基準の策定により，オーバートリアージは増加しても，アンダートリアージが減少し，外傷死亡率を減少させたことが報告されています[10]．

　病院前の要因によるPTDを削減するためには，アンダートリアージの減少が不可欠であり，オーバートリアージを許容した地域の外傷診療体制の整備が必要です．

PTDのERにおける要因

　PTDの最大の要因はERにおける外傷初期診療にあります．そして，そのほとんどの要因が，治療早期の段階である外傷蘇生にあることが指摘されています．PTDの要因には，治療・判断の過ち，誤診断・損傷の見逃し，治療の遅れ，手技・技術的な問題などがあります[3]．

　PTDの死因別にみると，最多は出血による死亡です．その主な要因はERにおける出血の制御失敗です．出血部位の同定と診断の遅れ，輸血開始の遅れ，止血のための根本治療である手術・TAEの遅れがPTDにつながります．

　本村らの千葉県交通事故死亡事例のPTD調査では，救命救急センターへ搬送されたPTD7例のうち，6例が出血による死亡でした．止血のための手術またはTAEの遅れ，輸血の遅れ，手術不履行，過大侵襲手術が問題であったと報告しています[8]．

　カナダの外傷センターのTienらの報告によれば，鋭的外傷より鈍的外傷において出血によるPTDが起こりやすく，鈍的外傷による出血死の40％がPTDであったと報告して

います。その原因は、不安定型骨盤骨折が最多でした。治療方針に影響しないCT撮影が、TAEの遅れを招いていました。また、腹腔内出血を伴う骨盤骨折は治療の優先順位の判断が難しく、止血が遅れやすいと警告しています[11]。

ERでの蘇生の治療の不備によって出血性ショックが遷延すると、二次性脳損傷によって頭部外傷を悪化させたり[12]、後に高率に多臓器不全を合併し、ICUでの死亡につながります。

ERでは、損傷の見逃しにも注意が必要です。多発外傷における損傷の見逃しの頻度は1.3〜39％で、そのうち15〜23％が臨床的に重大な見逃しであったと報告されています[13]。見逃しやすい損傷として、心臓・大血管損傷、腹腔内出血、後腹膜血腫、脊椎外傷、血気胸、頭蓋内血腫、緊張性気胸があります[14]。

ほかにERにおける手技では、気道確保の失敗、緊張性気胸に対するドレナージの遅れがPTDの要因として頻度が高く、注意が必要です。

PTDの一例

患者：50歳、男性。
既往歴：なし

軽自動車の運転手。深夜にシートベルト着用せず、飲酒運転で電柱に激突した単独事故。車は大破し、電柱は折れていた。血圧 90/70 mmHg、心拍数 70/分、呼吸数 28/分、GCS 13。救急隊到着時、酩酊状態で救急車内搬入に苦慮した。軽症と判断され、直近2次救急病院へ搬送となった。

前医到着時、血圧 120/70 mmHg、心拍数 60/分。酩酊状態で暴れていた。腹部に圧痛あり。当直医はミダゾラム 5 mg 投与して鎮静した。その後、収縮期血圧が 60 台に低下したため、輸液、ドパミン持続投与しながら、腹部単純CT撮影を指示した。受傷2時間後に撮影した腹部CTでは腹腔内液体貯留を認めた。CT撮影後、経過観察ベッドで様子を見ていたが、再度、不穏状態となり、血圧が低下してきたため、「肝硬変」「急性アルコール中毒」の診断で救命救急センターへ転送となった。

受傷4時間後、救命救急センター到着時、血圧測定不可能、心拍数 120/分、呼吸数 36/分、体温 33.2℃、GCS E3V3M5。冷汗あり、不穏状態。FAST陽性。ドパミン持続投与中であった。血液ガス分析ではpH 7.01、BE-16、乳酸値 13 mmol/L、Hb 6.1 g/dL、血中アルコール濃度 228 mg/dL。センター到着15分後、気管挿管。初期輸液を開始して血圧が上昇したが、再度血圧測定不可能になった。1時間後、輸血開始。1時間30分後に開腹手術開始。Ⅲb型重症肝損傷による大量の腹腔内出血を認めた（図3）。開腹直後に心停止したが、すぐに自己心拍再開した。Damage Control Surgery を行い、術後TAE施行した。ICU入室後、血圧が徐々に低下し、センター到着4時間後に出血性ショックにより死亡した。

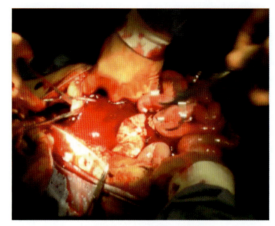

図3　肝損傷による大量の腹腔内出血

本症例の死亡の要因

ISS 25，TRISS Ps 0.74

判　定：Preventable Trauma Death

①深夜，アルコール患者のため正確な判断・処置がしにくい．

②救急隊の病院前での過小評価とアンダートリアージ．

③前医によるショックの見逃し，誤診，昇圧剤の使用，輸液不足，不要なCT検査，転院搬送の遅れ．

④救命救急センター到着時はすでに凝固障害，低体温，アシドーシスの「死の三徴」が揃った重症の出血性ショックであったが，初療医による輸血の遅れ，手術の遅れが生じていた．

PTDの撲滅にむけて

　重症患者の治療には，いくつものpitfallが存在します．PTDを減少させるためには，外傷治療を標準化し，外傷診療体制を整備するとともに，陥りやすいpitfallを理解することが必要です．しかし，いかに医療機器や画像診断の技術が進歩し，外傷治療のエビデンスが蓄積されても，外傷治療の根幹が，治療に関わる人間の臨床判断である以上，PTDの大半はヒューマン・エラーによるものです[15]．PTDはゼロにすることはできません．しかし，PTDを1つでも減少させるための方法を模索し，外傷診療の質の向上を図ることが，われわれ外傷医の使命です．

参考文献

1) 小関一英：外傷治療の質の評価．日外傷会誌 1999；13：88-98
2) Karmy-Jones R, Copes WS, Champion HR et al：Results of a multi-institutional outcome assessment：Results of a structured peer review of TRISS-designated unexpected outcome.

J Trauma 1992 ; **32** : 196-203
3) Teixeira PG, Inaba K, Hadjizacharia P et al : Preventable or potentially preventable mortality at a mature trauma center. *J Trauma* 2007 ; **63** : 1338-1347
4) Zafarghandi MR, Modaghegh MH, Roudsari BS et al : Preventable trauma death in Tehran : an estimate of trauma care quality in teaching hospitals. *J Trauma* 2003 ; **55** : 459-465
5) Trunkey DD : Trauma. Accidental and intentional injuries account for more years of life lost in the U.S. than cancer and heart disease. Among the prescribed remedies are improved preventive efforts, speedier surgery and further research. *Sci Am* 1983 ; **249** : 28-35
6) Demetriades D, Kimbrell B, Salim A et al : Trauma deaths in a mature urban trauma system : is "trimodal" distribution a valid concept? *J Am Coll Surg* 2005 ; **201** : 343-348
7) Sanddal TL, Esposito TJ, Whitney JR et al : Analysis of preventable trauma deaths and opportunities for trauma care improvement in utah. *J Trauma* 2011 ; **70** : 970-977
8) 本村友一，益子邦洋ほか：千葉県交通事故死亡事例検証会（平成21年）による preventable trauma death の検討．日救急医会誌 2012 ; **23** : 383-390
9) Knudson P, Frecceri CA, DeLateur SA et al : Improving the field triage of major trauma victims. *J Trauma* 1988 ; **28** : 602-606
10) 溝端康光，横田順一朗ほか：傷病者の明確な搬送先選定基準の導入は外傷死亡率を低下させる．日救急医会誌 2005 ; **16** : 209-217
11) Tien HC, Spencer F, Tremblay LN et al : Preventable deaths from hemorrhage at a level I Canadian trauma center. *J Trauma* 2007 ; **62** : 142-146
12) Shackford SR, Mackersie RC, Davis JW et al : Epidemiology and Pathology of Traumatic Deaths Occurring at a Level I Trauma Center in a Regionalized System : The Importance of Secondary Brain Injury. *J Trauma* 1989 ; **29** : 1392-1397
13) Pfeifer R, Pape HC : Missed injuries in trauma patients : A literature review. *Patient Saf Surg* 2008 ; **23** : 2-20
14) Chiara O, Scott JD, Cimbanassi S et al : Trauma deaths in an Italian urban area : an audit of pre-hospital and in-hospital trauma care. *Injury* 2002 ; **33** : 553-562
15) Gruen RL, Jurkovich GJ, McIntyre LK et al : Patterns of errors contributing to trauma mortality : lessons learned from 2,594 deaths. *Ann Surg* 2006 ; **244** : 371-380

吉村　有矢　よしむら　ゆうや

2008年広島大学卒業．八戸市立市民病院にて研修．救急科専門医，麻酔科認定医，日本航空医療学会認定航空医療指導者．

劇的救命
「救命の可能性が少ない超重症外傷を救命する」

吉村　有矢　Yuya Yoshimura　　今　明秀　Akihide Kon　　八戸市立市民病院 救命救急センター

> **Key Note**
> - 日本全国で多数のPTDが存在している可能性がある．
> - TRISS Ps<0.5で救命された症例を予測外救命という．
> - 劇的救命の達成には，優れた戦略と治療が必要．

PTDはどれくらい存在するのか

　前述の防ぎ得た外傷死Preventable Trauma Death（PTD）は，果たしてどれくらい存在するのでしょうか．

　外傷治療の先進国である米国では，1960年代にすでにPTDが問題視されていました．さまざまな研究が行われ，数十年かけ国を挙げて外傷診療体制を整備し，PTDを減少させるための取り組みが行われてきました[1]．PTDが全外傷死亡に占める割合をPreventable Death Rate（PDR）といい，外傷診療の質の客観的な指標です．Espositoらは米国モンタナ州において，外傷診療の標準化と外傷診療体制の整備によって，1990年から1998年にかけてPDRが13％から8％に有意に減少したことを報告しています[2]．近年，世界の外傷診療の先進地域からの報告では，PDRは10％前後とされています（表1）．

　日本では，2000年に全国の救命救急センターに対し，重症外傷患者対応の実態調査が行われました．その結果，CPAを除く外傷死亡1,854例について，TRISS法によって予測救命率Psを計算したところ，全体の52.1％にあたる892例がPs 0.5以上の予測外死亡であることが判明しました．このうち，死亡を回避することが困難，あるいは，その判定が困難であると思われる「GCS 5点以下の急性硬膜下血腫」または「80歳以上の高齢者」を除外したものを修正予測外死亡と定義し，661例（38.6％）が該当しました．これらは，PTDの可能性が高いと報告しています．また，日本全国で外傷診療の成績に地域，施設間で大きな格差が存在することも明らかとなりました[3]．

　この報告によって，日本の救命救急センターにおいて非常に多くのPTDが存在していることが初めて問題となり，日本全体の外傷診療の質の向上に向けた取り組みが始まりました．JATEC™，JPTEC™による外傷診療の標準化，日本外傷データバンクによる外傷症例登録，ドクターヘリの全国配備，外傷診療の専門性向上を目指したJETEC™など，

表1 Preventable death rate (PDR) の比較

著者	文献・年	死亡数 (CPA含む)	PTD	PDR
Eposito	J. Trauma 1995	324	41	13%
Sauaia	J. Trauma 1995	191	10	5%
Maio	J. Trauma 1996	155	20	13%
Eposito	J. Trauma 2003	347	25	8%
Takayanagi	J Nippon Med Sch 2004	1,140	84	7%
Guren	Ann Surg 2006	2,594	64	2.5%
Teixeira	J. Trauma 2007	2,081	51	2.5%
Sanddal	J. Trauma 2011	434	29	7%
八戸	日本外傷学会 2016	144	5	3.4%

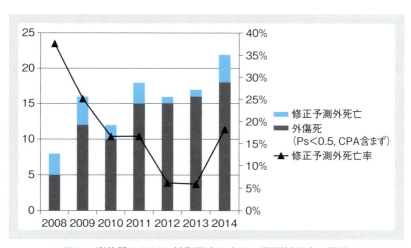

図1 当施設における外傷死亡に占める予測外死亡の推移

(日本外傷データバンクより)

　この数年で日本の外傷診療体制は徐々に整備され始めています．しかし，日本外傷データバンクによれば，外傷死亡に占める予測外死亡の割合の全国平均は，2010年から2014年の間ではほぼ50％前後で[4]，まだ多くのPTDが発生している可能性があります．日本の外傷診療の質の向上に向けた改革は，まだ道半ばです．

　当施設では，救急専従医による外傷診療標準化の徹底に加えて，緊急輸血，外傷外科手術体制を構築し，外傷診療体制の整備を行ってきました．ドクターヘリ，ドクターカーによる病院前外傷診療も開始しています．2010年からは，全外傷死亡症例のうち予測外死亡例を抽出し，外部から経験豊富な救急医を招聘してpeer reviewを行っています[5,6]．2010年から2014年の当施設の全外傷死亡に占める予測外死亡の割合は15.7％で，この間におけるPTDは5例，PDRは3.4％でした（表1）．修正予測外死亡としても，その割合は年々低下しつつあります（図1）．

予測外救命 unexpected survivor とは

　TRISS 法で計算された Ps が 0.5 未満の救命できる可能性が低い重症患者を，適切で優れた治療によって救命することを予測外救命 unexpected survivor と定義しています[7]．PTD が少ないことが，外傷診療の質を評価する指標である一方で，死亡する可能性が高い超重症外傷患者を救命できることもまた，外傷診療の質が高いことの証明です．

　米国ペンシルバニア州の外傷センターの Gillott らの報告によれば，外傷救命例の 1.6% が予測外救命でした．受傷機転は，交通事故や銃創が多く，95% は ISS 16 以上の重症外傷でした．予測外救命例は，ICU 滞在期間，在院日数ともに有意に長く，治療に難渋した結果，多くの後遺症を残すことが報告されています[8]．

　Norris らは，TRISS 法で予測外救命と定義された Ps 0.5 未満の 270 例を，「本当に救命できないほど重症かどうか」を複数の専門家によって審査したところ，真の予測外救命と判定されたのは，わずか 10.3% しか存在しませんでした．真の予測外救命は，ISS 平均 46，RTS 平均 2.46，ER 入室時の収縮期血圧平均 59.5 mmHg，GCS 平均 4.7，TRISS Ps 平均 0.13 と最重症例でした[9]．

5 予測外救命を達成するためには

　救命の可能性が少ない超重症外傷を救命するためには，重症外傷に特徴的な pitfall を回避するとともに，救命のチャンスを最大限に生かすためのさまざまな工夫が必要です．特に，重症出血性ショックを伴う大量出血に対しては，優れた戦略と治療が要求されます[10]．

　前述の Norris らによると，真の予測外救命を達成するためには，ほぼ全例で緊急輸血が必要で，82% は手術室へ直接搬入されていました．短時間で速やかに輸血，手術を開始するための工夫がされていたと報告しています[9]．ER の初期治療には，出血に負けないスピードが必要です．

　止血が完了するまでの間，蘇生の目標とする血圧を低めに設定し，ある程度の低血圧を許容し，臓器灌流を維持できる最小限の輸液に制限することで，不要な輸液による凝固障害の進行や，血圧上昇による出血の増悪を抑える permissive hypotension や，restrictive fluid resuscitation という戦略があります．主に鋭的外傷を中心に予後を改善したという報告がありますが[11~13]，これらは，あくまでも根本的な止血への橋渡しのための戦略であり，初期治療のスピードに加えて，止血までに要する時間と出血量の予測に基づいた，必要な輸液量に対するバランス感覚が要求され，難易度は高いです．また，頭部外傷の合併時には二次性脳損傷の危険性が高く，全例への適応は困難であり，慎重に行うべきです．

　不要な輸液を制限することが求められる一方で，早期の輸血開始が不可欠です．外傷の受傷早期から生じる凝固障害に対して，新鮮凍結血漿（FFP）や血小板（PC）の投与を早期に開始し，濃厚赤血球（RCC）に対してほぼ同等量で投与することによって，凝固障害

の改善を図る戦略がhemostatic resuscitationです[14,15]．凝固障害を意識した輸血戦略が救命率を向上させます[16]．大量輸血時には，RCC：FFP：PC＝1：1：1を目標にした輸血を支持する意見が多いようです．他に，受傷早期のトラネキサム酸の投与も予後を改善させたとの報告があり[17]，当施設でも積極的に投与しています．

このような外傷による危機的な大量出血に対する一連の輸液・輸血の戦略を総合してDamage Control Resuscitationと呼び，重症患者の救命の鍵になります[18,19]．各施設で緊急輸血，大量輸血時のプロトコルを作成し，迅速な対応が可能になるよう準備しておきたいものです．

そのほか，病院前外傷診療によって，病院前からショックを早期に認知して輸血の適応を判断し，病院での輸血開始を早めることが可能になります．また，腹腔内出血や骨盤骨折による制御困難な大量出血に対する大動脈遮断バルーン（IABO）の使用も，止血までの補助として有効な手段です．そして，最終的な止血手術を担い，Damage Control Surgeryを実践できる外傷外科医の存在が不可欠です．詳細は前稿p. 238〜を参照してください．

これらがすべて有効に機能したとき，救命の可能性が少ない重症患者の救命が可能になります．最重症例の予測外救命の達成は容易ではありません．

予測外救命の一例

患者：78歳，男性．交通事故．

（1）病院前経過

　救命救急センターから50 km離れた田舎道での事故．男性は原付バイクを運転中に乗用車と衝突し，10 m近く飛ばされた．救急隊現場到着時，収縮期血圧80 mmHg．心拍数80回/分，呼吸数16回/分，腹式呼吸，SpO$_2$ 80％（room air）．冷汗あり．四肢を全く動かさない．しかし，開閉眼でどうにか意思疎通が可能であることを，隊長は見抜いた．救急隊長は救命救急センターに電話した．

　「高エネルギー事故．意識障害，呼吸不全，ショック状態．頸髄損傷を疑う．全脊柱固定，バッグバルブマスクで補助換気中．救命救急センターへ搬送したいが，ドクターヘリが天候不良で運休中．直接陸路搬送したら50分かかる．どうしたらよいか？」

　救急医は返答した．

　「その状態では長時間の搬送には耐えられない．直近のA病院へ搬送して，気管挿管と静脈路確保をお願いしたい．気道と呼吸さえ確保できたら，すぐにA病院を出発してこちらに向かってほしい．検査は不要．ドクターカーを迎えに出動させる．」

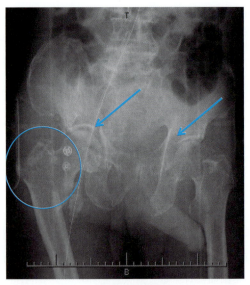

図2　不安定型骨盤骨折
右大腿骨頸部骨折と骨盤輪の破綻を伴う不安定型の
寛骨臼両柱骨折を認めた．

(2) 直近A病院へ搬入

　A病院は小さな公立病院．男性のかかりつけの病院だった．救急隊は現場から7分でA病院へ患者を搬入．その病院にはJATECインストラクターの外科医B医師がいた．救急隊からの申し送りを聞きながら，B医師はJATECのPrimary Surveyに従って迅速な診療を開始した．搬入時，血圧測定不可，心拍数130回/分，自発呼吸は腹式呼吸で微弱．ショック状態だった．頸椎を保護しながらの気管挿管，静脈路を確保．FAST陰性．X線写真では不安定型骨盤骨折を認めた（図2）．「骨盤骨折のショック！頸髄損傷あり！気管挿管済み．すぐ出発します．」救命救急センターに電話で短く告げると，紹介状も持たずにB医師はそのまま救急車に乗り込んだ．A病院滞在わずか20分．患者とともに救命救急センターへ向かった．

(3) ドクターカードッキング

　A病院を目指して救命救急センターを出発したドクターカーには救急医2名が乗っていた．30 km地点で救急車とドッキング．患者接触時，血圧測定不可，心拍数50回/分．SpO$_2$ 95％．重症のショックだった．救急車をすぐに走らせながら，救急医は末梢静脈路を1本追加し，初期輸液療法を開始．トラネキサム酸1 g投与．右橈骨動脈，左大腿動脈も確保し，動脈圧測定，IABO挿入に備えた．病院へ電話で緊急輸血，IABO，TAEの準備を指示した．病院到着の10分前には合計で生理食塩水2,000 mLが投与されたが，まだ血圧は測定不能であった．そして，3回目のFASTが陽性となった直後，救命救急センターに到着した．

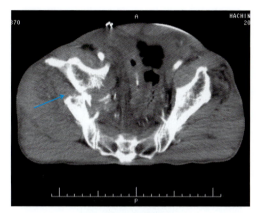

図3 骨盤部造影CT
骨盤の多発骨折と少量の造影剤血管外漏出，腹腔内出血を認めた．

(4) ERの初期治療

　受傷から1時間30分後，救命救急センターへ搬入となる．すでに救急医が数名集まって，患者を待ち構えていた．Primary Surveyの評価ではA：気管挿管済み，B：自発呼吸弱く腹式呼吸　呼吸音左右差なし　SpO_2 100％（酸素投与下），C：BP 60/30　HR 60　FAST陽性　不安定型骨盤骨折　脚長差あり，D：GCS E3VTM6　四肢麻痺あり　瞳孔3+/3+，E：36.4℃．血液ガス：ABG：pH 7.14　BE-12　乳酸5.5 mmol/L，Hb 6.6 g/dL．救急医は不安定型骨盤骨折による出血性ショックと頸髄損傷による神経原性ショックの合併と判断した．ショック状態が遷延していた．ただちにIABOを挿入してバルーンを拡張させ，下行大動脈を部分遮断．来院5分後にO型RCC開始．トラネキサム酸を追加投与．来院20分後にAB型FFPを投与．来院30分後からTAE開始．右内腸骨動脈を非選択的に塞栓．その後より血圧が上昇したため，IABOの遮断を解除し，その後は少量のノルアドレナリンを投与した．TAE後に全身CT撮影．中等量の腹腔内出血を認めた（図3）．診断的腹腔内洗浄（DPL；diagnostic peritoneal lavage）を行うと，便混じりの血性腹水が回収された．腸管損傷の診断で緊急開腹手術開始．小腸損傷を認め，修復．救命救急センターへ入室した．翌朝までにRCC 18単位，FFP 14単位，PC 10単位を投与した．

(5) 入院後の治療

　第2病日，全身麻酔下に右大腿骨観血的骨接合術を施行．術後，骨盤骨折に対して大腿直達牽引．右足関節内果骨折，腓骨骨折にはシーネ固定した．頸椎MRIでC3〜C7に広範な頸髄損傷を認めた（図4）．頸髄損傷によって歩行機能の回復が見込めないため，骨盤骨折の内固定はせずに保存的加療の方針となった．第9病日，気管切開施行．経過中に誤嚥性肺炎を合併し抗菌薬で治療した．人工呼吸器装着下にリハビリを開始した．わずかながら神経症状は回復した．第50病日に頸椎椎弓形成術施行．人工呼吸器装着しながら，車椅子に乗って笑顔で食事ができるようになった．第80病日，リハビリ目的にA病院へ転院となった．

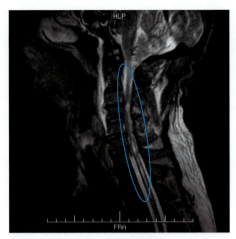

図4 高位頸髄損傷
C3からC7にかけて広範な頸髄損傷を認めた.

診断

#高位頸髄損傷　#不安定型骨盤骨折
#小腸損傷　#C5棘突起骨折　#右大腿骨転子下骨折
#右脛骨内果骨折　#右腓骨骨折　#右第5,6肋骨骨折　#第5中足骨骨折

ISS：50,　RTS：5.439,　TRISS Ps：0.12
判定：unexpected survivor

予測外救命の要因

①病院前で救急隊がショックを認知し,頸髄損傷を見抜き,適切な評価と処置を行った.
②ドクターヘリが出動不可能であったが,外傷診療に精通した2次病院との連携により,短時間で適切な処置ができた.
③ドクターカーが搬送途中でドッキングして,治療を早期に開始.搬送時間を延長させることなく必要な処置を行った.また,病院へ緊急輸血,TAEの準備を指示し,受け入れ体制を整え,根本治療を早めた.
④ERで迅速にRCC,FFPを開始した.止血終了までIABOで出血コントロールしながら,早期のTAEが可能だった.損傷を見逃すことなく,適切な評価に基づく初期治療を行った.

劇的救命とは

　重症外傷の救命は,病院前,ER,手術室,ICUとすべてがうまく機能して初めて達成できます.われわれはunexpected survivorを「劇的救命」と意訳しています.重症外傷の治療の過程には,その患者の救命に全力を捧げる救急隊,医師,看護師,すべての医療職,

そして患者とその家族によるドラマがあります．劇的救命とは，1人でも多くの患者を救命するために日々，重症外傷の治療に関わる人々の熱い心を代弁する言葉でもあるのです．劇的救命の感動をあなたも一緒に経験しましょう．

参考文献

1) 小関一英：外傷治療の質の評価．日外傷会誌 1999；**13**：88-98
2) Esposito TJ, Sanddal TL, Reynolds SA et al：Effect of a voluntary trauma system on preventable death and inappropriate care in a rural state. *J Trauma* 2003；**54**：663-669
3) 大友康裕，辺見 弘ほか：重症外傷搬送先医療施設選定には，受け入れ病院の診療の質評価が必須である；厚生科学研究「救命救急センターにおける重症外傷患者への対応の充実に向けた研究」の結果報告．日外傷会誌 2002；**16**：319-323
4) 日本救急医学会診療の質評価指標に関する委員会，日本外傷学会トラウマレジストリー検討委員会：Japan Trauma Data Bank Report 2015（2010-2014）；Available from：http://www.jtcr-jatec.org/traumabank/dataroom/data/JTDB2015.pdf
5) 今 明秀：Preventable Death. ER マガジン 2013；**10**：210-225
6) 今 明秀：プリベンタブルデス．ER マガジン 2012；**9**：26-33
7) Karmy-Jones R, Copes WS, Champion HR et al：Results of a multi-institutional outcome assessment：Results of a structured peer review of TRISS-designated unexpected outcome. *J Trauma* 1992；**32**：196-203
8) Gillott AR, Copes WS, Langan E et al：TRISS unexpected survivors：a statistical phenomenon or a clinical reality? *J Trauma* 1992；**33**：743-748
9) Norris R, Woods R, Harbrecht B et al：TRISS unexpected survivors：an outdated standard? *J Trauma* 2002；**52**：229-234
10) 今 明秀：劇的救命．ER マガジン 2012；**9**：34-47
11) Bickell WH, Wall MJ, Pepe PE et al：Immediate versus delayed resuscitation for hypotensive patients with penetrating torso injuries. *N Engl J Med* 1994；**331**：1105-1109
12) Dutton RP, Mackenzie CF, Scalea TM：Hypotensive Resuscitation during Active Hemorrhage：Impact on In-Hospital Mortality. *J Trauma* 2002；**52**：1141-1146
13) Duke MD, Guidry C, Guice J et al：Restrictive fluid resuscitation in combination with damage control resuscitation：time for adaptation. *J Trauma Acute Care Surg* 2012；**73**：674-678
14) Duchesne JC, Islam TM, Stuke L et al：Hemostatic resuscitation during surgery improves survival in patients with traumatic-induced coagulopathy. *J Trauma* 2009；**67**：33-37
15) Holcomb JB, Zarzabal LA, Michalek JE et al：Increased platelet：RBC ratios are associated with improved survival after massive transfusion. *J Trauma* 2011；**71**：S318-S328
16) Wafaisade A, Maegele M, Lefering R et al：High plasma to red blood cell ratios are associated with lower mortality rates in patients receiving multiple transfusion（4≦red blood cell units＜10）during acute trauma resuscitation. *J Trauma* 2011；**70**：81-88
17) CRASH-2 collaborators, Roberts I, Shakur H et al：The importance of early treatment with tranexamic acid in bleeding trauma patients：an exploratory analysis of the CRASH-2 randomised controlled trial. *Lancet* 2011；**377**：1096-1101
18) Holcomb JB, Jenkins D, Rhee P et al：Damage Control Resuscitation：Directly Addressing the Early Coagulopathy of Trauma. *J Trauma* 2007；**62**：307-310
19) Duchesne JC, McSwain NE Jr, Cotton BA et al：Damage control resuscitation：the new face of damage control. *J Trauma* 2010；**69**：976-990

吉村　有矢　よしむら　ゆうや

2008年広島大学卒業．八戸市立市民病院にて研修．救急科専門医，麻酔科認定医，日本航空医療学会認定航空医療指導者．

外傷診療 mnemonics ⑪

ハリー・ポッターは素早い　語呂合わせも芸の境地

語呂の考案：林　峰栄 先生　沖縄 ER サポート
文：有嶋拓郎　鹿児島大学大学院 救急・集中治療医学分野

[解説]　語呂合わせの医学書といえば Saint-France Guide to Outpatient Medicine. 確かに名著ですがほぼすべてが頭文字を使った mnemonics です．当然ながら名著ゆえ下ネタはありません．最近の大規模臨床試験もこの頭文字語呂合わせの手法が使われています．百人一首の伝統をもつ日本人からみると上の句から下の句を連想するのは自然のことで，頭文字だけから拾う語呂合わせでは芸になりません．ショック患者に対する3つの行動をハリー（⇒針⇒点滴），ポッター（⇒胸部と骨盤のポータブルX線）は，素早い（⇒ファースト⇒FAST）というくらいのひねりが入るほうが歓迎されます．さらに1つの言葉に2つの意味をもたせる掛け言葉も和歌の伝統です．箒に跨ったハリーが銀幕を自在に飛び回る映像に（医療）放棄も乗りこなす救急医（ハリー Dr.）への羨望も掛けているのかもしれません．ここまで来ると語呂合わせも芸の境地です．

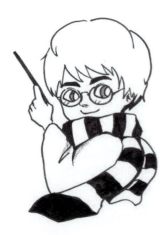

情熱外傷診療

6 現場にERを持ち込め

ドクターヘリ
「外傷診療は現場から始まる！その①」

小林　誠人　公立豊岡病院 但馬救命救急センター
Makoto Kobayashi

> **Key Note**
> - ドクターヘリは救急医を現場に運び，早期医療介入を目的とした medical tool である．
> - ドクターヘリを外傷診療システムに組み込むことが重要である．
> - ドクターヘリの有効活用は，システム構築，医療スタッフの高い質，基地病院の診療体制などにかかっている．

症例提示

　ドクターヘリの要請ホットラインが鳴った．「30歳代，男性．バイクの転倒により意識なし．」119番覚知と同時のドクターヘリ要請である．現場はドクターヘリの基地病院である公立豊岡病院但馬救命救急センター（以下，当センター）から直線距離で約50km離れた地域である．ドクターヘリはフライトドクター2名，フライトナース1名を乗せ，要請から約4分後には離陸していた．

　救急隊は119番覚知から約10分後に現場に到着した．国道の路肩に転倒した大型バイクから約20m離れた場所に患者は倒れていた．初期評価は不穏状態，頻呼吸，冷感・湿潤あり，橈骨動脈触知不可，全身観察で腹部膨満と圧痛，骨盤の圧痛を認めた．腹腔内臓器損傷，骨盤骨折に伴う出血性ショックを疑い，救急隊は全脊柱固定を行い搬送準備に取り掛かろうとした．と，そのとき現場上空にドクターヘリの機影が確認された．ドクターヘリ要請から約15分後である．現場の救急隊は無線でドクターヘリに患者状況を送信した．患者の状態が切迫していると判断したフライトドクターは，パイロットに現場直近への着陸を打診した．上空から安全に着陸可能な現場直近の空き地を確認し，無線で消防による支援を要請，安全が確保された後にドクターヘリは着陸した．医療スタッフは必要な資機材を持ち，現場まで走った．数十秒後には患者と接触，119番覚知から約25分で救急医（フライトドクター）による外傷初期診療が開始された．

　気道は開通，呼吸は30回/分以上の頻呼吸，呼吸補助筋を使用した努力様呼吸，酸素飽和度は測定不能，循環は橈骨動脈を触知せず，冷感・湿潤著明，心拍数120回/分以上，不穏状態であった．FAST（Focused Assessment with Sonography for Trauma）で腹腔内

に著明な液体貯留を認めた．末梢ルートを2本確保し加温輸液による初期輸液を開始した．腹腔内出血に伴う出血性ショック，非常に切迫した状況であることは現場一同の共通認識だった．まさに1分1秒を争う時間との勝負である．根治的止血術開始までの時間短縮を考えて機内・飛行中の継続治療を選択し，患者接触から5分でドクターヘリ内に患者を収容し現場を離陸した．

飛行中の機内で経口気管挿管，静脈麻酔を施行した．狭いヘリ機内だが，手慣れた2人のフライトドクターとそれをサポートする1人のフライトナースにより，病院内外傷初療とほぼ同じ外傷初期診療が展開できる．また飛行中の心停止に備え，左開胸術の準備も行った．さらに機内から，当センター内で待ち構える救急医へ初療室開腹術と緊急輸血の準備を指示した．飛行中の循環管理は，頸動脈を触知できる収縮期血圧60〜70 mmHg程度を目標に輸液速度・量を調整した．

救急車による陸送であれば1時間以上かかる距離を，ドクターヘリは15分で搬送を完了した．

当センターの地上ヘリポートから約2分で初療室に搬入され，その3分後にはCrash laparotomyと輸血が開始された．Ⅲb型の脾損傷に対する脾臓摘出と後腹膜からの出血に対するガーゼパッキングを施行し，循環動態の安定化が得られた．手術時間は30分であった．他部位の損傷を検索するためpan-scan CTを施行，不安定型骨盤骨折と造影剤の血管外漏出が認められた．骨盤の創外固定とTAE（transcatheter arterial embolization）を施行し当センター集中治療室へ入院，翌日にsecond look operationからの閉腹術と10日目に観血的骨盤固定術を施行し独歩退院となった．

外傷スコアではISS（Injury Severity Score）50，外傷スコアから算出された（TRISS：trauma injury severity score）初療搬入時の予測生存率（Ps：Probability of survival）は22.8％であった．

ドクターヘリとは

ヘリコプターを用いた救急医療体制は世界中で行われています．日本では救急医療に精通した医師がヘリコプターに乗り込み救急現場に出向く意味から，「ドクターヘリ」と命名されました．

2001年から本格運航が開始され，2007年6月に「救急医療用ヘリコプターを用いた救急医療の確保に関する特別処置法」が定められたこともあり，2016年4月現在，38都道府県に46機が配置されています．しかし，未配置県もあり日本の全国土をカバーするには至っていません．

ドクターヘリは救急専用のヘリコプターで，国と自治体からの補助金で運営されています．医療機器，医薬品を搭載し，基地病院（救命救急センター）の敷地内に待機，出動要請あれば直ちに医療スタッフが搭乗し出動します（図1）．現場での治療を提供しつつ，病状・病態に応じた医療施設へ患者を搬送するシステムです．すなわちその目的は，救急医

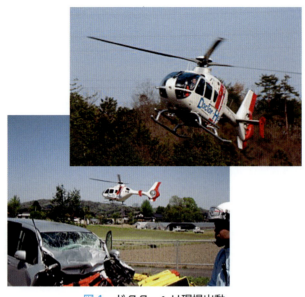

図1 ドクターヘリ現場出動

表1 ドクターヘリ出動要請基準（日本航空医療学会）

> 救急現場において，傷病者の状態・現場状況が以下のいずれかに該当すると判断されたもの．
> a．生命の危機が切迫しているか，その可能性が疑われる傷病者であって，ドクターヘリにより治療開始時間の短縮が期待できるもの．
> b．重症傷病者または特殊救急疾患（切断指肢，環境障害など）であって，ドクターヘリにより搬送時間の短縮が期待できるもの．
> c．救急・災害現場（多数傷病者発生事故を含む）において，医師による診断・治療，メディカルコントロールなどを必要とする場合．

を速やかに現場に運び，早期医療介入からの救命率向上，後遺症軽減になります．

　ドクターヘリは消防機関，消防機関を介した医療機関，警察などの公的機関からの要請で出動します．日本航空医療学会が制定するドクターヘリ出動要請基準を表1に示します．しかし当センターのドクターヘリ要請基準は，より迅速かつ簡便にドクターヘリの必要性が判断できるよう「キーワード方式」を導入しています．これは一般市民からの119番内容に重症例を示唆する「キーワード（表2）」を定め，そのキーワードに合致すれば消防司令課員の裁量のみでドクターヘリを要請できるシステムです．1分1秒を争う救急医療において，いかに早く救急医が現場に向かえるかを考えた結果，このシステムを採用しました．救急隊現着時，ドクターヘリが不要な状況（軽症など）であればキャンセル可能としています．また救急隊現着後の要請基準も定め，積極的なドクターヘリ運用を行っています（表3）．

　キーワード方式によるドクターヘリの要請を消防に周知徹底することで，本症例のように救命救急センターから50 km離れた地域であっても，119番通報から20～25分以内に初期診療を開始することが可能になります．

表2 当センターのドクターヘリ要請基準 (1)

※原則は119番内容による下記のキーワード方式（同時要請）とする．
・外傷
　　自動車事故：　閉じ込められている/横転している/車外放出された
　　　　　　　　　車体が大きく変形している
　　　　　　　　　歩行者，自転車が自動車にはねとばされた
　　オートバイ事故：法定速度以上（かなりのスピード）で衝突した
　　　　　　　　　運転者がオートバイから放り出された
　　転落・墜落：　3階以上の高さから落ちた/山間部での滑落
　　窒息事故：　　溺れている/窒息している/生き埋めになっている
　　各種事故：　　列車，バス，航空機，船舶，爆発，落雷
　　障害事件：　　撃たれた/刺された/殴られて意識が悪い

・呼吸循環不全
　　40歳以上の胸痛または背部痛（胸背部に関する痛みすべて）
　　呼吸困難/息が苦しい/息ができない

・心呼吸停止
　　人が倒れている/人が突然倒れた/呼びかけても反応がない
　　意識がない/呼吸をしていない/呼吸が変だ
　　脈が触れない/様子がおかしい/痙攣している
　　手足が急に動かなくなった

表3 当センターのドクターヘリ要請基準 (2)

※救急隊現着時，ドクターヘリ要請を考慮すべき基準．
・外傷
　　①全身観察の異常
　　②初期評価の異常
　　③広範囲（全身の1/3以上）熱傷および気道熱傷
　　④意識障害を伴う電撃症

・呼吸循環不全
　　病院搬送までに気道，呼吸（低酸素），循環が保たれず，心停止の危険がある
　　　気管挿管，輸液，薬剤投与が必要と判断する場合
　　（例）喘息重積発作，急性心不全，急性心筋梗塞，消化管出血（吐下血）など
　　アナフィラキシーショック

・心呼吸停止
　　救急隊現着後にCPAに陥った場合（救急隊による目撃ありCPA）
　　救急隊現着時CPAで現場で心拍再開した場合
　　※救急隊現着時CPA（目撃あり，なしに関わらず）は現着後要請は行わない
　　　VF，PEAはこの限りではない

・その他
　　緊急手術を要する可能性のある疾患（急性腹症，頭蓋内疾患など）
　　突然発症の四肢麻痺（血栓溶解療法の適応）

ドクターヘリを有効活用するための方策

当センターのドクターヘリ事業は，2010年4月に全国で22番目に開始されました．2015

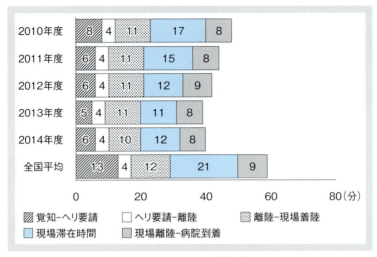

図2 ドクターヘリ時間経過

年3月までの5カ年で6,375件の出動実績があり，外傷事案も半数程度を占めています．ここで当ドクターヘリ事業の活動状況をもとに，ドクターヘリの意義，有用性について論じます．

○早期医療介入（早期外傷初期診療）の実現

より早期に医療が介入することで，患者予後を改善することは論を俟たないことです．外傷事案においても同様です．図2に示すように，当ドクターヘリでは119番覚知からドクターヘリ要請までの時間が6分と全国平均（13分）の半分以下になっています．また，119番覚知とドクターヘリ要請が同時に行われる率（覚知同時要請率）の5ヵ年平均は83％，ドクターヘリ要請までの平均時間は覚知同時要請4.5分，救急隊現場到着後要請16分と覚知同時要請のほうが10分以上早くなっています．これはキーワード方式の効果でもあり，本症例のような切迫した外傷事案では特に効果的であります．本症例が救急隊現着後のドクターヘリ要請であれば10分以上医療介入が遅くなり，患者は心停止に陥っていたと考えられます．

○弾力的かつ効果的な医療の提供

ドクターヘリは比較的小型の機体を使用しており，搭乗定員は通常6名となっています．6名の内訳は運航スタッフとして操縦士1名，整備士1名，医療スタッフとして医師1名，看護師1名，そして患者と患者家族が通常でした．しかし，当ドクターヘリは患者家族を原則搭乗させず，代わりに医師をもう1名搭乗させています（2 flight doctor）．日常的に2名の医師が現場出動する有用性は，重複事案では1名ずつの医師で弾力的に対応可能なこと，通常の事案では2名の医師による現場医療の質の担保やon the job trainingが可能

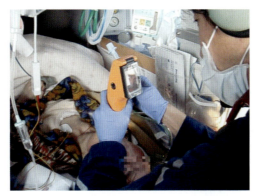

図3 ドクターヘリ機内における気管挿管

なこと，本事案のような重症外傷であっても，院内同様の同時進行の外傷診療が可能なことなどが挙げられます．図2に示す時間経過の現場滞在時間（ドクターヘリ着陸から離陸までの時間）は年々短くなっており，2 flight doctorの体制が成熟するに従い根治的治療開始までの時間も短縮していることも示されました．さらにドクターヘリ機内は狭隘であるため，ドッキングした救急車内ですべての処置を終えた後に機内へ収容することが常識となっていました．しかし2 flight doctorであれば，頭側に1名の医師，体幹部側にもう1名の医師を配置することで，飛行中の機内であっても開胸手術を含めた通常の医療行為が可能となります．本症例も出血性ショックに対して，機内での気管挿管が施行されています（図3）．

○基地病院の診療体制も重要

重症外傷の救命率を向上させるためには，ドクターヘリを運用している基地病院の受入体制，診療体制も重要です．当センターはドクターヘリの基地病院搬入率82％，通常の救急搬入応需率100％（年間約6,000件），日常的に軽症から致死的外傷症例までの診療を行っています．また複数名の外傷外科医の常駐，緊急手術・緊急輸血体制の構築，集中治療体制の整備，そして看護部門，放射線部門，検査部門などを含めたチーム医療体制の構築，整備がなされています．外傷事案では本症例のように，ドクターヘリ医療スタッフから当センターへ病院前指示（ヘリポートからの外傷pan-scan CTの指示，緊急手術の準備，緊急輸血の必要性など）が行われ，根治的治療開始，止血・蘇生手術までの時間が短縮されています．外傷診療システムの一環にドクターヘリが組み込まれているという意識を基地病院が持ち，活用していくことが重要です．

ドクターヘリは医師を現場に運び，早期に医療を介入・開始するための道具です．このような運航面における創意工夫により，さらなる効果が期待されます．

表4 診療体制

	前体制 （2010年3月以前）	現体制 （2010年4月以降）
病院前外傷診療	・救急隊	・救急隊 ・ドクターヘリ ・ドクターカー
外傷初期診療	・各科医師 ・一般外来看護師（交代制） ・外傷外科チーム未整備	・救命救急センター医師 　（救急医・外傷外科医） ・救命救急センター看護師（専属） ・外傷外科チーム　24時間常駐
止血・蘇生手術 集中治療	・各科医師	・救命救急センター医師 　（救急医・外傷外科医）
初療室手術体制	・未整備 ・手術室，麻酔科の空き待ち	・24時間体制 ・外傷外科チーム内で人員は完結
緊急輸血体制	・未整備	・24時間体制 ・Massive Transfusion Protocolの確立 ・O型輸血，AB型新鮮凍結血漿 ・血液凝固因子製剤

ドクターヘリの効果

　外傷診療におけるドクターヘリの効果を，日本外傷データバンク（JTDB：Japan Trauma Data Bank）[1]に登録された当センターの実績をもとに示します．

○診療体制による外傷診療の評価

　当センターは2010年4月にドクターヘリの運航開始と同時に診療を開始しました．表4に現体制（2010年4月以降）と前体制（2010年3月以前）の違いを示します．現体制は病院前を含め，救命救急センタースタッフ（医師，看護師）による一貫した外傷診療を行っています．現体制および前体制の各々3年間の症例をもとに外傷治療成績を比較しました（図4）．TRISS Ps 50%以上の症例で，80歳以上および搬入時 GCS 5以下の硬膜下血腫の症例を除外し，病院前あるいは院内の外傷診療のいずれかに問題があり死亡したと peer review で判断された症例を「防ぎ得た外傷死（PTD：preventable trauma death）」と呼びます（本書 p.238〜参照）．外傷診療体制を変えることで，地域における PTD をなくすことができました．また，TRISS Ps 50%未満の重症外傷症例が救命されることを予測外生存（UES：unexpected survivor）といいます．現体制では前体制に比べ，UES の数も率も有意に向上しています．

　ドクターヘリシステムを支える基地病院の，外傷診療体制の重要性を示しました．

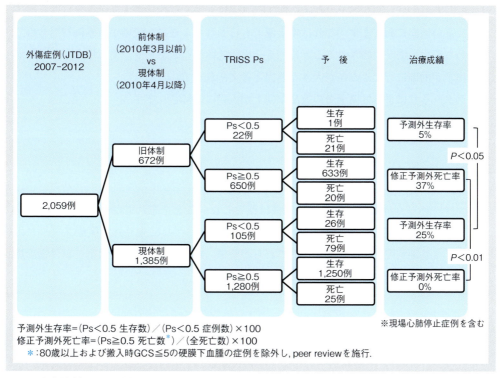

図4 診療体制による外傷治療成績

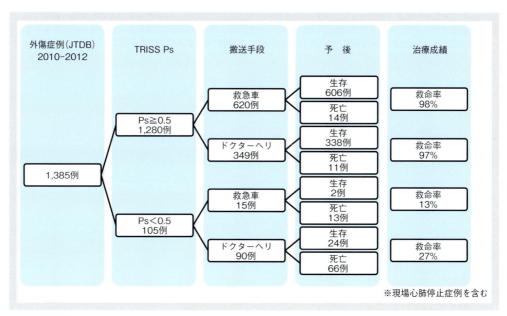

図5 外傷診療におけるドクターヘリの効果

○ドクターヘリの有効性

2010年4月以降の3年間の症例をもとに，当センターへの搬入手段の違いによる予後を検討しました（図5）．TRISS Ps 50％以上の症例では搬送手段による救命率に差はありま

せんでした．しかし TRISS Ps 50％未満の UES 率はドクターヘリ搬入群が救急車搬入群に比し，高い傾向にあります．これは本症例でも行われたように，現場から外傷初期診療，すなわち蘇生治療が開始されることに加え，根治的治療（緊急手術，緊急輸血など）の病院前指示が的確に行えることが大きな要因と考えられます．

ドクターヘリによる外傷患者の救命率向上が大いに期待されます．

おわりに

ドクターヘリだけでは外傷患者の予後は改善しないことを忘れてはなりません．ドクターヘリを有効活用するためのシステム構築，ドクターヘリに乗り込む医療スタッフの質，そして基地病院の診療体制など，これらが整備，維持されたうえでの病院前外傷診療であります．

文献

1) 日本外傷データバンク
   http://www.jtcr-jatec.org/traumabank/index.htm

小林　誠人　こばやし　まこと

1994年鳥取大学卒業．外科医として鳥取大学医学部附属病院などで研修．医学博士取得後に救急医へ転身，千里救命救急センター，兵庫県災害医療センターなどを経て現職．日本救急医学会指導医・専門医，日本集中治療医学会専門医，日本外科学会指導医・専門医，日本外傷学会外傷専門医，日本航空医療学会認定指導者．JATEC，JPTEC インストラクター．

MEMO

ドクターカー
「外傷診療は現場から始まる！その②」

林　靖之　大阪府済生会千里病院 千里救命救急センター
Yasuyuki Hayashi

> **Key Note**
> - 現場活動は簡易版ERプラス1であるが，違いを理解しておくことは重要．
> - ドクターカーシステムを理解しておくことは重要．
> - 現場活動の基本は状態の安定化であり，現場滞在時間の短縮は重要．

はじめに

　ドクターカーの現場活動は，現場で傷病者を観察し，X線検査や血液検査こそできませんが，迅速なDecision makingのもとに治療方針を決定し，適宜必要な処置を実施し，搬送先（ERで言えば入院診療科）を選定するという意味では，まさに簡易型ERと言っても過言ではありません．いや，ERではお目にかかれないようなシチュエーションを考慮しなければならないことを考慮すると，簡易型ERプラス1といったところでしょうか．本稿では，まず前半でドクターカーシステムの概略について述べ，後半で外傷患者に対する原則について症例提示を含めて記載します．

ドクターカーシステムの概略

　ドクターカーとは，まさに「医師が同乗する緊急車両」（図1）のことを言い，広い意味では現場に出動する場合だけでなく，転院等の病院間搬送に使用する場合も含まれますが，ここでは現場出動する場合に限って記載します．

運用方法

　ドクターカーの運用方法は，主として運用地域および運用主体により異なります．

(1) 運用地域

　運用地域が人口密度の高い都市部なら，短時間で医療機関への搬送が可能ですから，ド

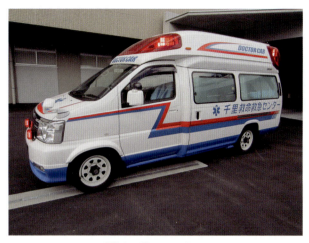

図1　ドクターカー

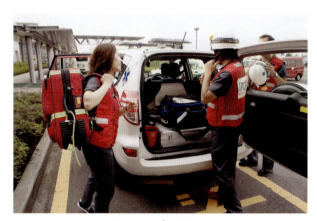

図2　ラピッドカー

クターカーがターゲットとする症例は，必然的に心停止症例や，喘息重積・心筋梗塞などの病院搬送までに心停止に至るような緊急度の高い疾病が中心となります．逆に人口密度が低く面積が大きい地方なら，医療機関への搬送には時間がかかる場合が多くなりますから，ドクターカーがターゲットとする症例は，緊急度の高い症例だけでなく，重症外傷などでかつ医療機関への搬送に長時間を要する症例となりますが，このような地域では，ドクターカーよりもドクターヘリの適応となることは言うまでもありません．

(2) 運用主体

　ドクターカーを保有する組織のことですが，基本的には医療施設か，消防組織かのどちらかが車両を保有することになります．医療施設が保有する場合は，施設内の医師や看護師などの医療スタッフがドクターカーに乗務することになりますが，運転手確保や車両維持のためのコストと消防組織との緊密な連携維持が課題となります．そのため，これらのことがネックとなって積極的な運用に支障をきたし，ドクターカーを病院間搬送にのみ使

用している施設も多かったのですが，近年はラピッドカーという乗用車タイプの緊急車両も増え始めています（図2）．中には医師自らが運転して現場に赴くという，コストを削減した手法によってドクターカー運用を開始した地域もあります．逆に消防組織が保有する場合は，救急隊が乗務する救急車に医師が同乗するという位置づけとなりますから，一般救急車と同様に迅速な現場出動が可能となりますが，この場合には逆に救急医療に精通した医療スタッフの確保が課題となります．以下に積極的に現場出動を行っている代表的なドクターカーシステムを紹介します．

①千里救命救急センターのドクターカーシステム

大阪府済生会千里病院がドクターカーを保有し，千里救命救急センターがその医療圏の4市2町の消防本部と協力して，ドクターカーを運用しています．ドクターカーは済生会千里病院内車庫に置かれ，一般市民からの119番通報が消防本部通信指令室に入ると，指令員が通報内容からドクターカー出動の適否を判断します．ドクターカーの乗組員は，救命救急センターに所属する医師，看護師，委託契約している運転手，ならびに近隣消防本部が持ちまわりで研修を目的として派遣する救急救命士で編成されています．119番通報から医師が高度救命処置を開始するまでの時間は12分弱です．

②船橋市立医療センターのドクターカーシステム

船橋市において，基幹病院，消防本部，医師会，行政の協力のもと，市の救急搬送システムとして，船橋市医師会が運営しています．そのため，船橋市のドクターカーシステムと言い換えたほうが適切かもしれません．ドクターカーは医療センターに隣接する消防局救急ステーションにあり，119番通報内容からドクターカー出動が必要と判断されると，通信指令員は現場に最も近い管轄救急隊に出動を指令するとともに，救急ステーションのドクターカーにも出動指令を出します．ドクターカーの乗務員は，特別救急隊員3名と医師1名で，平日日勤帯は救命救急センターの医師が交代で同乗し，夜間，土日，祝日には，医師会所属の医師が交代で同乗します．このように，ドクターカーが消防組織の中に組み込まれていますので，迅速な出動が可能で，119番通報から医師が高度救命処置を開始するまでの時間は平均9分と短いです．これに類似したシステムを採用している他の地域としては，札幌市，高槻市などがあります．

2 出動の要件

ここからは千里救命救急センター（以下センターと略す）のドクターカーについて述べたいと思います．現在のドクターカー出動要件は，呼吸循環不全や心呼吸停止などの緊急度の高い病態に対して救急車出動と同じタイミングで出動することを基本とし，また心呼吸停止症例については，出動エリアをセンターから10分以内に到着できる地点までに制限しています．また外傷については，体幹部の刺創，目撃のある高所からの墜落など，現場で緊急処置が必要な可能性が高い事例に絞って出動することにしています（表1）．しかし，十分な医学教育を受けていない通信指令員が，一般市民のあいまいな通報内容から病

表1 ドクターカー出動基準

1. 緊急度の高い病態を出動対象とする
   ① 呼吸循環不全
   ② 心肺停止
   ③ 多数傷病者発生時
   ④ 閉じ込め事故等，救出に時間を要する外傷
   ⑤ 目撃のある高所（3階以上）からの墜落
   ⑥ 頸部・体幹部の刺創 ）2012年4月〜
2. 消防覚知時点での出動を基本とする
3. 心肺停止症例は，出動から10分以内に到着できる地域に限定する
4. 搬送に長時間を要する地域では，搬送中に状態の悪化が予測される外傷症例も出動対象とする

表2 通報内容のキーワード

呼吸循環不全
「40歳以上の胸痛または背部痛（胸背部に関する痛みすべて）」
「呼吸困難」「息が苦しい」「息ができない」
心肺停止
「人が倒れている」　「人が突然倒れた」
「意識がない」　　　「呼びかけても反応がない」
「呼吸をしていない」「呼吸が変だ」
「脈が触れない」　　「様子がおかしい」
「人が溺れている」　「窒息している」

状を判断して，ただちにドクターカーの的確な出動要請を実施することはきわめて困難と考えられますので，すべての指令員が瞬時に判断できるようなキーワードを作成し，通報内容がキーワードに少しでも合致すれば，ドクターカーの同時出動を要請するように指導しています．キーワード一覧を表2に示します．

3 現場出動

(1) 現場対応に関しての疾病と外傷との違い

　現場対応の原則はABCの安定化であり，安定すれば速やかに現場出発し，現場滞在時間を短縮する必要があるのは，あらゆる救急疾患に共通ですが，疾病一般については，循環不全の現場対応について多少の選択肢があります．例えば心原性ショックに対するカテコラミン投与や，完全房室ブロックに対する経皮ペーシングなど，現場から実施すべき処置がいくつか存在します．これに対して重症外傷の場合は，手術開始までの時間短縮が転帰にかかわるため，生命が危険な状態になっているかどうかを迅速に評価して，必要最小限の処置を実施しながら搬送する「Load & Go」が原則となります．そのため現場で実施すべきことは必然的に限られ，おおまかに言うとA，Bの安定化と，Cの評価となります．また現場は病院の初療室とは全く環境が異なるため，現場がどのようなものかを理解していないと，たとえ外傷患者の治療に精通していても，患者だけでなく救助者自身をも危険

にさらすことになります．以下，外傷症例の対応について，出動の部分から具体的に記載します．

(2) 出動から現場到着まで
①受傷機転，傷病者数の把握
　情報収集するタイミングについては，出動前，出動中いずれでも構いませんが，把握すべきことは，何によるどのような外傷なのか（受傷機転），傷病者が何人いるのか（傷病者の数）です．ただし，事故の種類や規模により，消防本部でも十分な情報を入手できていない場合も多く，決して情報を鵜呑みにせず，現場到着後に自分の目で確かめることも重要となります．以下，実際にドクターカー担当医が新たな傷病者を発見した実例を示します．

＜実例＞
　ワゴン車の単独事故で複数の傷病者が発生したため，ドクターカーが出動要請されました．出動中の救急隊からの連絡では，心停止症例が2人，その他軽傷者が3人，計5名の傷病者が現場にいるとのことでした．現場に到着してみると，2台の救急車を含む数台の消防車両が先着しており，車外に放り出されて心停止となっていた2人については路上でCPRが実施されており，軽傷者3人は1台の救急車に収容され，手当てを受けていました．出動した医師は，心停止症例については診察後救命不可能と判断し死亡確認し，軽傷者3人を診察し，緊急性がないことを確認しました．その後近くに停まっていた事故車を念のため覗き込んだところ，荷台奥に意識不明の重症傷病者が1人，未処置のまま横たわっていました．そのため，この傷病者に対しただちに緊急処置を実施し，ドクターカーにて当センターに搬送しました．この傷病者は一命を取り留めましたが，当医師が発見したのは受傷後相当時間が経過してからでした．現場到着した救急隊は，車外に放り出された心停止症例と，自力で脱出した軽傷者に気をとられ，事故車内の観察を怠っていたわけです．当事例は10年ほど前に発生したものですが，現在でも決して起こり得ないとは限りません．

②感染防御
　外傷の現場においても初療室同様に常に感染防御具を装着することが必要です．帽子，ゴーグル，マスク，ガウンを着用します．

③携行資機材の準備
　現場での処置を想定して，必要な資機材を準備します．①外傷セット，②吸引器，③気道管理セット，④ネックカラー，⑤酸素ボンベ，⑥バッグバルブマスク，⑦ヘッドイモビライザー付きロングボードを現場に携行します（図3）．

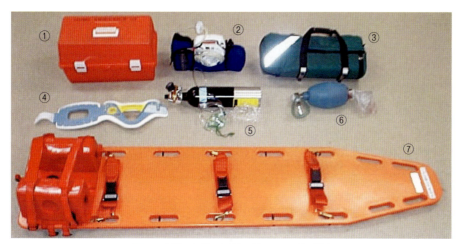

図3　外傷患者に現場で使用する資機材
①外傷セット，②吸引器，③気道管理セット，④ネックカラー，⑤酸素ボンベ，⑥バッグバルブマスク，⑦ヘッドイモビライザー付きロングボード

(3) 現場到着後に実施すべきこと（現場評価）
安全確認

　一般的には救急隊が先着していることが多いので，安全の確保はされている場合が多いのですが，ドクターカーが現場に到着する時点で再度現場周囲を見渡して安全確認を行います．一般にわが国の医療従事者は，現場への出動経験が乏しいために現場の安全確認については意識が希薄であり，特に注意を要します．屋外ではガラス片などの危険物が散乱している場合も多々ありますので，それなりの装備も必要です．

・交通は遮断されているか

　道路上の事故であれば，警官に交通整理を依頼し，消防と協力して安全に傷病者管理ができるスペースを確保します．また，電車などの線路上での事故の場合には車両の運行停止を確認します．地下鉄やモノレールでの事故では，高電圧線が地上を走っている場合がありますので，車両の停止に加えて電気が止められているかについても確認します．

・現場および周囲に危険物（者）が存在しないか

　事故車両からガソリン等が漏れ出して火災の恐れがないかどうかを確認します．また，タンクローリー等の横転事故では，有害な化学物質に曝露する恐れがないかどうか，その他危険物の存在に注意を払う必要があります．また加害事例であれば加害者が拘束され，救助者に危険が及ばない状況であることを確認します．以下安全管理が不十分であった実例を示します．

<実例>

　中年の女性が地下鉄構内で電車と接触したため，ドクターカーが出動要請されました．ドクターカーは救急隊とほぼ同時に現場に到着しました．傷病者は線路脇に倒れており，そのすぐ横には高電圧線が走っていました．医師，看護師，救急隊員は電車が止められているのは確認しましたが，高電圧線には気づかずに駅員とともにプラットホームに下りて傷病者に接触しました．その後傷病者を収容し当センターに搬送しましたが，その後の調

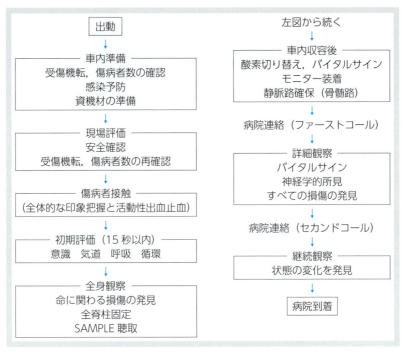

図4 外傷傷病者の評価と処置の手順

査で傷病者救助中には電気が止められていなかったことが判明し，高電圧線に対する駅員の対応は十分ではありませんでした．

(4) 傷病者接触後に実施すべきこと

上記安全確認を実施した後に傷病者に接触します．1人の医師が現場で重症外傷症例に対して実施できることは限られているため，すべての処置を現場で実施しようとしていたずらに時間を消費し，救命のために必要な手術のタイミングを逸するようなことだけは，絶対に避けなければなりません．詳細は成書[1,2]に譲り，ここでは重症傷病者に対する観察，処置の流れと，特に注意を要する点について記載します（図4）．

①初期評価と緊急処置

接触するにあたり，全体的な印象（General Impression）から傷病者の重症感の有無を評価し，チームで情報共有するとともに，活動性出血が確認できるようなら止血を指示します．その後頭部保持を行った後，声をかけて意識状態を見ながら，A（気道），B（呼吸），C（循環）を評価し，問題があれば必要な処置を行います．特別な処置がなければ，15秒以内に終了させます．

・意識状態：この時点ではJCSで迅速に評価します．
・A（気道）：意識状態が良ければ声が出るかどうか，意識状態が悪ければいびき等の異常音が生じているかどうかで判断します．気道が開通していないと判断されたなら，下顎挙上を試み，それでも開通ができない場合には経口・経鼻エアウェイ，さらには気管挿

管を行います．また，重傷顔面外傷や口腔内大量出血等にて声門が確認できず，気道緊急と判断される場合には，輪状甲状靭帯穿刺・切開を考慮します．ここで重要なことは，これらの処置を初療室で実施する場合には，実施者が処置をしやすいように傷病者をストレッチャー上に仰臥位に寝かせて，高さを調節して実施しますが，現場では路上や事故車内などの困難な条件下で実施しなければならない場合もあり，最低限ひざまずいての気管挿管については習熟しておく必要があります．

- B（呼吸）：見て，聴いて，感じて判断します．気道が確保されている状態で呼吸回数が毎分10回未満の徐呼吸や浅薄呼吸の場合には，酸素投与下で補助呼吸を開始します．
- C（循環）：気道確保，呼吸の安定化が図られたなら，橈骨動脈を触れ，脈拍数と強さを評価するとともに皮膚の色調や性状を評価します．さらに全身を見回し，外出血の有無（すでに止血処置が実施されているなら止血状況）を確認します．活動性出血が認められたなら，圧迫止血を行います．ほとんどの出血は直接圧迫や包帯を使用した圧迫にて止血可能です．

②全身観察と緊急処置

頭部から四肢までポイントを絞って観察します．命に関わる損傷を発見することが目的のため，初期評価を含めて2分以内で終了させます．

- 頭部，顔面：外出血，腫脹，変形，圧痛の有無を確認します．
- 頸部：気管偏位，頸静脈怒張，皮下気腫，後頸部痛の有無を確認します．
- 胸部：視診にて，胸郭運動の左右差や打撲痕，奇異運動の有無などを確認します．フレイルチェストと判断したら，まず被覆材を当ててテープ固定を試み，呼吸状態が改善しなければ気管挿管および陽圧換気を行います．

 触診にて，皮下気腫，腫脹，変形，圧痛の有無を調べます．
 聴診にて，呼吸音の左右差，心音を評価します．
 打診にて，左右差，鼓音の有無を評価します．
 ショック状態に加えて胸部所見に異常が認められ緊張性気胸や大量血胸が疑われる場合には，胸腔穿刺や胸腔チューブの挿入を考慮します．
- 腹部：視診にて，膨隆の有無を評価します．
 触診にて，腹壁緊張，圧痛の有無を評価します．
- 骨盤：両側の腸骨を内側に，恥骨を後方にそれぞれ1回だけ押さえ，骨盤部の圧痛の有無を評価します．
- 四肢：大腿部，下腿部と視診，触診を行い，出血，腫脹，変形，圧痛の有無と運動，感覚障害の有無を評価します．次いで上肢の視診，触診を行い，同様の評価を行います．
- 背部：損傷側が上になるようにログロール（log roll）を行い，背部の視診，触診を行います．その後引き続いてバックボードを傷病者側に引き寄せ，再度ログロールを行い，傷病者をバックボードの上に載せます．ただし骨盤骨折や両側に損傷がある場合には，フラットリフトを行います．

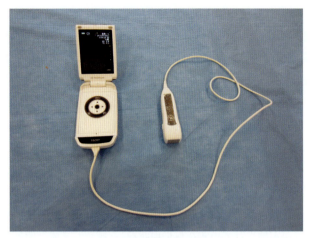

(「Vscan®」GE ヘルスケア・ジャパン株式会社)
図5 携帯型超音波装置

・全脊柱固定：傷病者をバックボードに載せたなら，まず体幹をベルトで固定し，次いで頭部をヘッドイモビライザーで固定し，車内収容します．傷病者の意識が良ければ既往歴，アレルギー等の聴取（SAMPLE）もこのときに行います．

※携帯型超音波装置の使用について：成書では触れられていませんが，医師が現場に出動しているのであれば，全身観察の際に携帯型超音波装置を使用して FAST を実施し，心囊液貯留，腹腔内，胸腔内液貯留の有無を迅速に確認してもいいです．携帯型超音波装置の一機種を図5に示します．

(5) 車内収容後に実施すべきこと

車内収容した後は，酸素の切り替え，モニター類の装着，末梢静脈路（必要なら骨髄輸液路）確保を行いながら搬送先を決定し，電話連絡（ファーストコール）を行います．電話連絡は，年齢，性別，受傷機転，損傷部位，緊急度，病院到着までの時間などの最低限必要な情報について報告するにとどめ，短時間で済ませます．搬送先が決定したら現場を出ますが，出発後は詳細観察を実施し，その後は定期的に傷病者観察を実施して状態の変化に注意します．

文献

1) J. E. キャンベル編：救命救急スタッフのための ITLS，メディカ出版，大阪，2011
2) JPTEC 協議会テキスト編集委員会編：外傷病院前救護ガイドライン，プラネット，東京，2005

林　靖之　はやし　やすゆき

1985年自治医科大学卒業．大阪府立病院外科にて研修．大阪府立病院救急診療科，大阪府立消防学校などを経て現職．日本救急医学会救急指導医・専門医，日本外傷学会外傷専門医，日本集中治療医学会集中治療専門医．JATEC，JPTEC，ITLS，ICLS，MCLS インストラクター．

サンダーバード作戦
「同一地域・施設でのラピッドドクターカー・ドクターヘリの連携」

軽米　寿之　　今　明秀　　八戸市立市民病院 救命救急センター
Toshiyuki Karumai　　Akihide Kon

> **Key Note**
> ● サンダーバード作戦とは．
> ● ドクターヘリ・ドクターカーはいかにお互いを補完するか．
> ● サンダーバード作戦の実践例．

はじめに

　ドクターヘリは時速200 kmの飛行で迅速なドクターデリバリーや患者搬送を可能とし，病院前救急診療に大きな革命をもたらしました．しかし，ドクターヘリにも弱点が2つあります．

　その1つ目が天候です．ドクターヘリは有視界飛行を原則としているため，天候不良時には対応できません．同様の理由で，夜間対応も困難です．

　2つ目はドクターヘリの着陸地点に限りがあることです．傷病者発生場所から近いところにドクターヘリを着陸させることができれば，速やかに現場へ医療スタッフを投入することができます．

　しかし，傷病者発生場所が市街地や山中であるときには，その付近にドクターヘリを着陸させられないことが少なくありません．その場合，現場から離れたランデブーポイントにドクターヘリを着陸させた後，消防所属の車で医療スタッフを現場へ搬送するか，医療スタッフはランデブーポイントでそのまま待機することになり，初期治療開始にタイムロスが生じてしまいます．

　ラピッドドクターカーはこのようなドクターヘリの弱点を補完する目的で導入され，ヨーロッパをはじめ，各地で実績を残してきました．

治療開始をより早く

　筆者の施設では2009年にドクターヘリ，2010年にラピッドドクターカーを導入してい

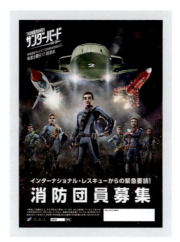

図1 消防団員募集とTVアニメシリーズ「サンダーバードARE GO」とのタイアップポスター（消防庁）

ます．天候不良や重複要請等でドクターヘリ対応にタイムロスが生じた場合，ラピッドドクターカーがそのロスを補填する「サンダーバード作戦」を施行し，より効果的な病院前救急診療を行う試みをしてきました．サンダーバード作戦の名前は英国の人気テレビ人形劇「サンダーバード」に由来しています．世界のどこかで発生した事故や災害に国際救助隊が陸・海・空からスーパーメカを搭載したサンダーバード機が集結して人々を救助するように，ドクターカー・ドクターヘリ・ときには消防車両も駆使して患者のもとへいち早く駆けつけて初期診療を開始するのです．

当施設でのサンダーバード作戦発動事由には，以下のものがあります．
・天候不良でドクターヘリが着陸地点まで到達できるかどうか不明なとき
・傷病者発生場所がドクターヘリとラピッドドクターカーの対応距離の中間にあり，どちらが先に患者と接触できるか判断できないとき
・多数傷病者事案

サンダーバード作戦におけるドクターヘリとラピッドドクターカーの連携パターンを図2に示します．
パターン①：ドクターヘリとラピッドドクターカーが同時出動し，ドクターヘリが先着・患者対応した場合．天候不良時や，ドクターヘリとラピッドドクターカー対応の中間地点での事案で行われます．
パターン②：ドクターヘリとラピッドドクターカーが同時出動し，ラピッドドクターカーが先着・患者対応した場合．ドクターヘリとラピッドドクターカーが同時出動し，現場までの距離が10マイル（約16 km）以下の場合は，ラピッドドクターカーのほうが病院前活動時間が短いという報告があります．当施設ではこの距離を10 kmと設定し，サンダーバード作戦発動の判断基準としています．

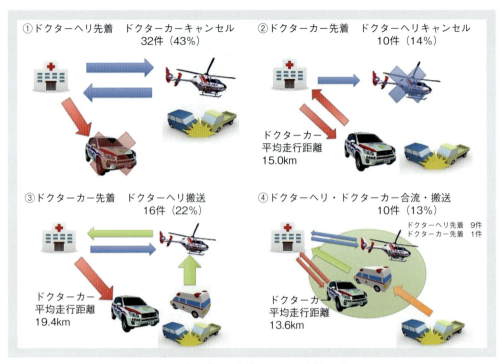

図2　サンダーバード作戦における連携のパターン

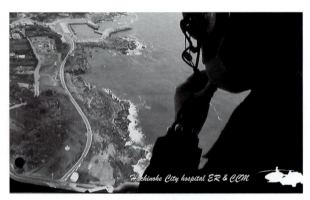

図3　ドクターヘリで上空から現場状況を確認し，無線でラピッドドクターカーへ情報を送る

パターン③：ラピッドドクターカーが現場に先行して初期対応を行った後，救急車でランデブーポイントへ移動し，ドクターヘリで病院搬送を行った場合．このパターンは中間地点での事案や，ドクターヘリが他事案で出動しているときに有効です．初期治療開始時間を早め，かつドクターヘリで患者搬送を行うことで搬送時間を短縮させることができます．

パターン④：ドクターヘリとラピッドドクターカーが合流して患者対応をした場合．多数傷病者事案で有効です．同時対応によってより多くの医療スタッフを現場へ投入することが可能となります．

このようにサンダーバード作戦では，ドクターヘリとラピッドドクターカーのどちらが

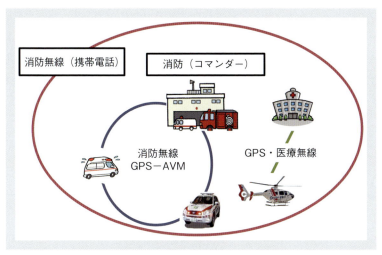

図 4　病院前救急に使用される通信手段

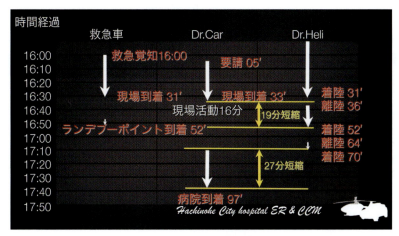

図 5　症例の時間経過

先に患者対応するか，搬送は陸路か空路か，といった判断を即座に行う必要があります．そのため医療・運行スタッフ，通信指令室，対応救急隊・支援隊の密接な連携が不可欠です（図3）．それぞれを結ぶ通信手段として医療無線，消防無線，携帯電話，GPS-AVM（global positioning system-automatic vehicle monitoring）などがあります（図4）．

症例提示

[概要]　某日16時．病院から約12 kmの現場で62歳の女性が農機に足を挟まれた．ドクターヘリは別事案に出動中でありラピッドドクターカーが要請された．この時点でサンダーバード作戦展開を決断．ドクターヘリは出動中事案の搬送が終了次第現場へ向かった．時間経過を図5に示す．ドクターカーが先発して出動．16：33に患者と接触し処置を

開始．その頃他事案のミッションを完了したドクターヘリが 16：36，病院を離陸した．ドクターカーでの医療処置を受けた患者はドクターヘリのランデブーポイントへ向かい 16：52 に到着，同時にドクターヘリも到着し患者を引き継ぎ離陸，救急覚知から 70 分後には病院前処置を受けて病院に搬送となった．本症例ではサンダーバード作戦により初期治療開始時間を 19 分，搬送時間を 27 分短縮することができた．

まとめ

サンダーバード作戦は初動からのドクターヘリ対応が困難な事案においても初療開始時間を早め，かつ搬送時間を短縮することで外傷におけるゴールデン・アワー内での根本治療開始を可能にすることが期待されます．

参考文献

1) Nakstad AR, Sørebø H, Heimdal HJ et al：Rapid response car as a supplement to the helicopter in a physician-based HEMS system. *Acta Anaesthesiol Scand* 2004；48：588-591
2) Diaz MA, Hendey GW, Bivins HG：When is the helicopter faster? A comparison of helicopter and ground ambulance transport times. *J Trauma* 2005；58：148-153

軽米　寿之 | かるまい　としゆき

2007 年新潟大学卒業．八戸市立市民病院にて研修．2009 年より現職．救急専門医，JPTEC インストラクター，日本航空医療学会ドクターヘリ認定指導者．

MEMO

災害現場出動

「多数傷病者発生！ 現場医療対応はどうする？」

小林　誠人　公立豊岡病院 但馬救命救急センター
Makoto Kobayashi

> **Key Note**
> - 災害医療の鉄則は「CSCATTT」．
> - 災害医療は日常の救急診療の延長線上にある．

事案提示

　2005年4月25日午前9時18分頃，兵庫県尼崎市においてJR福知山線上り快速電車（7両）が脱線し線路脇のマンションへ衝突した（図1）．死者107名（男性59名，女性48名），負傷者549名（重症139名，軽症410名）の多数傷病者発生事案であった[1]．

　事故発生から約17分後の9時35分に，尼崎市消防局指令課より筆者が当時勤務していた兵庫県災害医療センターにドクターカーの出動要請がなされた．要請内容は「列車と乗用車の事故」であった．

　10時01分，筆者らは実質上の最先着医療チームとして現場に到着した．消防の指揮下に入ったが，事故状況および傷病者数・重症度などの情報収集・把握は十分にできなかった．そのような状況下であったが，二次トリアージと応急救護所における緊急処置に従事した．また医療チームが順次現着した後は医療チームのcommanderを担当し，他機関と情報共有を行いつつ現場医療活動の統括にあたった．

　自力歩行可能な「緑」，医師による二次トリアージで死亡と判定された「黒」の傷病者は，トリアージポストから近隣の工場敷地内および仮遺体安置所とした工場倉庫への動線整備とともに，エアテントの増設により応急救護所内で「黄」テント，「赤」テントの整備・区分を行った．また各医療チームの役割配置を行い，無線を使用した医療チーム間の情報の共有化を行った．

　応急救護所内では緊張性気胸に対する緊急脱気，出血性ショックに対する気管挿管，急速輸液などを含めた初期治療により，心肺停止に陥った傷病者は認めなかった．

　さらに事故現場に隣接した中学校校庭を臨時ヘリポートとして重症者を対象にヘリ搬送を開始した（計10件；神戸市内へ8件，大阪市内へ2件）．

　現場活動の状況を図2に示す．また発災当日に現場対応を行った医療チームは20，医師51名，看護師41名，救急救命士（医療チームとして）13名であった．

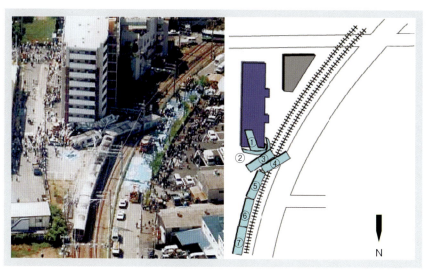

図1　現場状況（文献1）より引用）

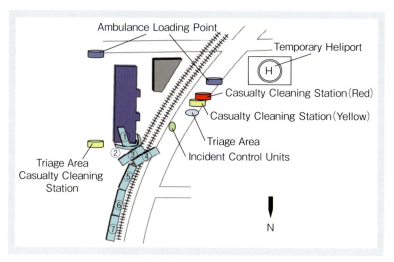

図2　活動状況（文献1）より引用）

はじめに

　災害とは，その規模や傷病者数から地域内の，あるいは病院の救急医療体制を越え対処困難な場合を指します．自然災害（地震，津波，風災害，落雷），人為災害（ビル火災，交通事故，列車事故，船舶事故，航空機事故），テロ，暴動，NBC災害（核，生物学的，化学災害）などが想定されます．このような状況下で行う災害現場における急性期医療は，「限られた人的・物的医療資源下で多数傷病者を対象とする」，「日常診療とは異なる環境下である」，「1人でも多く救命することが目的である」，そして「指揮命令系統が存在する」といった特異性があることを認識しなければなりません．

災害時対応のための日常診療と準備

　災害時対応は特別なものではなく，日常の医療，医療システムの延長にあります．すなわち災害現場からの医療提供による「防ぎ得た災害死」をなくすことが目的となります．そのためにはドクターカー，ドクターヘリなどに代表される，日常から医師，看護師が救急現場へ頻繁に出動し救急隊を含めた消防関係者とともに活動するシステムが構築・浸透している必要があります[2]．またJATEC™，JPTEC™，本事案を参考とした災害教育プログラム（日本集団災害医学会：「多数傷病者への医療対応標準化トレーニングコース」Mass Casualty Life Support（MCLS））といった「医療の標準化」の教育を通じ，日常的に多職種がともに学び，日常医療を実践することで「顔の見える信頼関係」が構築されなければなりません．災害発生時に有意義な医療活動を行い十分な効果をあげるためには，日頃からの計画・準備・訓練が必要です．

災害発生時における対応

　災害発生時には以下の4つの組織内で医師は活動し，後述する体系的な活動を遵守します．

(1) 災害現場指揮本部

　構成は医療指揮官，現場統制官，消防機関の指揮官，警察機関の指揮官，各関係機関の指揮官です．災害時の医療を含めた現場対応全体の統制を図り，災害現場の中枢となります．医療指揮官は地域の救急医療および災害医療に精通している必要があります．

(2) 医療救護班

　構成は医師，看護師，救急隊員などです．応急救護所，救出現場，ヘリポート，搬送班などの現場対応を行います．活動内容，人員配置，担当などは医療指揮官の指示に従います．また活動状況，結果などは医療指揮官へ報告します．

(3) 情報司令センター

　構成は医師，消防局指令管制員，事務官などです．すべての災害状況を集約し，情報の統括，調整を図ります．広域への情報発信，他地域への応援要請，受け入れ医療機関の調整を担当します．よって，本担当医師は広域搬送および地域の救急・災害医療に精通している必要があります．

(4) 受け入れ医療機関

　各医療機関の災害対応マニュアルに従います．災害発生時には速やかに空床状況および受け入れ可能な傷病者数を把握し，情報指令センターへ連絡します．医療機関へ応援に

表1 体系的対応の基本原則（CSCATTT）

Command & Control	指揮・統制
Safety	安全
Communication	情報伝達
Assessment	評価
Triage	トリアージ
Treatment	治療
Transport	搬送

入った場合には，その医療機関の医療指揮官の指示に従います．

体系的災害対応

　災害時対応では，災害現場あるいは医療現場の要求・状況を経時的に分析し適切に対応することが必要となります．体系的な災害時対応を理解し実践することは，医師のみならず災害医療に関わるすべての職種にとって必要です．体系的な災害対応のアプローチ方法は，英国の災害医療研修コースである Major Incident Medical Management and Support (MIMMS)[3]で表1の基本事項に要約されます．頭文字をとって「CSCATTT」と言われ，本邦の災害医療，災害教育の骨子にも組み込まれています．

(1) Command & Control（指揮・統制）

　災害対応時には職種，機関ごとに Commander（指揮官）が任命されます．すなわち「Command（指揮）」は各機関内の「縦」の連携です．また総括指揮は単一の機関が担当し，この機関が現場の Control（統制）にあたります．すなわち「Control（統制）」は関係各機関の「横」の連携です（図3）．

　医師には消防，警察などの機関とは異なり，指揮命令系統という概念が存在しません．しかし，災害医療では医師および医療チームは medical commander（医療指揮官）の指示に従い，各々独自の考えでの行動は厳に慎まなければなりません．災害時の指揮命令系統の確立とは，その場の状況に応じた役割分担を速やかに決定し，情報の流れを統制することにほかなりません．

(2) Safety（安全）

　災害時には救助者自身，災害現場，傷病者の安全が考慮，確保されなければなりません．救助者・医療者自身の安全が最重要であり，そのための個人装備・防護具が必要になります．災害現場に出動する際に白衣，術衣，サンダル着用では問題外です．自身の安全が図れて初めて災害対応が可能となります．救助者自身の安全が確保できない状況であれば，たとえ要救助者がいようとも災害現場に入るべきではなく，状況によっては退避を行います．

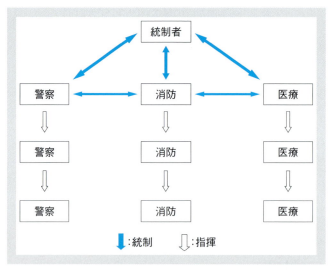

図3　Command & Control　指揮・統制（災害現場）

(3) Communication（情報伝達）

　情報の収集と伝達は効果的な災害対応の成否を握っています．医療指揮官は他機関・他部署の指揮官と密に情報交換を行い，災害発生場所，規模，種類，危険性から傷病者数と重症度を把握あるいは予測し，それに見合う現場および医療対応を立案します．医療活動に従事する医師，医療チームは，活動状況，現場状況を医療指揮官に報告します．情報を共有し，各機関および他機関で確認しつつ，指揮官あるいは統制機関により調整されることで，効果的な災害対応が実践されます．情報は指揮権のある責任者に上がってはじめて情報としての価値があります．また災害時にどのような情報伝達手段が使用可能であるかも事前に準備しておく必要があります．

(4) Assessment（評価）

　情報をもとに災害対応が決定されます．しかし，この評価は完全に正確である必要はなく，経時的に評価され，修正されればよいものです．医療チームの活動内容を含めたすべての災害対応は，この評価に基づき決定され指示されます．

　Command & Control, Safety, Communication, Assessment, いわゆる CSCA が確立，実行されて，はじめて Triage, Treatment, Transport の TTT（3T）が実践されることになります．

(5) Triage（トリアージ）

　災害医療の目的は限られた人的・物的医療資源を用いて最大限の救命率を得ることです．そのためには傷病者に対する治療，搬送順位を決定する必要があります．この篩い分け・選別過程を「トリアージ」といいます．トリアージは災害時における医療支援の第一段階です．またトリアージは動的であり，経時的に傷病者の状態，病態を捉え判断しなけ

表2 トリアージの場所・方法

トリアージ	評価	場所	手法・方法
一次トリアージ (篩い分けトリアージ)	生理学的評価	救出現場 病院搬入時	START式
二次トリアージ (選別トリアージ)	生理学的＋解剖学的評価	応急救護所 病院内治療時	PAT式

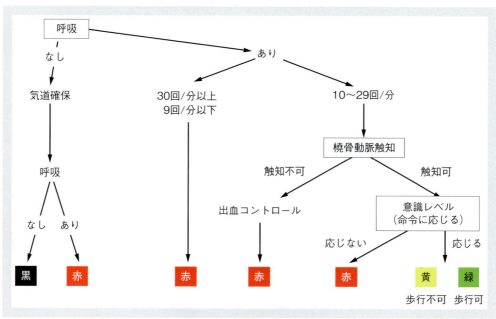

図4　START式トリアージ
START：Simple Triage and Rapid Treatment

ればなりません．典型的な例では，傷病者は救出現場，現場応急救護所，搬送前，病院搬入時，蘇生・治療中などにトリアージを受けることになります．

　トリアージの場所，方法などについて表2にまとめます．一次トリアージ（篩い分けトリアージ）は主に救出現場や病院搬入時に施行され，傷病者の状態を機敏に評価する必要性があります．すなわち一次トリアージには迅速性，簡便性，再現性が要求されます．また一次トリアージは気道，呼吸，循環，意識といった生理学的評価に基づき行われ，1つの手法としてSTART (Simple Triage And Rapid Treatment)式が広く受け入れられています．1人の傷病者に対し30秒程度で評価し，行うべき処置は気道の開放と外出血に対する止血のみとなります．START式のフローチャートを図4に示します．二次トリアージ（選別トリアージ）は主に現場応急救護所や病院内で施行され，生理学的評価と解剖学的評価に基づき行われます．二次トリアージは致死的損傷（頭部，胸部，腹部外傷，骨盤骨折，両側大腿骨骨折など）の評価が必要となるため，一次トリアージより時間をかけて行います．この結果が搬送，治療の優先順位につながります．解剖学的評価の方法はJPTEC[TM]，JATEC[TM]の手法に原則従い，PAT (Physiological and Anatomical Triage)式といわれます．

表3 トリアージカテゴリー

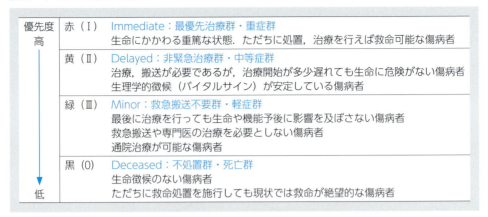

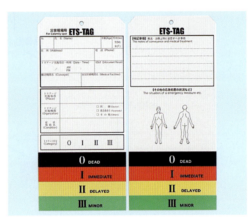

図5 トリアージタッグ

　一次，二次トリアージで判断された傷病者はその緊急度，重症度によりカテゴリー分類されます（表3）．またトリアージの結果を他の医療従事者などに伝えるため，トリアージタッグが使用されます（図5）．トリアージタッグは災害時における診療録に位置付けられ，1傷病者1タッグが原則です．経時的評価にてカテゴリー変化や新たな損傷，病態の出現が認められた場合，タッグ内に追記し，記載者と記載時刻を明記しておきます．

(6) Treatment（治療）

　治療は災害時における医療支援の第二段階であり，災害医療における治療の目的は限られた人的・物的医療資源を用いて最大限の救命率を得ることです．したがって，治療対象は一次あるいは二次トリアージにおける「赤」タッグ傷病者であり，災害現場においては病院への搬送に耐え得る状態にすることを目的とします．また「黒」タッグ傷病者の病院搬送を行わずに現場で完結させる（死亡確認）ことは，搬送手段や医療機関の過度な負担を軽減させるためにも災害医療の現場では必要かつ重要なことでもあります．

表4 災害現場における医療

	一次救命処置	二次救命処置	搬送準備
担当者	一般市民 救助隊 救急隊 など	医師 救急救命士 救急隊 など	医師 救急救命士 救急隊 など
場所	災害現場	応急救護所	応急救護所の出口 搬送ポスト
内容			
気道	用手的気道確保	エアウェイ（経口，経鼻） 気管挿管 外科的気道確保 ・輪状甲状靭帯穿刺 ・輪状甲状靭帯切開	（安定化を確認）
脊柱保護	用手的頸椎固定	頸椎カラーの装着 全脊柱固定	全脊柱固定
呼吸	人工呼吸（口対口，口対鼻） ※災害現場で行うか否かは 　議論あり	補助換気 ・バッグバルブマスク 胸腔穿刺 胸腔ドレナージ	（安定化を確認）
循環	外出血の圧迫止血 胸骨圧迫は行わない	輸液 静脈路確保 ・基本は末梢静脈 ・状況により中心静脈， 　骨髄内輸液	（安定化を確認）

　災害現場あるいは応急救護所ではどのような医療も実施可能ですが，災害現場ですべての治療を行わなければならないという意味ではありません．前述のごとく，災害現場における治療の目的・原則は，現場から病院へ傷病者を安定した状態で搬送可能にすることです．現場での治療が不十分であれば，搬送途中で不必要な死亡者を出すことになるでしょうし，治療が過剰であれば，他の傷病者に費やすべき時間を浪費することになります．したがって，災害現場および応急救護所における治療は全脊柱保護の概念とともに，気道，呼吸，循環の安定化に限定されます．また，生命に直接影響のない処置（創被覆，外固定など）は機能障害を最小限にすることを目的にとどめるべきです．表4に災害現場で行う医療行為をまとめました．

(7) Transport（搬送）

　搬送は災害時における医療支援の第三段階です．トリアージにより選定，順位決定された「正しい傷病者」を，「適切な医療機関」へ搬送することが目的です．本邦では消防機関が主に搬送を担当します．搬送先病院の選定は，災害現場近隣の医療機関には多数の軽症患者が押し寄せる可能性もあり，できるだけ広域に病院選定を考慮すべきです．また，搬送手段は急性期には搬送可能な救急車が不足するため，軽症，中等症で搬送中特別な処置を要しない傷病者は，他の消防車両，警察車両などでの搬送も考慮してかまいません．近年，ヘリコプターの利用度，有用性はますます高まってきており，搬送時間，距離などを

考慮するならば，重傷者のヘリコプター搬送，特にドクターヘリの活用は災害時に大きな力となります．

まとめ

災害医療を実践するために必要な知識について概説しました．本概説内容が提示した事案の災害対応に散りばめられています．災害医療は特別な医療対応ではなく，日常診療の延長線上にあり，日常診療で考えていないこと，やっていないことは災害時にもできないことを忘れてはなりません．

文 献

1) 小林誠人，甲斐達朗，中山伸一ほか：JR福知山線列車脱線事故現場における初動期医療活動．日本救急医学会雑誌 2007；18：652-358
2) 林　靖之，女川　格，寺田浩明ほか：消防本部が複数存在する医療圏におけるメディカルコントロールの現状と対策．日臨救医誌 2002；5：293-299
3) Advanced Life Support Group：Major Incident Medical Management and Support. Second edition. LONDON, BMJ Books, 2000

小林　誠人 こばやし　まこと

1994年鳥取大学卒業．外科医として鳥取大学医学部附属病院などで研修．医学博士取得後に救急医へ転身，千里救命救急センター，兵庫県災害医療センターなどを経て現職．日本救急医学会指導医・専門医，日本集中治療医学会専門医，日本外科学会指導医・専門医，日本外傷学会外傷専門医，日本航空医療学会認定指導者．JATEC，JPTECインストラクター．

MEMO

国際災害出動
「国際緊急援助での外傷診療」

冨岡　譲二　社会医療法人緑泉会 米盛病院 救急科
Joji Tomioka

> **Key Note**
> - 国内でも国外でも，災害医療の基本は「CSCATTT」．
> - 海外からの国際緊急援助チームが，現地の文化や医療制度を壊してはいけない．
> - 現地の医療と文化には特段の配慮を．
> - 限られた医療資源と時間の中で，最大多数の傷病者に最善の医療を施すことを心がける．

はじめに：キホンは「CSCATTT」

「国際緊急援助」というと何を思い浮かべますか？

海外の被災地で，瓦礫の中にテントを張って，押しかける患者に医療を施す，そんな光景をあなたもテレビの画面で一度は見たことがあると思います．

「でも，それは特別な人が行く世界でしょう？　自分には関係ないや」と，あなたは思っているかもしれません．

しかし，この10年を振り返ってみても，スマトラ沖津波災害，ハイチ大震災，フィリピン台風被害など，国際的な規模の災害が立て続けに起こっており，日本からの医療支援をする機会も増えています．また，東日本大震災では，海外から派遣された医療チームと，日本の医療関係者が協力して診療を行いましたが，今後発生する可能性が高いとされる東海・東南海・南海地震では，東日本大震災を上回る規模の被災者が出ることが予想されており，その際には，さらに多くの医療チームが日本で活動することは想像に難くありません．

そう考えると，今，本稿を読んでいただいているあなたも，いつか突然，国際緊急援助にかかわらざるを得なくなる可能性はゼロではありません．

でも，心配はいりません．世界中どこであっても，また，どんな状況であっても，災害医療の原則，外傷診療の原則は変わりません．そう，皆さんがご存知の「CSCATTT」（表1）と「ABCDEアプローチ」です．

しかし，国際緊急援助に特有な事情もいくつかあることは確かです．そこで本稿では，

表1 CSCATTT

- **C**ommand & Control（指揮命令系統）
- **S**afety（安全）
- **C**ommunication（情報伝達）
- **A**ssessment（評価）
- **T**riage（トリアージ）
- **T**reatment（治療）
- **T**ransport（移送）

主に「CSCATTT」に沿って，国際緊急援助の現場で，どのようにして外傷診療を進めていくのかを解説します．

国際緊急援助におけるCSCATTT

《C》指揮命令系統

国際緊急援助は，実行主体が政府組織（GO：Governmental Organization）であるものと，非政府組織（NGO：Non Governmental Organization）であるものに分けられます．（個人での援助も不可能ではありませんが，安全上の問題や，携行できる資機材の関係で，個人で現地に入ったとしても，どこかのチームと協力して活動することがほとんどです．）

過去の国際緊急援助では，各国のGO/NGOが何の調整もなく被災地のあちこちで活動し，その結果，被災地のニーズとかけ離れた援助が行われる例もありました．そこで，近年は，こういった各国からの援助チームを，国連人道問題調整事務所（UN Office for the Coordination of Humanitarian Affairs；OCHA・オチャ）が把握し，活動を調整しています．

被災地に着いたチームはまず，OCHAが被災地の空港などに開設しているReception Departure Center（救援チーム受け入れ・撤収センター）でチーム登録を行った後，活動地域に入り，活動サイトでは，OCHAの中のUNDAC（国連災害評価調整チーム）とOSOCC（On-Site Operations Coordination Center）が中心となって，現地に入っている医療チームの調整会議（ヘルスクラスターミーティング）が定期的に開催され，それぞれのチームの役割を分担します．

このような調整システムには，現場で活動する医療チームのコーディネーターないしはロジスティックス担当者が関与することになりますが，現場で診療にあたる医療スタッフも，自分のチームの活動が，被災地全体での医療支援の中でどのような位置づけにあるのかは知っておく必要があります．

表2 被災地でのリスク

```
＜災害そのものに起因するもの＞
・二次災害
    →余震，津波，建物の倒壊など
・災害後に続発する健康危機
    →感染症の蔓延，瓦礫や粉塵による健康被害，放射線被ばくなど

＜セキュリティに関するもの＞
・群衆によるもの
    →暴動，略奪など
・テロ組織によるもの
    →テロ，ゲリラの襲撃など

＜診療に関するもの＞
・体液由来の感染症
    →HIV，梅毒など
・呼吸器由来の感染症
    →結核，麻疹など

＜現地活動に伴うもの＞
・健康に関するもの
    →熱中症，下痢，脱水など
・その他
    →交通事故，盗難など
```

《S》安全対策

　国際緊急援助の現場では，表2に示すような，さまざまなリスクが待ち受けています．セキュリティについては，自分が属する医療チームのロジスティックス担当者が，現地の軍・警察機関や，民間のセキュリティ会社に依頼して確保することになりますが，それでも個人レベルの注意は必要になります．また，感染症については，医療関係者は自らの身を守るとともに，チームメンバーの健康管理を行う立場になります．また，特に外傷診療にあたっては，被災者全員の感染症チェックを行うことは困難なため，標準予防策や，針刺し事故防止対策を十分行う必要があります．

《C》情報伝達・通信

　これも現場で活動する医療チームのロジスティックス担当者が準備することになりますが，個人レベルでも，上述したリスクの対策として，通信機器の取り扱いに習熟しておく必要はあります．また，被災地ではさまざまな未確認情報や「デマ」が流れることも少なくありませんので，自分が受け取った情報をどう理解するかは慎重になる必要があります．

《A》評価

　CSCが整ったところで，災害の概要，傷病者数，重症度等を判断し，どのような活動ができるのか，そのために必要なリソースは何かを評価するわけですが，国際緊急援助の現場で重要なことは，活動現場が海外であり，リソース（人材・資機材）に限りがあること，また，活動期間が限定されていることです．治療の部分でも触れますが，外傷の治療を考

表3 国際緊急援助現場での外傷診療の特徴

<創傷について>
・受傷から治療されないままの創傷が多い
・共助・自助で，応急手当がなされた創傷もある
・四肢の外傷が多い
・比較的軽傷の患者が多い

<治療について>
・十分な検査ができない
・医療資機材の限界
・活動期間が限定されており，患者をフォローできない可能性がある
・異文化の壁

えるうえでも，限られた医療資源と時間の中で「最大多数の傷病者に最善の医療を施す」にはどうしたらよいかを考える必要があります．

また，被災国内や他国のGO/NGOも同じ地域で活動しているため，自チームの論理だけで活動するのではなく，前述したドナーミーティング等で他チームとの協調を図りながら活動することも重要です．

《T》トリアージ

国際緊急援助でのトリアージも，国内での災害現場で行うトリアージと原則は変わりません．手持ちの医療資源を用いて，「最大多数の傷病者に最善の医療を施す」ためにはどうするかを判断することになります．

しかしながら，海外の医療チームが現地で診療を行う場合，真っ先に駆けつけてくる患者は「歩ける＝トリアージ区分で緑」の患者さんがほとんどです．もちろん，そのような患者さんもまた被災者であり，何らかの医療を行う必要はあるわけですが，地域の中には，診療サイトを訪れることができないような重症の患者さんが隠れている可能性は頭に入れておく必要があります．そのような場合，メインの診療サイト以外に，地域への巡回診療を行うなど，「点」でのトリアージだけでなく，地域全体を「面」としてとらえたトリアージが必要になる場合もあります．

《T》治療

表3に，国際緊急援助の現場で遭遇する可能性の高い創傷の特徴を挙げました．

まず，海外からの援助が必要なほどの災害の場合，現地の医療機関や，交通機関は相当なダメージを受けていることがほとんどで，発災後数日して現地に入った海外の医療チームが，被災後初めての医療関係者であるというケースも珍しくありません．このため，日本国内での外傷診療ではほとんど目にすることがないような，放置された感染創や，アライメントがずれたまま骨癒合が始まっている骨折，刺入部が閉鎖してしまった刺創・杙創などの患者もしばしば受診します（図1：写真は五十嵐豊先生よりご提供）．

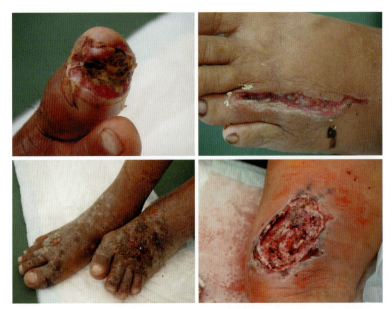

図1 被災地で経験した感染創・不良肉芽で不全治癒している創

　また，医療チームが到着するまでの間，自助・共助で，有り合わせのものを用いて応急手当がなされている例もあります．筆者が経験した中では，骨折に対して，バナナの葉の固い葉脈を副木として固定されていた例や，創部を裁縫用の太い糸で縫い合わせた例などがありました．

　損傷部位は，四肢が多く，体幹部の大きな損傷を診療することはまれです．これは，先ほど述べたように，海外から医療チームが現場に入るのは，発災からしばらく時間が経ってからのことが多く，重症外傷の患者さんは，現地ですでに被災地外に搬出されてしまっているか，すでに死亡してしまっているためです．

　一方で四肢外傷の頻度が高いのは，（地域にもよりますが）もともと裸足やスリッパ，半袖など，露出部位が多い衣服を身にまとっているうえに，逃げるときに手で体をかばうことが原因と思われます．

　また，このような患者さんを診療するにも，国内とはまた違った事情があります．被災地では電気・水道などのライフラインが途絶していることが多く，また，海外からの医療チームが持ち込める医療機材にも限界があるため，国内での外傷診療によく用いられるCTやMRIはまず使えません．現在では小型の単純X線や超音波診断装置が開発されており，中には，野外での診療でも利用できるものもありますが，診断能力には限界があります．また，前述したような感染創に対しても，創培養の検査はまずできません．

　さらには，処置をしようとしても，安全に全身麻酔がかけられる環境が得られるとは限りませんし，輸血・抗生物質・医療材料にも限りがあります．

　さらに，海外からの医療援助の場合，活動期間は限られており，重症外傷に対して，保存的治療や四肢温存を図ろうとしても，創外固定を行っても，チームとしてフォローでき

ない可能性が高いのが現実です．

　また，傷病者やご家族との会話は，通常通訳を介することになりますが，細かなニュアンスが伝わらないこともありますし，文化の違いが大きな問題になる場合があります．（例えば，四肢を切断することが，宗教上の大きなタブーになる地域もあります．）

　それでは，このような条件の中，どのような診療を行っていけばよいのでしょうか．

　まず考えるべきことは，「海外からの国際緊急援助チームが，現地の文化や医療制度を壊してはいけない」ということです．
　国際緊急援助チームは限られた期間しか現地に滞在できず，患者さんたちは最終的には現地の医療機関でフォローされることになります．被災地の医療レベルは，日本より低いかもしれません．中には，最新の医療技術や機材を用いれば，もっといい予後が得られる可能性がある患者さんもいるかもしれません．しかし，そこで，最新の医療機材を使い，また，最新の抗生物質を使うことは，かえって現地を混乱させることになります．
　また，海外の医療チームが到着するまでに行われていた，自助・共助の治療は，被災者の方々が，物がなく，人手もない中で，最大限の努力をした結果ですから，たとえ間違った治療であったとしても，公然と批判すべきではありません．特に，宗教上の指導者や，集落の古老などが行った治療行為を批判することは，現地での活動を難しくするばかりか，チームの安全にもかかわる事態を惹起しかねないため，厳に慎むべきです．

　診断機材がない中での診療は，五感と経験を活用してということにならざるを得ません．しかし，災害医療の大原則が「限られた医療資源と時間の中で，最大多数の傷病者に最善の医療を施す」ことであることを考えると，時間をかけて確定診断を行うよりも，「とりあえず最善と思われる治療を行う」と割り切ることも必要になってきます．

　それゆえ，治療の方法もまた，国内での活動と異なります．
　十分な医療資源がある状況であれば，温存できる臓器は温存し，残せる四肢は残すに越したことはありません．しかし，外傷の保存的療法には，多くの場合，切除・切断よりも大量の医療資源が必要になり，病悩期間も長くなります．例えば，腎損傷や脾損傷を保存的に診ようとした場合，通常は数週間の安静加療が必要となりますが，腎摘・脾摘してしまえば，入院期間は1週間で済みます．数時間をかけて血管損傷を伴う開放骨折の修復を行う間に，四肢切断であれば数例を実施できます．
　もちろん，このような判断は，医療資源とニーズのバランスによって大きく変わってきますし，上述したように，宗教上の理由で，過大な侵襲はタブーとなる場合もありますので，状況に応じて慎重に対応することが重要です．

《T》移送
　自らのチーム内で診療が完結しないと判断された場合，現地の医療機関や，被災地外の

医療機関への転送が必要となることがあります．

　しかし，海外の被災地で考慮しなくてはいけないのは，転送先も，転送手段も限りがあるということです．前述した，被災国内や各国のGO/NGOが集まるヘルスクラスターミーティング等で十分な情報交換を行い，自チームだけでなく，被災地全体で，「最大多数の傷病者に最善の医療を施す」ことを考慮したうえで，搬送の適応や，搬送先・搬送方法を考えるべきです．

参照

　発展途上国でどのような医療を行うべきかについては，「Where There Is No Doctor：A village health care handbook」という名著があり，インターネットで検索すると，全文を手に入れることができます．また，災害現場で用いる標準的な薬剤については，WHOをはじめとするいくつかの組織・機関が定めたものがあり，これは「disaster/essential/medicine」等で検索するとリストが見つかります．

冨岡　譲二 とみおか　じょうじ

1986年佐賀医科大学卒業．日本医科大学，セント・ヴィンセント病院（シドニー），マヒドン大学（タイ）などで研修．日本救急医学会指導医・専門医．日本外傷学会専門医．JATECインストラクター，MCLS世話人，MIMMSプロバイダー，統括DMATなど．過去10回以上の災害派遣歴を持つ．

MEMO

Index

欧文索引

A Abbreviated treatment　194
ABC スコア　64
ABCDEFGS　139
ACS（Abdominal compartment syndrome）　199
Airway scope®　6
ASIA 分類　48
C COA system　211
Cormack Classification　7
CSCATTT　283, 291
D Damage control resuscitation　63, 247
Damage control surgery　24, 194
E EFAST（extended focused assessment with sonography for trauma）　92
EZ-IO®　160
F FACT（Focused Assessment with CT for Trauma）　133
FAST（Focused Assessment with Sonography Trauma）　90
FIXES　227
Frankel 分類　47
G GEB（gum elastic bougie）　7
H Hemostatic resuscitation　24, 63, 247
I ISS（Injury Severity Score）　232
IVR（Interventional Radiology）　204
L LEMON　3
LMA　8
M Mallampati score　7
MAP　17, 97
McGRATH®　6
N NEXUS（National Emergency X-radiography Utilization Study）　46
NEXUS Chest Criteria　99
NEXUS Chest CT Criteria　101
O Open abdomen management　31, 34, 197
OPSI（overwhelming postsplenectomy infection）　86
P pan-scan CT　130
PATBED2X　98
permissive hypotension　22, 63
Planned reoperation　35, 199
Preventable Trauma Death　238
Preventable Trauma Disability　40
Ps（Probability of survival）　233
R REBOA（Resuscitative Endovascular Balloon Occlusion of the Aorta）　184
RESCUE BALLOON®　191
RSI（Rapid sequence intubation）　3
S Sauer's danger zone　15
SCIWORA（Spinal cord injury without radiographic abnormalities）　49
Subcristal 法　219
T TAE（Transcatheter arterial embolization）　22, 34, 213
TAF3X　13, 97, 215
TEVAR（Thoracic endovascular aortic repair）　222
TRISS（Trauma and Injury Severity Score）method　233
U unexpected survivor　246
V Vscan®　92, 272

和文索引

い 入れて，入れて，止めろ！　94
か 開口位 X 線　119
外傷スコア　230
外傷性脳動脈損傷　126
開頭手術　178
開腹手術　31
家族看護　72
寛骨臼骨折　39, 42
感染　82
感染防御　84
き 気管挿管　3
気胸縦横骨軟チュー　87, 98
気道確保　2
救急看護　70
胸腔ドレナージ　150
胸部 X 線　96
胸部大動脈ステントグラフト内挿術　222
虚血肢　74
く クールタキ　236
け 経カテーテル的動脈塞栓術　21
頸椎 X 線　116
頸椎損傷　46
頸椎脱臼　51, 118
劇的救命　29, 244, 247
血行再建　76
こ 後腹膜ガーゼパッキング　110, 195

国際緊急援助　290
骨髄内輸液　154
骨盤 X 線　109
骨盤外傷　38
骨盤固定法　108
骨盤創外固定　22, 216
骨盤の解剖　107
骨盤輪損傷　39, 41

さ　災害医療　280, 290
　　サムスリング®　108
　　サンダーバード作戦　274

し　シーツラッピング　108
　　四肢外傷　74
　　出血性ショック　20
　　静脈血栓塞栓症　42
　　ショック　18
　　迅速気管挿管　3
　　心嚢開窓術　164

す　頭蓋内圧値　178
　　すきっ歯から血　115

せ　切迫する D　97, 128
　　セリック手技　5
　　穿通性脳損傷　54
　　穿頭血腫ドレナージ術　172
　　穿頭術　170
　　穿頭脳室ドレナージ術　172

た　大動脈遮断バルーン　184
て　低体温　65
と　頭部 CT　122

ドクターカー　264, 276
ドクターカー出動基準　267
ドクターヘリ　254, 276
ドクターヘリ要請基準　256
トラネキサム酸投与　24
トリアージ　284, 293
トリアージタッグ　286

は　ハードサイン　75
　　敗血症　84
　　破傷風　84
　　ハリー・ポッターは素早い　252
　　パンスキャン CT　130

ひ　脾臓摘出後重症感染症　86
　　ビデオ喉頭鏡　6
　　病院前救護　268

ふ　不安定型骨盤骨折　41, 107
　　腹部コンパートメント症候群　199

ほ　膀胱内圧測定法　200

ま　まず C は 7 個　44, 117

ゆ　輸血　62
　　輸血製剤　63

よ　予測外救命　246
　　予測救命率　233
　　予防的抗菌薬投与　84

ら　ラピッドカー　265, 276

り　輪状甲状靱帯切開　144
　　輪状甲状靱帯穿刺　147

れ　レベル 1 システム 1000®　65

[編者紹介]

今　明秀　　八戸市立市民病院 救命救急センター所長

　青森市出身．昭和58年自治医科大学卒業．青森県立中央病院にて研修後，僻地医療を5年，外科医師を8年，1998年に日本医科大学救急医学教室に入局し，川口市立医療センター救命救急センターで重症救急を6年経験．2004年に八戸市立市民病院救命救急センター所長として赴任し，現在は副院長，臨床研修センター所長を兼務．
　救急医学会指導医・専門医，外科学会指導医・専門医，外傷学会専門医，米国外科学会外傷手術インストラクター．日本外傷学会理事，日本病院前診療学会理事．
　CBR社発行の著書等：『Primary-care Trauma Life Support─元気になる外傷ケア』（共同編集），『まちがいのない救急基本手技DVD』医師編，医療従事者編（監修），『外科手術に上達くなる法─トップナイフたちの鍛練法』（共著），『防ぎ得た死 プリベンタブルデス─ある救急医の挑戦』（龍田恵子著）．

[改訂] 情熱外傷診療
─命をつなぐAdvanced Skills

2016年11月10日　第1版第1刷©

編　　者　今　明秀
発 行 人　三輪　敏
発 行 所　株式会社シービーアール
　　　　　東京都文京区本郷3-32-6　〒113-0033
　　　　　☎(03)5840-7561（代）Fax(03)3816-5630
　　　　　E-mail　sales-info@cbr-pub.com
　　　　　URL　http://www.cbr-pub.com
　　　　　ISBN 978-4-908083-13-6　C3047
　　　　　定価は裏表紙に表示
装　　幀　ダイアローグ
印刷製本　三報社印刷株式会社
　　　　　©Akihide Kon, 2016

本書の無断複写・複製・転載は，著作権・出版権の侵害となることがありますのでご注意ください．

JCOPY　＜(社)出版者著作権管理機構 委託出版物＞

本書の無断複製は著作権法上での例外を除き禁じられています．複製される場合は，そのつど事前に，(社)出版者著作権管理機構（電話03-3513-6969, FAX 03-3513-6979, e-mail: info@jcopy.or.jp）の許諾を得てください．

プリベンタブルデス ある救急医の挑戦

防ぎ得た死

救命の最前線にいる彼らのことを私は何も知らなかった――

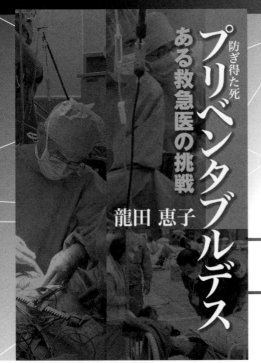

龍田 恵子

定価（本体 1,500 円+税）
ISBN 978-4-902470-18-5　C0047
四六判・260 ページ

〈内容紹介〉
救うことのできた患者の死を救急医は「Preventable Death（プリベンタブルデス）」とよぶ．その死を防ぐため救急医療の最前線で奮闘している医師達がいる．本書は救急医 今明秀 医師の救命にかかる行動のドキュメントを通し，今日の救急医療の現状や，救急医の生活と育児などを著したものである．

朝 8 時半，何者かの放った銃弾 3 発が私の体を貫いた．意識はあったが，痛みの感覚はなかった．事件と同時に東京の救急医療システムが極めて正確に作動した．30 分後の午前 9 時には，私は辺見，益子両救急医の待つ日本医大病院に到着していた．大量の出血にもかかわらず，救急隊長の研ぎ澄まされた判断による病院選びと搬送，病院内の救急医の磨き上げられた技量，そのどちらが欠けていても，私は助からなかっただろう．今，私は「防ぎ得た死」を回避するために「ドクターヘリ」の普及に全霊を捧げている（國松孝次）．

目 次

- **1 章**　こちら救命救急センター／救急現場、密着ドキュメント!／救命救急センターは社会の縮図／救急医になった理由／救急医は眠らない!?
- **2 章**　救命、そして再生への道／行き埋めだ、それ行けドクターカー!／植物状態から蘇って「コンセンセイ コンニチワ」／心臓破裂が教えてくれたこと／食道破裂、10％の救命率／2トントラックに 4WD 車が突っ込んだ「お父さんを助けろ!」
- **3 章**　救急こそ医療の原点／日本の救急医療と ER／メディカルコントロール／ヘリコプター搬送／救急が研修医を鍛える／八戸市立市民病院救命救急センター／救急医学教育はまちぐるみ?／救急と災害医療―新潟中越地震、緊急救援へ
- **エピローグ**
- **対談**　國松孝次・今 明秀　／救急ヘリコプターの進展のために／救命救急センターまで 30 分／日常的にヘリコプターの活用を

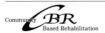

〒113-0033 東京都文京区本郷 3-32-6 ハイヴ本郷 3 階　TEL 03-5840-7561　FAX 03-3816-5630
E-mail：sales-info@cbr-pub.com　http://www.cbr-pub.com

PTLSを学ぶすべての医療従事者のための必携テキスト

我が国における救急医療のリーダーである3人の編集者が，12年間のPTLS講習会の経験をもとに受講者の意見をとりいれ，初版を大幅にリバイスしてコンパクトにビジュアルに編集している．執筆者は経験豊富な救急医，看護師18名が執筆しており，PTLSを学ぶ初期研修医，救急救命士，看護師に最適なテキストである．

編集　箕輪　良行（JCHO総合診療教育チームコーディネーター）
　　　今　　明秀（八戸市立市民病院 救命救急センター所長）
　　　林　　寛之（福井大学医学部附属病院 総合診療部教授）
監修　公益社団法人 地域医療振興協会

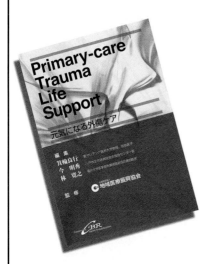

Primary-care Trauma Life Support
―元気になる外傷ケア―

ISBN 978-4-902470-81-9　A5・122ページ・4色　定価（本体2,000円＋税）

[目次]
レクチャー
　気道―上気道管理
　ショック
　胸部
　腹部/骨盤骨折
　頭部
　脊椎・脊髄
　看護師コース
　　（Ⅰ）家族対応
　　（Ⅱ）極楽対応―三角巾の使い方

スキル
　輪状甲状靭帯穿刺・切開

骨髄輸液
FAST
心嚢穿刺
骨盤安定化―シーツラッピングとフラットリスト
胸部X線写真
胸腔穿刺と胸腔ドレナージ
頭部CT
全身CT―外傷パンスキャン
看護師コース/収容準備，外傷トリアージ

付　録・PTLS Mnemonics, PTLS SURVEY & FIXES

医学技術の哲学と方法をめぐる珠玉の対談集
大好評発売中！
外科医にとどまらずすべての医療者に送る感動の名著

優れた手術書は世の中にいくらでもある．しかし，如何に手術に上達するか？のコツを書いた本は，不思議なことに見当たらない．日本のトップナイフに編者が，外科手術に関する哲学から微細なテクニックにいたるまでを，若手医師の地平に立って細大漏らさず聞きだした．

仲田和正 編集
菊地臣一｜安井信之｜上田裕一｜田中淳一｜今 明秀

外科手術に上達くなる法
トップナイフたちの鍛練法

ISBN 978-4-902470-54-3　A5/240ページ/1色　定価（本体2,400円＋税）

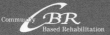 株式会社シービーアール　E-mail：info@cbr-pub.com　http://www.cbr-pub.com
〒113-0033 東京都文京区本郷3-32-6　TEL 03-5840-7561（代）FAX 03-3816-5630

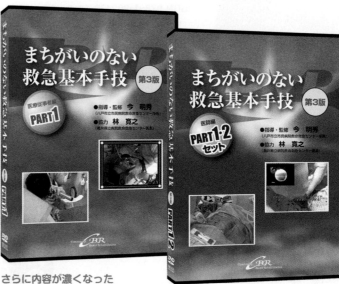